PILATES

Rehabilitation BIBLE

필라테스 재활 바이블

PILATES
Rehabilitation BIBLE
필라테스 재활 바이블

노수연, 오정하, 김근국 지음

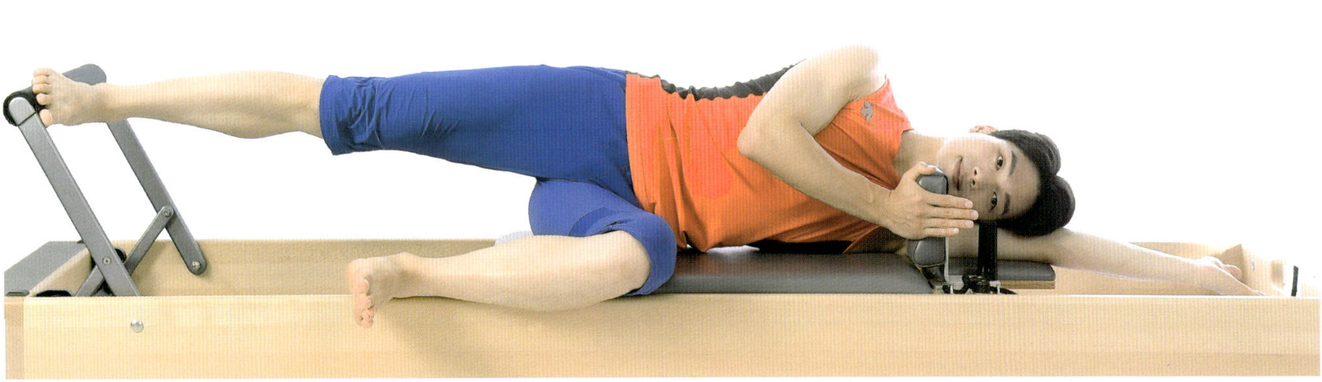

도서출판 한미의학

PILATES
Rehabilitation BIBLE
필라테스 재활 바이블

초판 1쇄 발행 2022년 7월 20일

지은이 노수연, 오정하, 김근국
펴낸이 이광재
펴낸곳 도서출판 한미의학(2022 Printed in Korea)

삽화 권도영
모델 김정원, 이주희

책임편집 서영주
본문편집 오인택
책임교정 이순례, 박순옥
마 케 팅 이종희, 이상빈
경영지원 이종희, 박희숙

출판등록 1999년 7월 13일 제22-1586호
주소 서울시 마포구 동교로23길 36 리앤리빌딩
전화 02-336-3477
팩스 02-336-6762
메일 k_medical@hanmail.net
www.hanmibook.co.kr

ISBN 979-11-90322-45-4 93510
정가 24,000원

머리말

이 저서는 약 20년 동안 필라테스 전문가로서의 지도과정 중 연구했던 논문, 재활도서, 해부학이론 그리고 필라테스 동작과의 상호 연관성을 고려한 기능적인 재활필라테스로서 필라테스를 처음으로 접하는 일반인과 필라테스 전문지도자까지 필라테스 재활과정을 쉽고 효율적으로 접근하는데 도움을 준다.

이 책의 모든 관점과 재활 방법들은 운동학적 이론을 바탕으로 설명하였고 학문적으로 깊이가 있다. 어려운 서술적인 해석보다는 이해하기 쉬운 시각적인 모델을 통해 최대한 간단하고 쉽게 이해할 수 있어 바로 현장에서 적용할 수 있다.

특히 기존의 필라테스 저서와는 다르게 움직임패턴 검사까지도 포함한 기술저서로서 신체의 구조와 움직임기능 회복에 가장 효율적이고 독보적인 필라테스 재활저서이다.

조셉 휴버터스 필라테스가
유방암환자였던 이브젠트리의 어깨재활, 캐서린의 무릎재활,
로마나의 발목재활 등의 여러 가지의 기적들을 만들었듯이
여러분도 현장에서 기적을 만들어내시길 바랍니다.

가천대학교 운동재활학과
노수연 교수

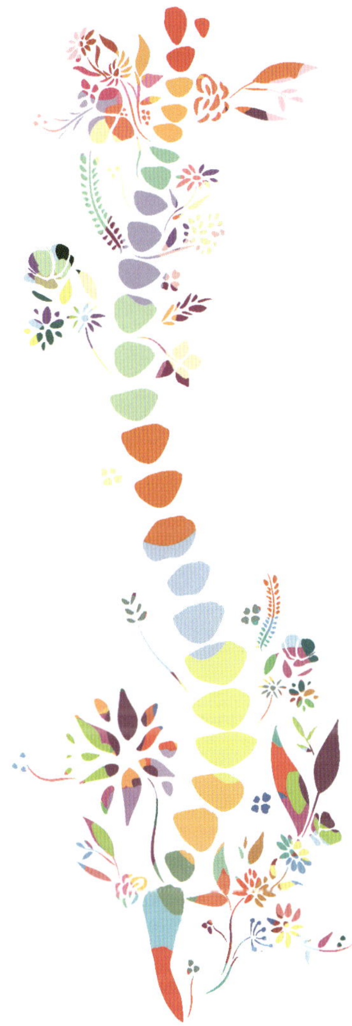

저자에 대하여

노수연

가천대학교 운동재활학과 전임교수/학과장
(사)한국통합움직임아카데미 명예회장/교육위원장
대한필라테스학회 회장
한국운동재활학회 학술위원이사
대한미용의학회 편집위원
Balanced Body Master Intructor and Host Site Korea
Certified Pilates Teacher(PMA-CPT)
Lolita San Miguel PMMP, Legacy
The Ellie Herman Studios Pilates Institute
Polestar pilates
ACSM-CPT, CET, FMS, GFM, TPI, Grastone Technique
Barefoot Training Specialist Lv 1, 2 & Rehab Specialist

오정하

가천대학교 운동재활학과 겸임교수
세종대학교 무용학과 겸임교수
세종대학교 무용학 박사
(사)한국통합움직임아카데미 상임이사
필라테스더밸런스 위례점 원장
Foot and Gait Therapist
Balanced Body Master Instructor
Ellie Herman Studio Certification
Passing the Torch Elizabeth Larkam - 엘리자베스랄캄 사사
ACSM(미국스포츠의학회) - CPT(퍼스널트레이너), CET(암운동트레이너)
Barefoot Training Specialist Lv 1, 2 & Rehab Specialist

김근국

NFPT(미국전문트레이너연맹)Korea 이사
경기도보디빌딩협회 이사
국제카이로프랙틱협회 정회원
대한스포츠의학회 정회원
한국스포츠심리학회 정회원
건강운동관리사
Balanced Body Certification

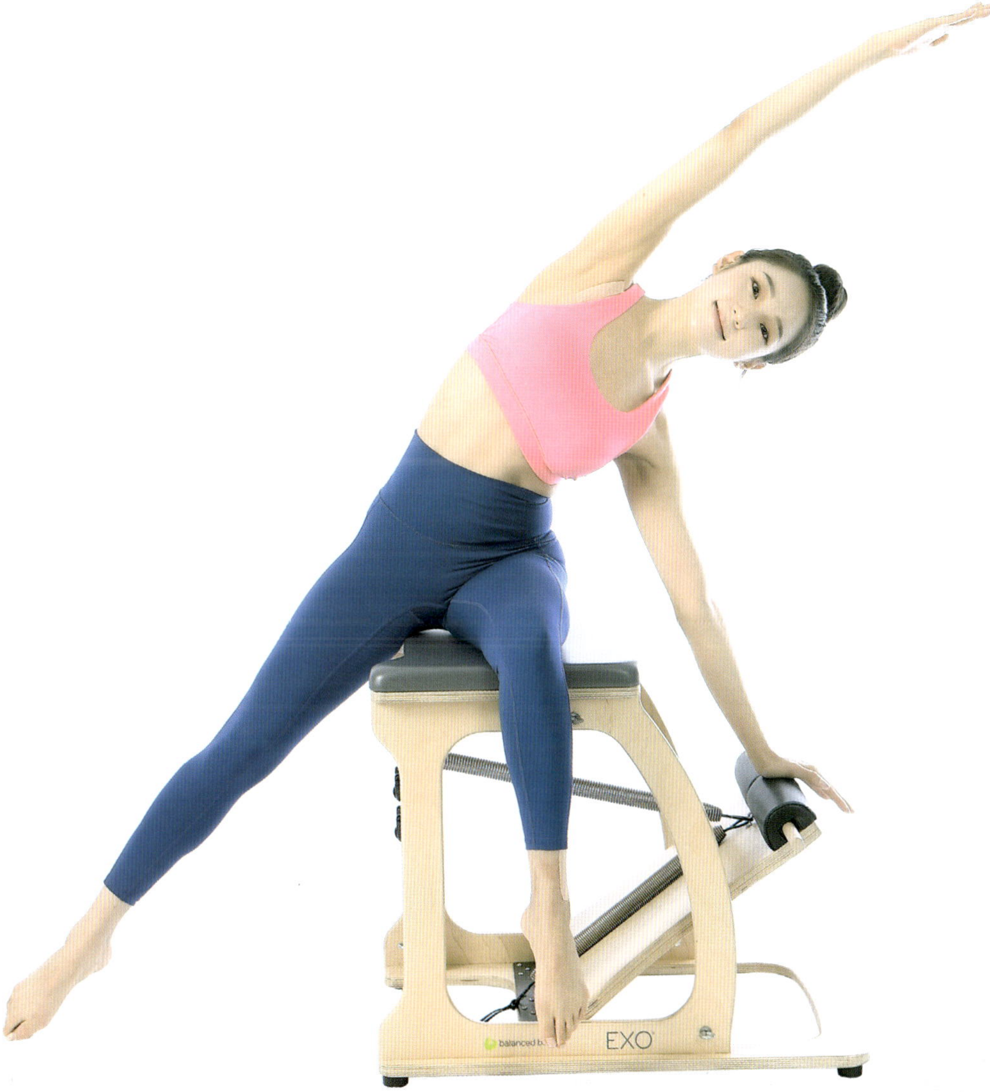
EXO

목차

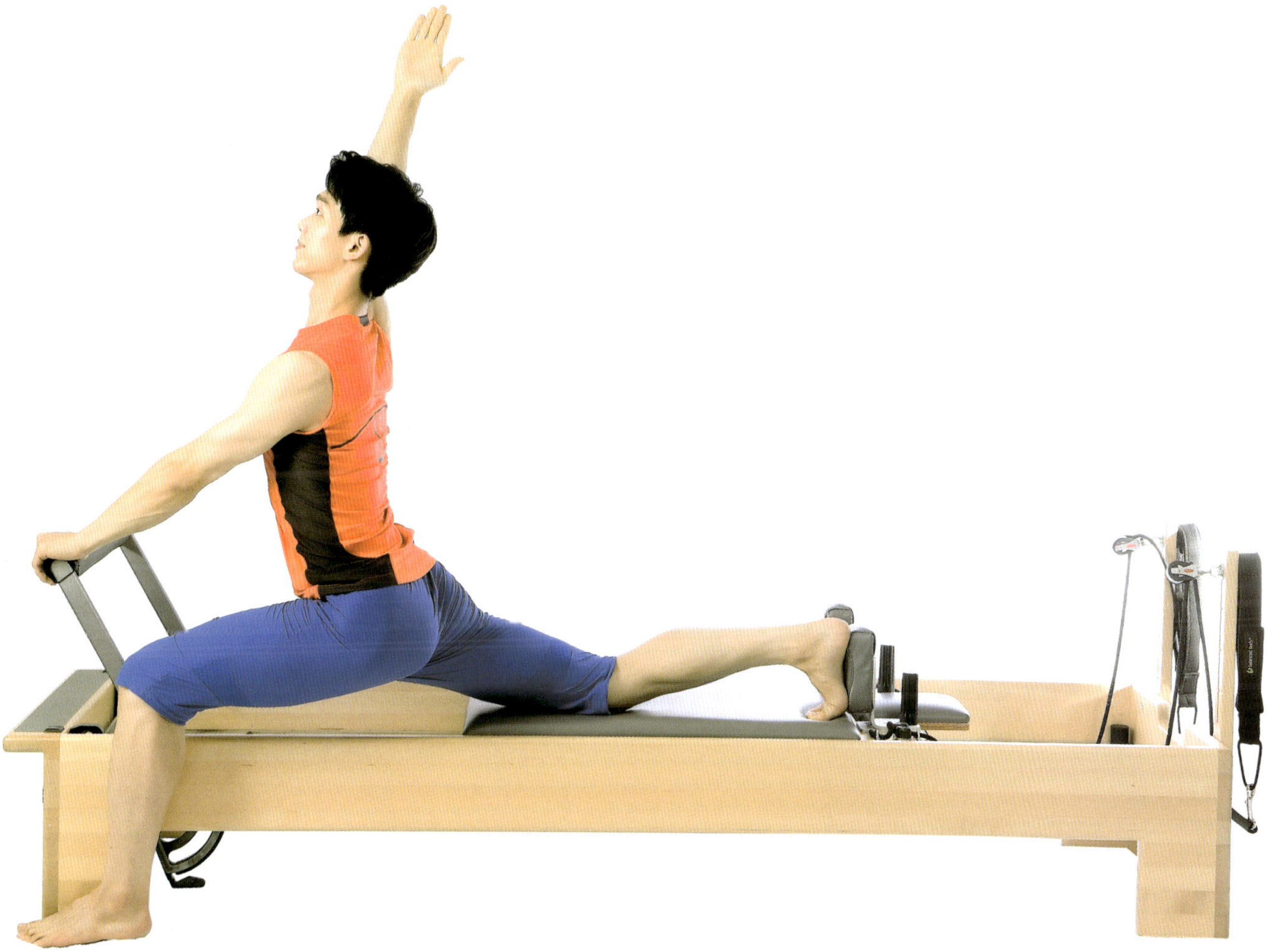

PART I
재활필라테스 이론

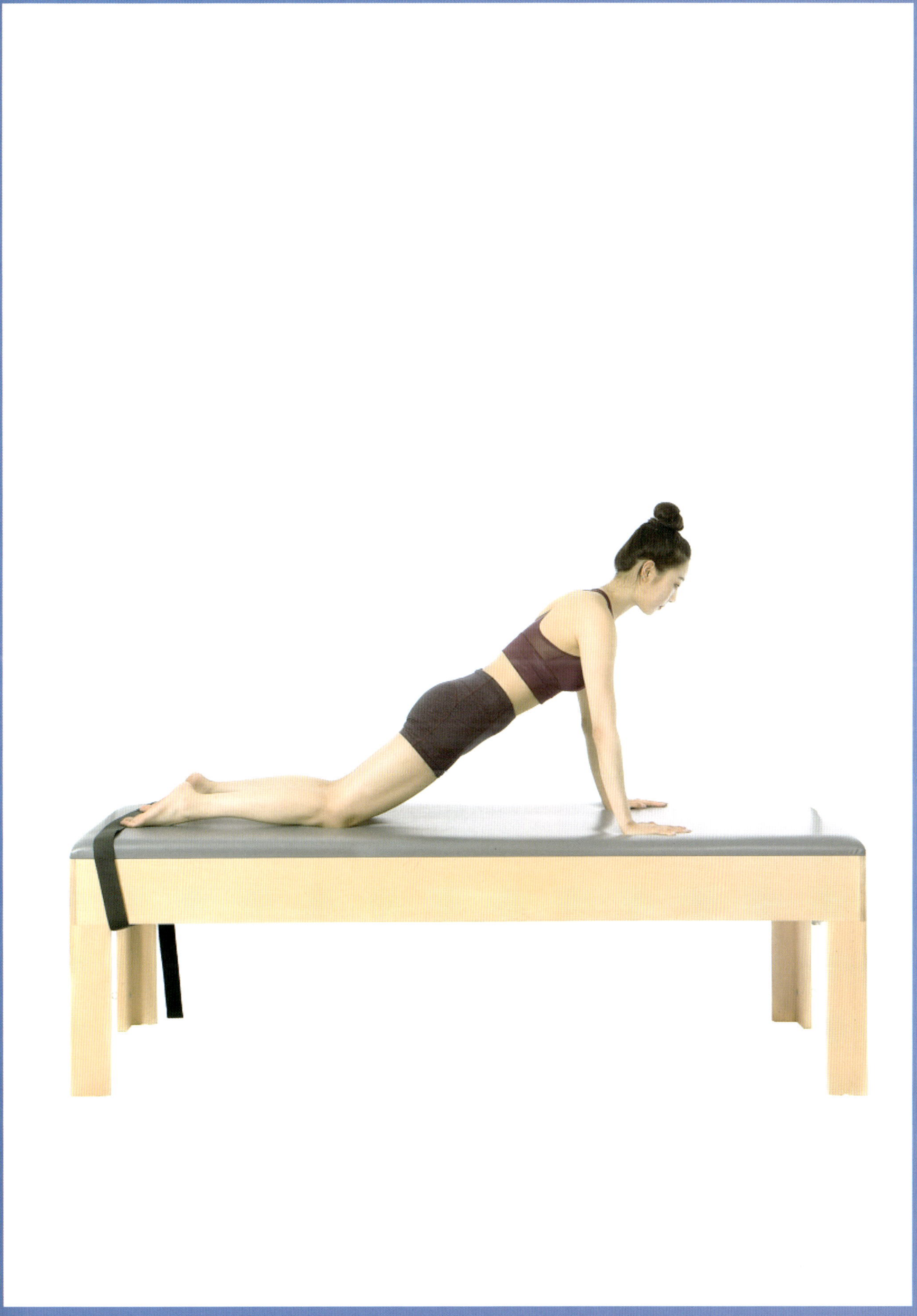

CHAPTER 01
재활필라테스 이론

01 재활필라테스 이론의 배경

02 재활필라테스 신체부위별 움직임 원리

03 필라테스 전 움직임 패턴 검사의 중요성

01 재활필라테스 이론의 배경

본 내용에 들어가기 앞서 재활필라테스 전문가로서 꼭 알아야 할 운동과학 이론 몇 가지를 소개하고자 한다. 이는 인체의 구조적 개선이 기능을 향상시킨다는 관점보다 기능 향상이 구조적 개선을 만든다는 철학을 가진 운동학 계열의 전문가들이 필히 알아야 할 내용들이다.

첫 번째로 보상작용이다.

지금 현재 현대인들의 정적 및 동적 자세는 반복된 보상작용을 통해 적응되어 누적된 결과물이다. 여기서 말하는 보상작용은 주로 물리학적 최소 저항의 경로를 따라 발생하는데, 이는 주로 애초에 유연하게 설계되어 준비된 최소 저항의 경로인 목과 허리가 대표적이다. 예를 들어, 특정 움직임을 취하는 데에 있어 한쪽 영역의 움직임이 적어진다면 물리학적 최소 저항의 경로를 따라 인접한 영역의 유연한 관절에서 그 움직임을 보상하게 되는 경우를 말한다. 주로 이 부위에서 누적 손상(cumulative injury)으로 이어진다. 그래서 운동학 전문가는 보상작용과 같은 비기능적 움직임을 최소화하고 기능적인 움직임을 유도하여 이를 인체가 인지하여 적응하는 과정을 거치게 해야 한다. 이러한 부분을 처치하는 과정에서 수기로 접근하는 전문가와 운동학 전공자는 큰 차이를 보이는데 운동학 전문가는 신경이 활성화된 상태에서 움직임의 인지능력을 향상시켜 긍정적인 움직임을 스스로 기억(운동학습)하게 하여 재활의 지속력을 높이면서 개선을 하겠다는 컨셉이다.

두 번째로 근육불균형이다.

먼저, 주동근과 길항근 사이의 불균형은 변경된 상호억제(altered reciprocal inhibition)로 이어지고, 주동근과 협력근 사이의 불균형은 협력근 우세(synergistic dominance)로 이어지는데, 이는 우리가 알고 있는 충돌증후군이 그의 한 예이며, 좌우 불균형은 측만증과 같은 사례가 대표적이다.

세 번째로 개별관절법이다.

신체 각 부위별 고유의 기능들인 안정성과 가동성이 있는데, 가동성의 대표적인 부위는 어깨관절과 엉덩관절, 등뼈를 들 수 있고, 그 외 위목뼈, 손목, 발목이 있다. 안정성의 대표적인 부위는 허리(골반)와 어깨뼈를 들 수 있고, 그 외 아래목뼈, 팔꿈치, 무릎, 발이 있다. 그리고 관절가동범위가 확보되지 않았을 때는 문제를 가동성과 유연성으로 구분을 지어 운동 프로그램을 진행하여야 한다. 덧붙여 가동성에 문제가 있는 경우는 주동근의 신경효율성과 인접한 주변관절의 안정성이 활성화되지 않은 경우이고, 유연성에 문제가 있는 경우는 길항근의 근길이 및 장력의 허용범위 및 관절문제에 관한 경우이다.

정리하자면, 안정성의 부위와 가동성의 부위가 기능적으로 분리(separation)가 되고, 각 움직임마다 근육동원순서(muscle recruitment order)가 바르게 연결되어 기능적인 협응성(coordination)이 일어나야 한다. 그러기 위해서는 단순관절의 고립운동(isolation movement)부터 시작하여 복합관절 운동 순서와 같은 작은 움직임부터 큰 움직임 단계까지 단계별로 시행되어야 한다. 그리고 관절의 가동성을 기대하기 위해서는 안정성이 선행되어야 가동성이 존재한다는 원리와 특정 영역에서 제 역할을 하지 못했을 때는 그 기능을 주변관절에서 대신한다는 의미를 이해해야 한다. 이는 더 나아가 특정 부위의 누적 손상으로 인한 통증의 원인을 파악하는 데도 중요한 팁을 줄 것으로 사료된다.

네 번째로, 코어가 있다.

인체 중심을 안정화하고 효율적인 팔다리의 움직임을 위한 필수적인 코어의 역할을 이해하기 위해서는 우선 사람의 뼈는 크게 척추와 팔다리(상지, 하지), 이음뼈(상지이음뼈, 하지이음뼈) 등 3개로 구분되는데, 팔다리가 움직일 때 척추와 가장 가까운 심부근육에서 1차 안정화(local stabilizers)가 이루어지고, 그 다음 움직임과 관련된 큰 근육을 보조하는 2차 안정화(global stabilizers)가 진행된다. 1차 안정화는 뭇갈래근(multifidus), 골반바닥근(pelvic floor), 가로막(횡격막, diaphragm), 큰허리근 후면(psoas major posterior), 5개의 엉덩관절 가쪽돌림근(five deep external rotators of the hip)이 있고, 2차 안정화는 배속빗근(abdominal internal oblique), 배바깥빗근(abdominal external oblique), 가시근(spinalis), 중간볼기근(gluteus medius), 큰허리근 앞면(psoas major anterior)이 있다.

덧붙여, 이러한 안정화 단계를 거친 뒤 인체가 본격적으로 움직일 때는 움직임의 방향성에 따라 각기 다른 협응성(coordination)을 이용하여 통합 단계에 이르는데 이를 'The 4 Muscular Sling Systems'라고 한다. 이에 정면의 움직임에는 Anterior Oblique Sling System으로 앞톱니근(serratus anterior), 배속빗근(abdominal internal oblique), 배바깥빗근(abdominal external oblique), 반대쪽 모음근(adductors)이 통합되고, 후면의 움직임에는 Posterior Oblique Sling System으로 넓은등근(latissimus dorsi), 반대쪽 큰볼기근(gluteus maximus)이 통합되며, 측면 움직임에는 Lateral System으로 모음근(adductors), 보조 배속빗근, 보조 배바깥빗근, 보조 넓은등근이 통합이 된다. 그리고 인간이 직립 보행이 가능하게 신체를 곧게 세우는 Deep Longitudinal System은 발바닥근막(plantar fascia), 장딴지근(gastrocnemius), 넙다리두갈래근(biceps femoris), 척추세움근(erector spinae), 뒤통수근육(occipital muscle)이 통합된 결과물이다.

다섯 번째로 운동사슬이 있다.

인체는 움직임을 형성하면서 인체분절(body segment)을 일으키는데, 그 위치에 따라 그 의미가 다르다. 먼저, 위팔과 넙다리처럼 몸통과 가까운 분절을 근위분절(proximal segment)이라 하고, 반대로 발과 손과 같이 몸통과 먼 분절을 원위분절(distal segment)이라 하며, 아래팔과 종아리와 같이 근위와 원위분절 사이에 위치한 것을 중위분절(middle segment)이라 한다. 이러한 분절들이 서로 연결되어 기능적인 협조관계에 있는 것을 운동사슬(Kinetic Chain, KC)이라 한다. 이러한 인체분절로 인한 움직임은 크게 두 가지의 운동사슬로 구분할 수 있다.

열린사슬운동(Open Kinetic Chain, OKC)은 팔다리 끝의 움직임이 자유롭고, 체중의 지지가 없어서 관절의 압력이 적은 것이 특징이다. 이는 주동근에 집중적인 근력 향상을 기대할 수 있으나 하나의 주동근에 집중되면서 관절 스트레스가 높고, 최대 힘에 따른 에너지 소모는 적은 편이며, 관절가동범위를 증가시키면서 운동이 가능하다. 또한, OKC는 관절의 전단력이 증가되고, 근육 부위를 개별적으로 강화가 가능한 움직임이며, 팔다리에 포커스가 많아 기능적인 움직임을 기대하기에는 다소 부족하다.

닫힌사슬운동(Closed Kinetic Chain, CKC)은 팔다리 끝의 움직임이 거의 없고, 체중을 지지하고 있어서 관절의 압력이 큰 것이 특징이다. 이는 움직임에 관여하는 다수의 근육들이 동원되면서 주동근을 비롯한 주위 여러 근육들의 근력 향상을 기대할 수 있고, 다양한 자극을 전달할 수 있어 재활 방법 초기에 사용되기도 한다. 그리고 이러한 움직임은 몸통에 비중이 많은 움직임이며, 관절가동범위를 모두 사용하며 움직임을 만드는 데는 많이 부족하다. 또한, 큰 힘을 낼 수 있고, 최대 힘에 따른 에너지 소모가 큰 편이며, 기능적인 움직임을 기대할 수 있다. 예를 들어, 팔굽혀펴기(push-up)와 같은 움직임을 발현할 때 지면에 손을 고정한 움직임(CKC)이 2차 관절(팔꿉관절, elbow joint)에 가해지는 힘을 감소시키는데, 이는 관절의 전단력이 감소되기 때문이다.

여섯 번째로 트레이닝의 원리가 있다.

먼저, **과부하(overload)의 원리**는 일상생활 중에 받는 자극보다 더 강한 운동자극을 말하는 것으로, 트레이닝에서 운동자극은 생리적 작용을 촉진시키는 중간 정도의 자극이나 이를 약간 초과하는 수준 이상의 부하가 주어져야만 운동효과를 기대할 수 있다. 점진성의 원리와 함께 '점진적 과부하(progressive overload)의 원리' 라고도 한다. 너무 강한 자극은 생리적 한계 초과로 인해 운동손상 및 만성 피로가 올 수 있으니 주의해야 한다.

점진성(progression)의 원리는 신체의 모들 기관의 발달, 계통의 변화, 또는 기능의 개선은 트레이닝에 의해서 서서히 이루어진다는 생리학적 이론에 근거를 두고 운동의 양과 질을 점증적으로 조절하며, 트레이닝의 과제 또는 운동방식을 점차 복잡하게 발전시켜 나가야 한다는 것이다. 주기적 계단식으로 발전시켜야 하며, 운동기술의 트레이닝(효율적인 신경계의 기능개선)의 경우, 단순한 동작부터 복잡한 동작으로, 쉬운 동작부터 어려운 동작으로, 이미 알고 있는 것부터 처음 접하는 것으로 늘려가야 한다.

반복성(repetition)의 원리는 트레이닝에 의한 각 기관이나 계통의 변화와 안정, 특히 기술의 개선과 완성은 반복적인 트레이닝에 의한 조건 반사적인 동작의 습득에 의해서 이루어진다. 반복 횟수와 운동 사이의 휴식시간을 개인적 특성에 맞게 고려하여 결정(양과 질을 합리적으로 결정)한다.

특이성(specificity)의 원리는 트레이닝 효과가 운동자극이 가해진 신체의 계통 또는 일부 계통에 한정되어 나타난다. 예를 들어, 웨이트트레이닝의 경우 근육계나 일부 근육발달에 초점이 있고, 인터벌트레이닝은 호흡순환계에 긍정적인 효과가 있다. 이는 부과된 운동자극에 대한 특이적 적응(specific adaptation to imposed damands, SAID) 원리에 해당한다.

개별성(individuality)의 원리는 각 개인마다 건강상태와 건강관련체력, 기능관련체력, 운동환경 등이 다르기 때문에 특정한 트레이닝 목표를 달성하기 위해서는 개인의 특성을 고려하여 적합한 트레이닝 프로그램을 계획해야 한다. 그러므로 사전 검사 및 평가를 근거로 개별화된 트레이닝 계획이 필수이고, 안전성과 의도된

성과가 있어야 한다.

가역성(reversibility)의 원리는 트레이닝에 의해 얻어진 대부분의 체력, 운동능력들은 영구적인 것이 아니라 트레이닝을 중지하고 나면 점차로 소멸된다는 것이다. 트레이닝 중지 후 근 손실은 트레이닝 기간이 길면 길수록 완만하게 나타나고, 짧으면 빠르게 나타난다.

다면적 발달(multilateral development)의 원리는 인간의 신체적인 면과 정신적인 면이 유기적 관계를 가지고 있으며, 중추신경계를 통하여 유기적으로 연결되고 있는 모든 기관과 조직은 상호의존과 제약의 관계를 가진다는 생리학적 배경에 근거를 두고 있다. 그렇기 때문에 체력적인 요소와 정신적인 요소 등 조화로운 발달이 중요하다.

일곱 번째로 체력이 있다.

체력은 주로 건강관련 체력과 기능(운동)관련 체력으로 나눌 수 있는데, 건강관련 체력은 신체조성, 심폐지구력, 근력, 근지구력, 유연성이 있고, 기능(운동)관련 체력은 평행성, 순발력, 민첩성, 협응성, 스피드, 반응시간이 있다. 지도자는 대상자의 운동 목적을 비롯한 연령, 성별, 직업군 등에 적합한 운동 방법이 무엇인지 고민을 할 때 이러한 기본 개념에 의해 적절히 고려해야 한다.

여덟 번째로 길이-장력 관계가 있다.

근육이 효율적인 힘을 발휘하기 위해서는 최적의 근길이를 가져야 한다는 의미인데, 엑틴과 마이오신이 서로 교차하는 구간이 많을수록 큰 힘을 내고, 근 길이가 너무 짧아지거나 늘어나면 정상적인 힘을 발휘하지 못한다. 이는 올바르지 못한 자세는 근육의 상호 연결상태가 적절하지 않아 몸에서 부담해야 하는 피로감이 높아진 상태에서 비효율적인 움직임의 반복으로 인해 주동근이 제 기능을 발휘하지 못해 비기능적인 움직임과 보상작용이 발생할 수 있음을 시사한다.

아홉 번째로 단계적인 운동발달이 있다.

운동에 앞서 제일 우선적으로 선행되어야 하는 것은 기능적인 움직임이 기초가 되어야 한다는 것이고, 이는 필라테스라는 운동 프로그램의 강점이기도 하다. 그러기 위해서는 구조적으로 근육의 불균형적인 부분을 해소하고, 잘못된 운동학습으로 만들어진 효율적이지 못한 움직임을 기능적인 움직임으로 재학습시키는 것이 중요하다. 또 최적의 퍼포먼스를 만들기 위해 움직임마다 근육동원수를 증가시키는 전략을 세워 최적의 안정화시스템을 확보하고 빠르게 반응하여 큰 힘을 낼 수 있을 때까지의 과정을 고려하여야 한다. 이는 필라테스라는 운동 프로그램의 강점이기도 하며, 움직임의 기초부터 발달시켜 기능적인 움직임을 통해 최적의 퍼포먼스를 이끌어 낼 수 있다.

02 재활필라테스 신체부위별 움직임 원리

1. 목

1 목뼈(Cervical Vertebra) 이해 - 정적 자세

목뼈 정상적인 위치

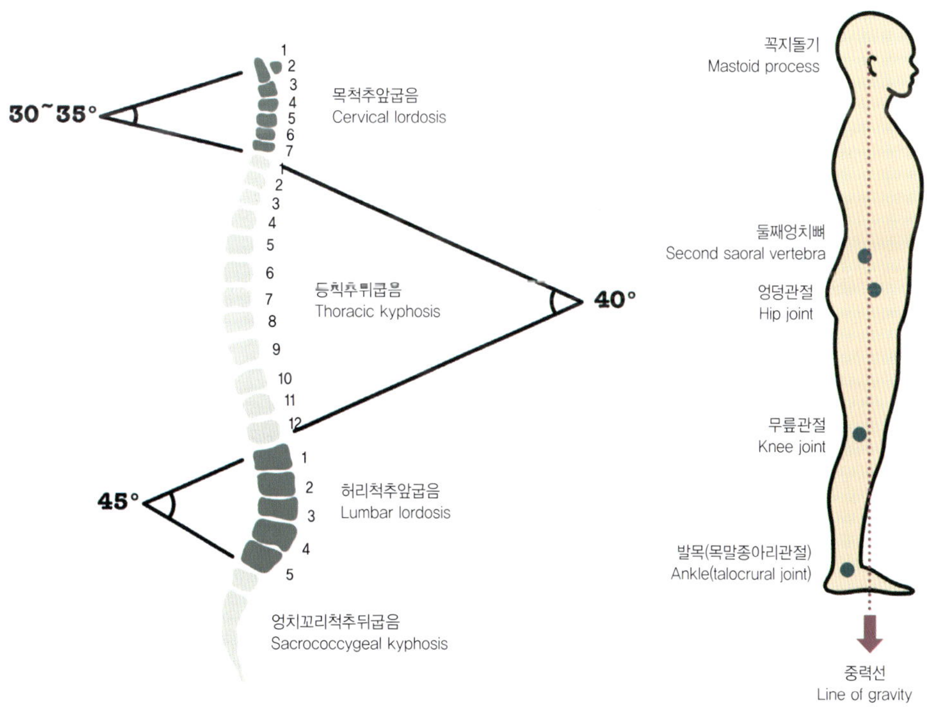

첫 번째로 주목해야 하는 부분은 척추의 변경된 커브가 서 있는 자세를 기준으로 기능적 보상 패턴인지, 비기능적 보상 패턴이지 파악하는 것이다. 이는 허리뼈와 골반, 엉덩관절과도 밀접한 관계가 있으며, 서 있는 자세와 앉아 있는 자세의 특징을 구분할 필요가 있다. 예를 들어, 서 있는 자세에서 비기능적인 보상 패턴이 있는 대상자를 앉아 있는 자세에서 체크를 해 보면 기능적인 패턴일 수 있다. 이는 서서 활동하는 시간보다 앉아서 시간을 많이 할애하는 현대인들에게 쉽게 찾아볼 수 있는 패턴이다.

두 번째로 주목해야 하는 부분은 목뼈(cervical vertebra)의 커브는 등뼈(thoracic vertebra)의 상태에 따라 달라진다는 것이다. 이를 다르게 표현하면 목뼈의 커브 문제를 개선하기 위해서는 목뼈에 먼저 관심을 갖기보다는 등뼈가 먼저라는 것이고, 직립과 좌식생활을 고려한다면 등뼈와 같이 목뼈와 직접적으로 연결되어 있는 국소적 개념보다는 중력선에 의한 무게중심을 생각한다면 발바닥과 발목과 같은 가장 밑에서부터 차근차근 기능을 회복시키는 전략도 고려해 볼 필요가 있다.

2 목뼈(Cervical Vertebra) 이해 - 동적 자세

목뼈 폄
Cervical extension

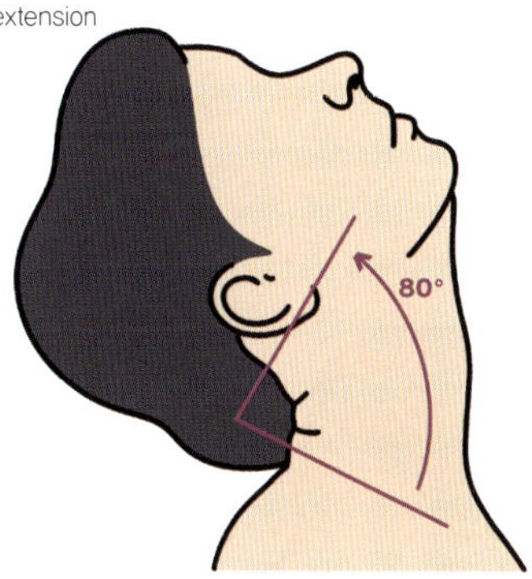

목뼈 굽힘
Cervical flexion

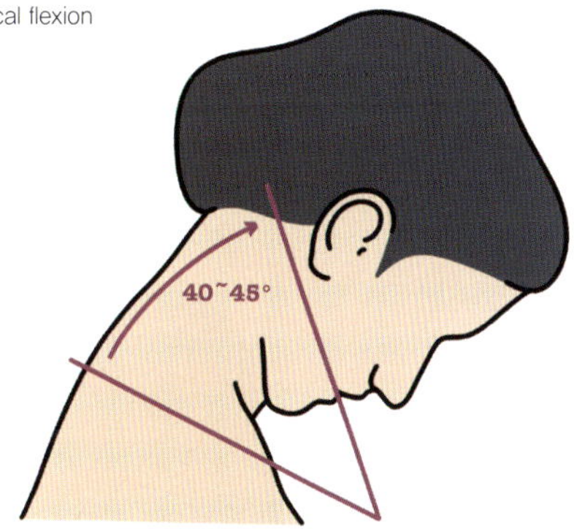

목뼈 돌림
Cervical rotation

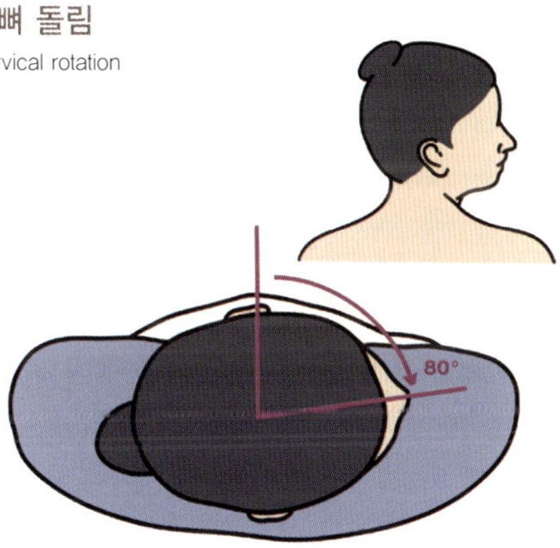

목뼈 가쪽 굽힘
Cervical lateral flexion

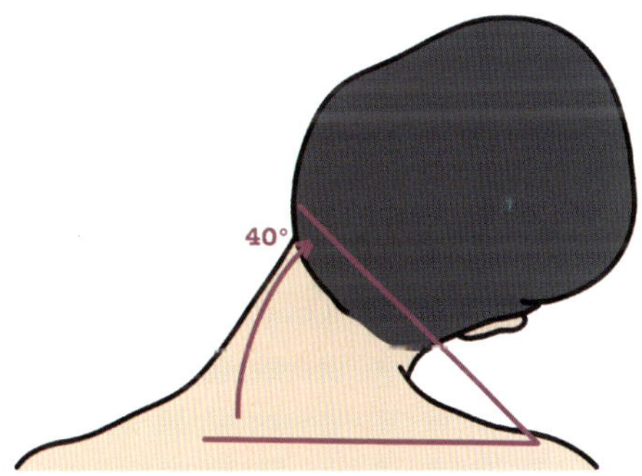

위 내용은 목뼈 움직임 시 동원되는 관절들과 각각의 관절들에서 어떠한 움직임이 나오는지 보여주는 그림이다.

첫 번째로 주목해야 하는 것은 목뼈 움직임 시 미끄러짐이 주로 있는 아래목뼈(lower cervical vertebra)와 구르기와 미끄러짐이 동시에 있는 위목뼈(upper cervical vertebra)를 이해하는 것이 중요하다. 이는 아래목뼈에 비해 위목뼈가 움직임이 있어서 더 자유롭다는 의미이기도 하다.

두 번째로 주목해야 하는 것은 목뼈의 움직임을 담당하는 비중이 있는 근육들은 거의 대부분 등뼈의 자세적인 측면과 움직임 측면을 함께하는 것들이기 때문에 이를 함께 고려하는 전략을 세우는 것이 중요하다.

목뼈 움직임의 기전

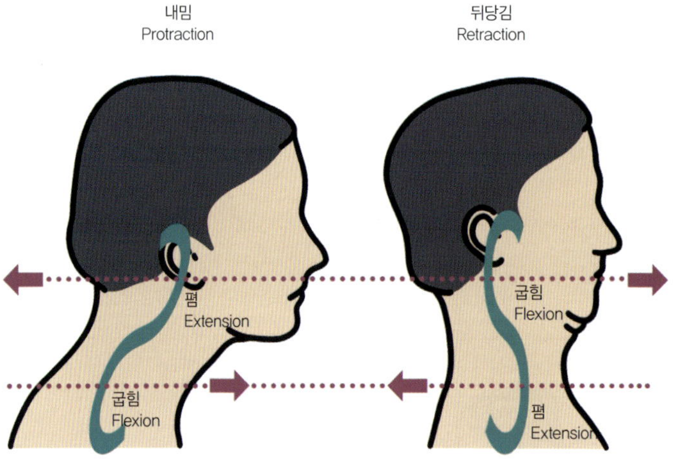

위 내용은 목뼈 움직임 시 발생하는 기전을 보여주고 있다. 이러한 기전을 이해함으로써 이상적인 움직임과 자세 개선을 위해 어떠한 노력을 기울여야 하는지 전략을 세우는 데 도움을 준다.

2. 어깨

1 어깨 복합체(Shoulder Complex) 원리 이해 - 정적 자세

어깨 복합체의 구조와 정상적인 위치

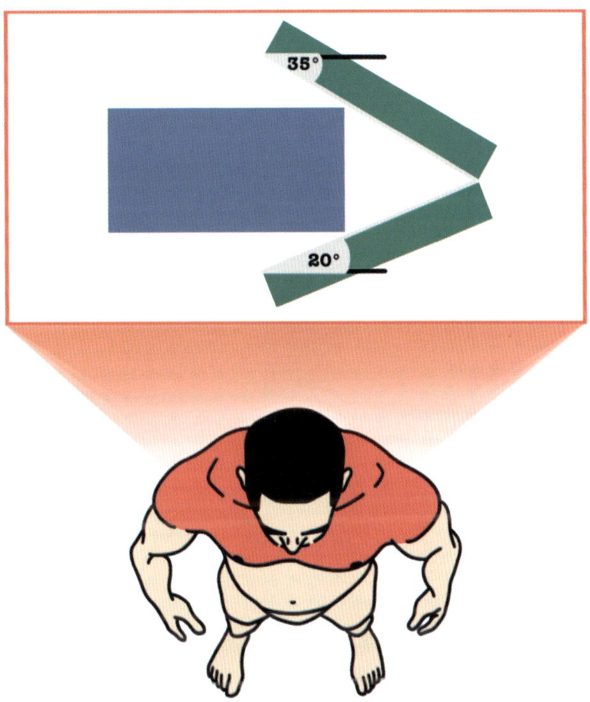

오목위팔관절(Glenohumeral joint)의 정상적인 위치

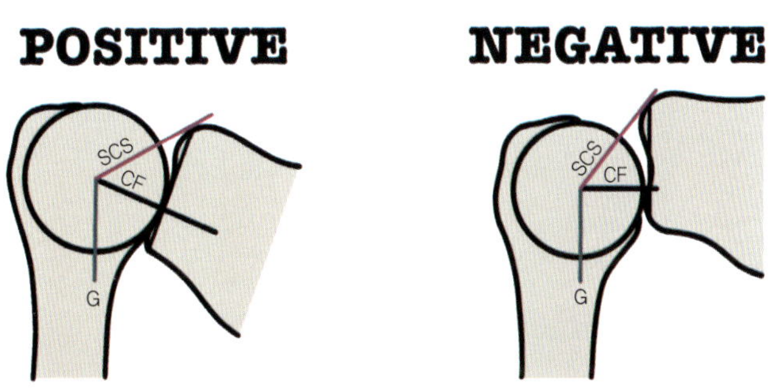

위 내용은 갈비뼈(rib)를 중심으로 어깨뼈(scapula)와 빗장뼈(clavicle)의 위치가 위에서 내려다봤을 때 어느 정도의 각을 두고 있는지와 위팔뼈(humerus)가 어깨뼈에 부착되었을 때 어깨뼈의 기울기에 따라 어떤 상황이 발생하는지 잘 보여주는 그림이다.

첫 번째로 주목해야 하는 부분은 위팔뼈는 어깨뼈와 빗장뼈, 복장뼈(sternum) 순으로 연결되어 있어, 빗장뼈 이후에 연결되어 있는 어깨뼈와 위팔뼈는 근육 컨디션에 따라 위치 변화가 쉽다는 부분이다. 이에, 정적 자세를 변형시키는 대표적인 근육 분류는 크게 빗장뼈, 어깨뼈, 위팔뼈로 나눌 수 있고, 근육이완 전략과 강화 전략의 분류는 동적 자세 파트에서 설명을 이어 가겠다.

두 번째로 주목해야 하는 부분은 빗장뼈와 위팔뼈의 사이에 연결되어 있는 어깨뼈는 상대적으로 위치 변화의 경우의 수가 많다는 부분이다. 이에 빗장뼈와 어깨뼈, 위팔뼈의 움직임이 어느 방향으로 어느 정도 가능한지 알 필요가 있고, 해당 관절의 가동범위는 동적 자세 파트에서 설명하겠다.

세 번째로 자세 이상의 대표적인 사례는 어깨뼈 아래각(scapula inferior angle) 및 안쪽이 뒤쪽 방향으로 돌출되는 부분과 빗장뼈가 정면으로 나와 있는 부분, 위팔뼈가 안쪽으로 회전되어 있는 부분, 등뼈가 뒤로 굽은 부분이 있다. 이 요인들은 자세 유지에 있어서 필요 이상으로 피로감(목과 어깨, 등 부분)을 줄 수 있어 일상생활의 삶의 질을 낮출 수 있고, 추후 효율적인 상지의 움직임을 만들어 내지 못하는 결과를 초래하여 피로누적과 누적 손상에 노출이 되기 쉽다.

2 어깨 복합체(Shoulder Complex) 원리 이해 - 동적 자세

위팔 움직임 시 동원되는 관절들은 복장뼈와 빗장뼈 사이인 복장빗장관절(sternoclavicular joint), 빗장뼈와 어깨뼈 사이인 봉우리빗장관절(acromioclavicular joint), 어깨뼈와 위팔뼈 사이인 오목위팔관절(glenohumeral joint)이 있다. 대표적으로 이 3개의 관절이 서로 협응하여 움직임을 만들어 내기 때문에 이러한 기전과 원리 이해는 필수이다.

첫 번째로 주목해야 하는 것은 정적 자세에서 현대인들이 주로 겪고 있는 잘못된 자세를 야기하는 문제점은 어느 관절 부분에서 일어나는지 이해하는 것이 중요하다. 복장빗장관절의 내림(depression), 내밈(protraction), 봉우리빗장관절의 안쪽돌림(internal rotation), 앞쪽기울임(anterior tilt), 아래쪽돌림(downward rotation), 오목위팔관절의 안쪽돌림(internal rotation)은 우리가 흔히 말하는 굽은등, 말린어깨, 거북목으로 발전시키는 요인들이 된다. 이러한 움직임을 담당하는 근육들은 앞으로 우리가 진행해야 하는 움직임들의 길항근이 되기 때문에 이완 전략으로 접근한다.

두 번째로 주목해야 하는 것은 정적 자세를 더불어 동적 자세의 기능을 향상시키기 위해서는 복장빗장관절의 올림(elevation), 뒤당김(retraction), 뒤쪽기울임(posterior tilt) 봉우리빗장관절의 가쪽돌림(external rotation), 뒤쪽기울임(posterior tilt), 위쪽돌림(upward rotation), 오목위팔관절의 가쪽돌림(external rotation), 굽힘(flexion), 벌림(abduction)은 우리가 이상적인 정적 및 동적 자세를 만들기 위한 주동근과 협력근이 되기 때문에 강화 전략으로 접근한다.

위팔 움직임의 기전

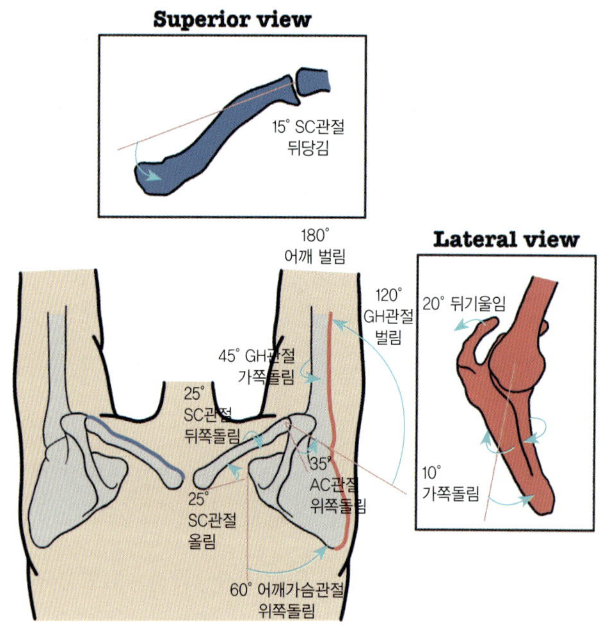

위 내용은 상지 움직임 시 협응(어떠한 방향으로 얼마나 움직여야 하는지)되는 어깨 복합체(shoulder complex)의 구조물을 보여주고 있다. 이러한 기전을 이해함으로써 이상적인 움직임을 위해 어떠한 노력을 기울여야 하는지 이해하는데 도움을 준다.

3. 허리

1 허리뼈(Lumbar Vertebra) 이해 - 정적 자세

허리뼈 정상적인 위치

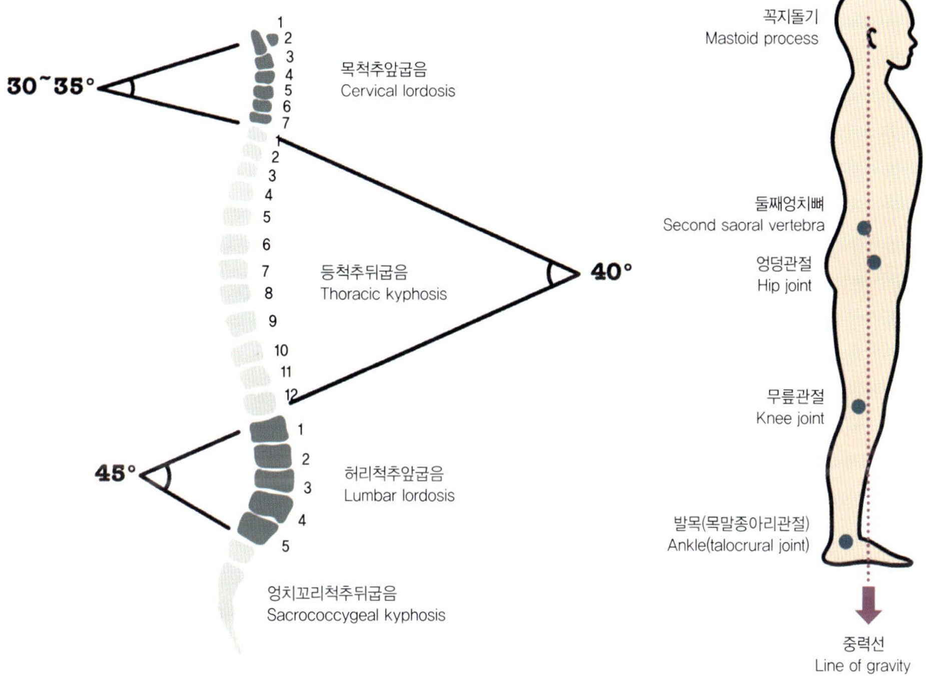

위 내용을 보면 알 수 있듯이 앞서 언급한 목뼈와 같이 등뼈와의 연관성을 가지면서 아래에는 골반(pelvic) 및 엉덩관절(hip joint)과 밀접한 관련성이 있다.

첫 번째로 주목해야 하는 부분은 척추의 직립 상태 즉, 서 있는 자세와 앉아 있는 자세를 고려했을 때, 국소적인 측면에서 엉덩관절의 상태에 따라 허리뼈가 직접적으로 영향을 받는다는 것이다. 이는 허리뼈에 통증을 수반하는 운동손상학적 관점에서 바라볼 때 아주 중요한 사항이고, 개선 전략 수립 시 필히 검토해 보아야 할 부분이라고 할 수 있다.

허리뼈 움직임과 주변 구조물

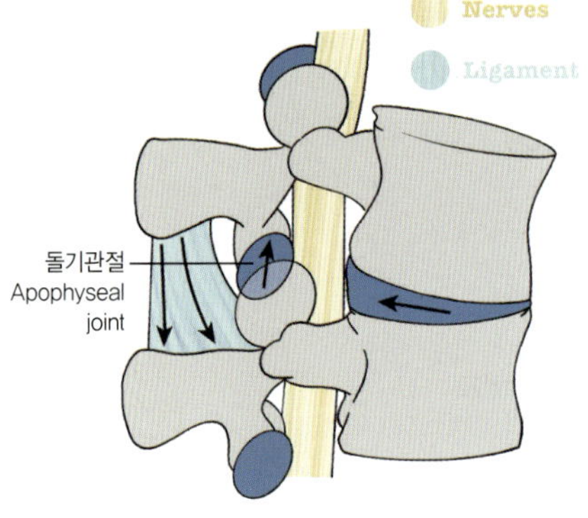

두 번째로 주목해야 하는 부분은 허리뼈는 다른 척추 부위에 비해 크기가 큰편에 속하여 목뼈에 비해 큰 충격을 흡수할 능력을 가지고 있지만 한 편으로는 큰 움직임과 강한 움직임을 담당하는 엉덩관절 부위와 가까이 있기 때문에 독립적인 움직임 제어능력이 있지 않으면 운동손상에 많이 노출될 수밖에 없는 부위임을 명심해야 한다.

2 허리뼈(Lumbar Vertebra) 이해 - 동적 자세

허리뼈 폄
Lumbar extension

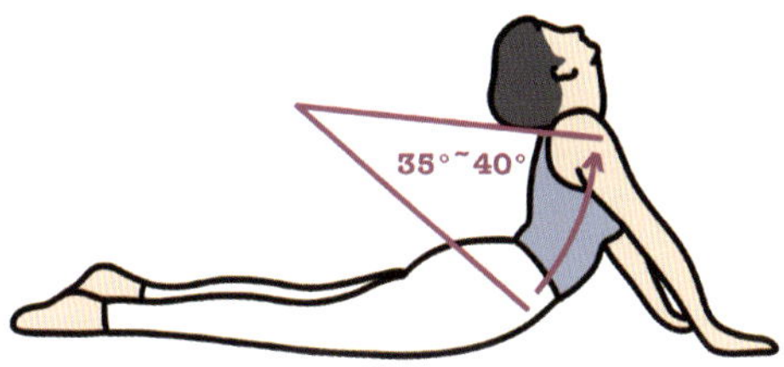

허리뼈 굽힘
Lumbar flexion

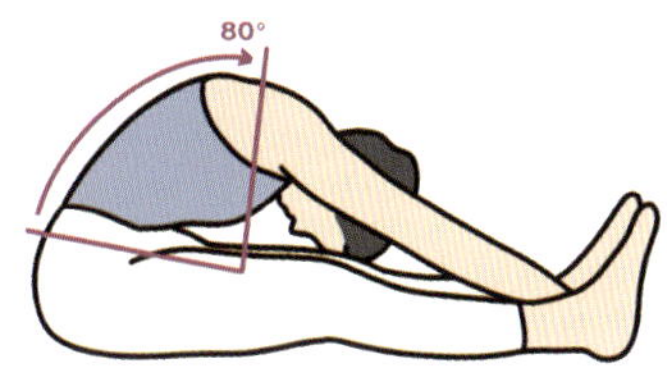

허리뼈 돌림
Lumbar rotation

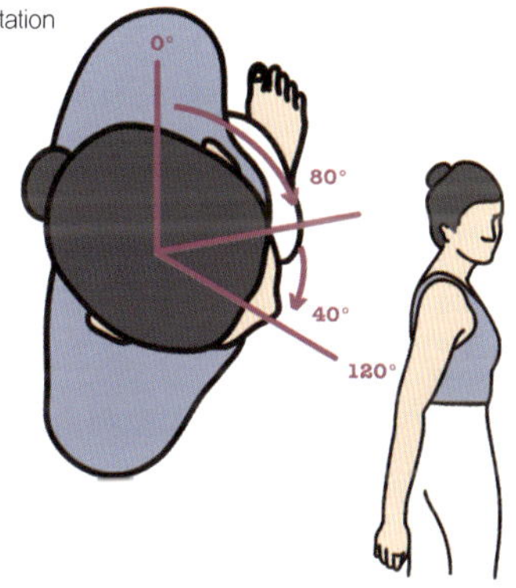

허리뼈 가쪽 굽힘
Lumbar lateral flexion

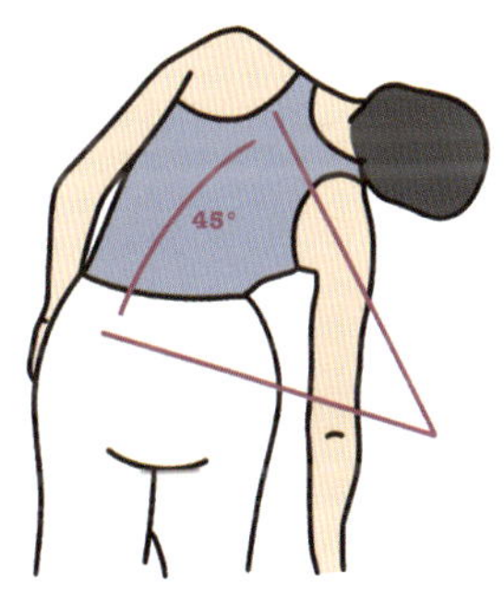

위 내용은 허리뼈 움직임에서 허리뼈 위에 있는 등뼈와 아래에 있는 엉덩관절이 어느 정도 협응을 하고 관여를 하는지 잘 보여주는 그림이다.

첫 번째로 주목해야 하는 것은 몸통을 굽힘 때와 폄 때 등뼈와 허리뼈의 움직임의 비율이다. 움직임 전 등뼈는 뒤굽음(kyphosis)인 굽힘(flexion) 상태와 허리뼈는 앞굽음(lordosis)인 폄(extension) 상태를 이루고 있는 가운데, 몸통 굽힘 시 등뼈보다는 허리뼈, 폄 시 허리뼈보다는 등뼈에서 움직임의 양이 많다. 이는 운동손상 패턴의 기전을 이해하는데 중요한 팁이 될 수 있다.

두 번째로 주목해야 하는 것은 허리뼈에 직접적으로 부착되어 있는 근육들과 그 주변 부위에 부착되어 있으면서 허리뼈의 움직임에 영향을 미치는 근육들의 성격을 이해해야 한다. 그리고 이 근육들의 기능을 이해하는데 있어서 극단적으로 편향된 시선으로 바라봐서는 안 된다. 예를 들어, 흔히 엉덩허리근(iliopsoas)과 허리네모근(quadratus lumborum)은 이완전략과 배곧은근(rectus abdominis)은 강화전략으로 접근하는 경우가 많은데 이는 이 근육들의 기능 중 일부분에 집중한 결과이다.

4. 엉덩관절

허리뼈와 엉덩관절의 관계

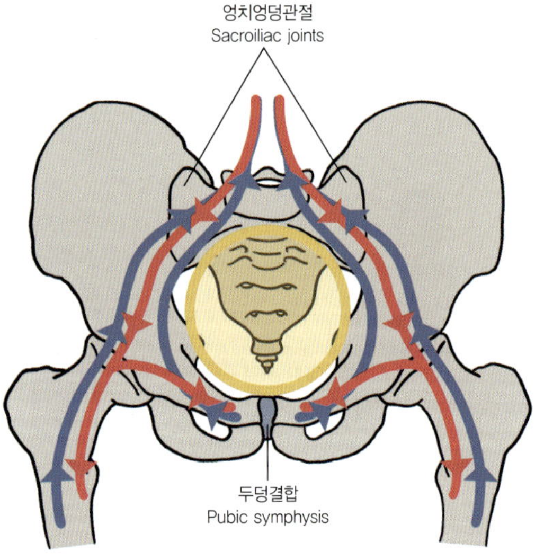

위 내용은 허리뼈와 엉덩관절(hip joint)의 사이에서의 골반(pelvic)이 얼마나 중요한지에 대한 내용을 담은 그림이다. 앞서 언급하였듯이 엉덩관절은 움직임도 크고, 큰 힘을 내는 부위인데, 이는 골반의 강한 안정성이 전체적으로 받쳐줘야 가능한 일이고, 그렇지 못했을 때는 그 일을 모두 허리뼈가 부담해야 하는 부분이다. 다시 말해, 골반의 1차적 안정화에서 그 기능을 다한 후 일부 해소되지 않은 정도를 허리뼈의 2차적 안정화로 넘어온다고 보면 이해가 빠를 것이다.

1 허리뼈골반엉덩관절 복합체(Lumbar Pelvic Hip Complex, LPHC)의 원리 이해 - 정적자세

허리뼈골반엉덩관절 복합체의 변형

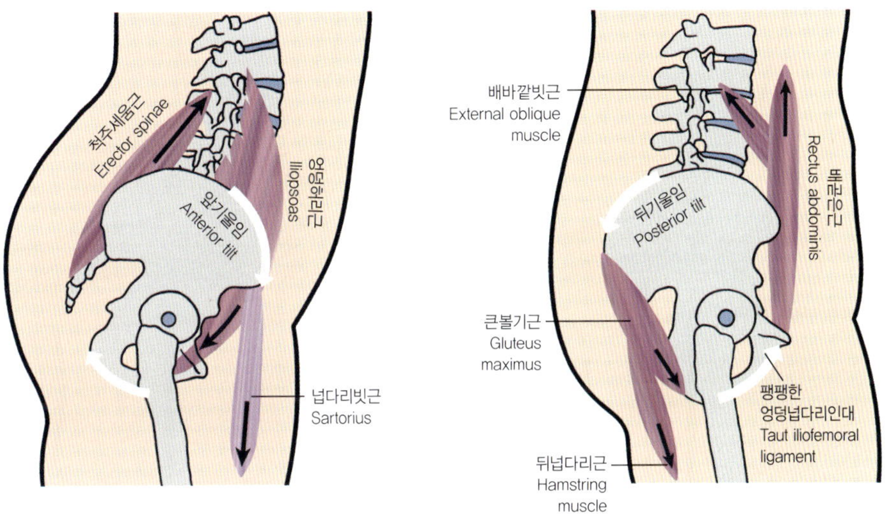

골반 앞기울임　　　골반 뒤기울임

위 내용은 허리뼈, 골반, 넙다리뼈(femur)가 정상적인 위치에서 벗어나는 대표 직인 사례들이나. 이 둘의 큰 차이점은 자세 변형을 일으키는 주요 근육이 엉덩관절 굽힘근[골반 앞기울임(pelvic anterior)]이냐, 몸통굽힘근(trunk flexors)[골반 뒤기울임(pelvic posterior)]이냐 하는 부분이고, 허리통증으로 진행되는 주 양상도 동적인 움직임(골반 앞기울임)에서 비롯되는지, 정적인 자세(골반 뒤기울임)에서 비롯되는지도 차이가 있다. 이 두 가지의 자세적 특징까지로 진행되기까지는 아래의 설명과 같다.

첫 번째는 오랜 기간의 좌업생활로 인한 자세적응은 정상적이지 않은 근육의 길이에서 기억의 오류가 발생하여 정상적인 중립 자세의 지지능력을 상실한 것이다.

두 번째는 정상적이지 않은 패턴의 반복으로 인한 주동근과 길항근의 잘못된 긴장감 유지가 비움직임 자세 유지에도 영향을 미치는 것이다.

2 허리뼈골반엉덩관절 복합체(Lumbar Pelvic Hip Complex, LPHC)의 원리 이해 - 동적자세

골반-넙다리뼈의 움직임 범위(닫힌사슬)

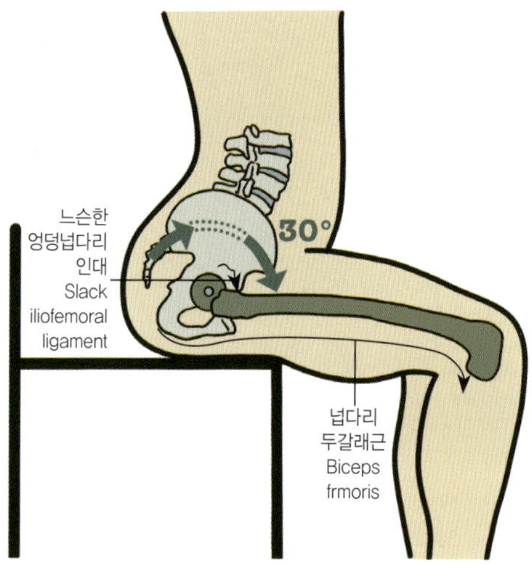

굽힘(골반의 앞기울임)
Flexion(Pelvic anterior)

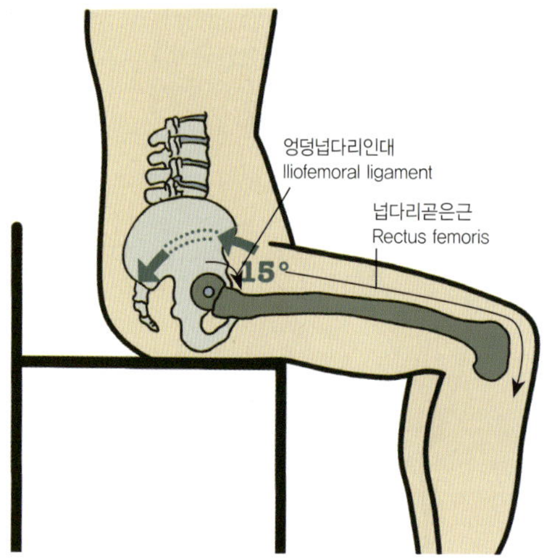

폄(골반의 뒤기울임)
Extension(Pelvic posterior)

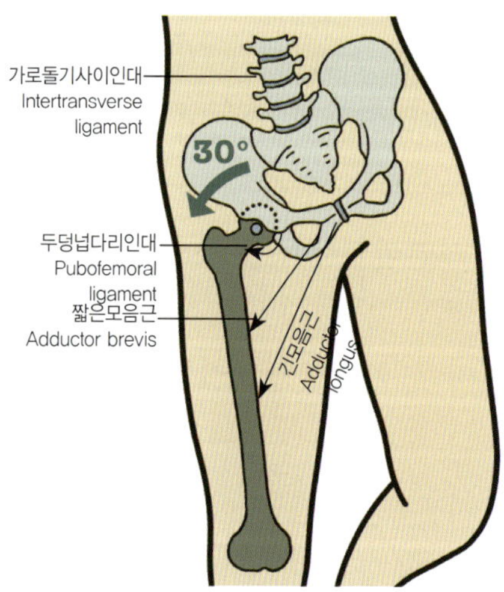

벌림
Abduction

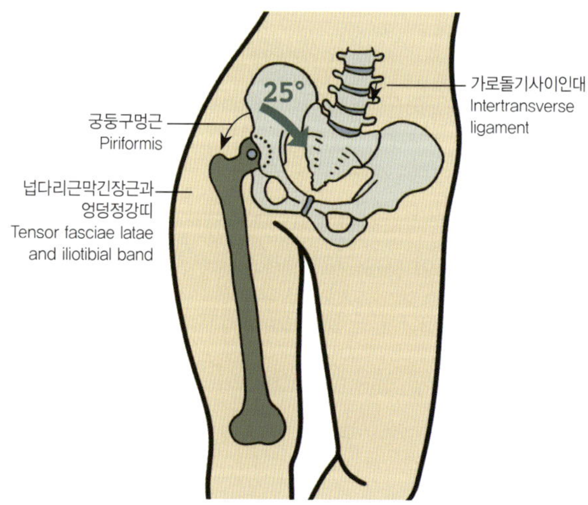

모음
Adduction

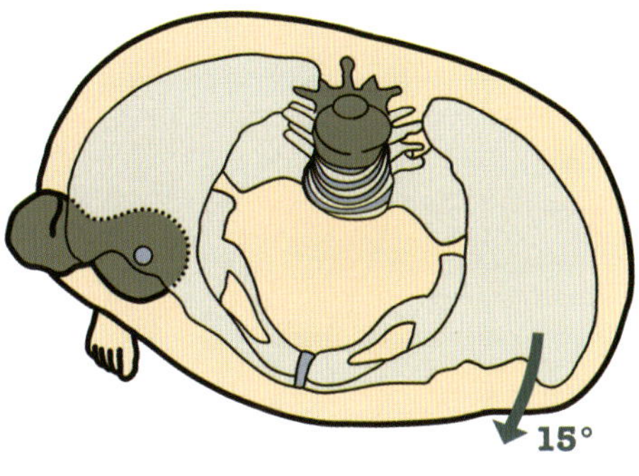

안쪽돌림
Internal rotaton

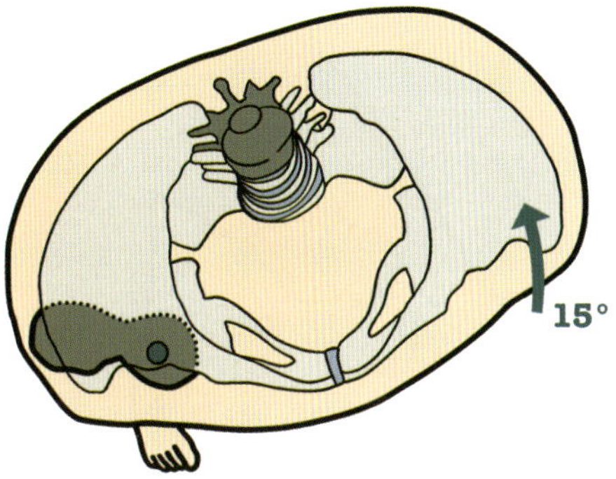

가쪽돌림
External rotation

넙다리뼈-골반의 움직임 범위(열린사슬)

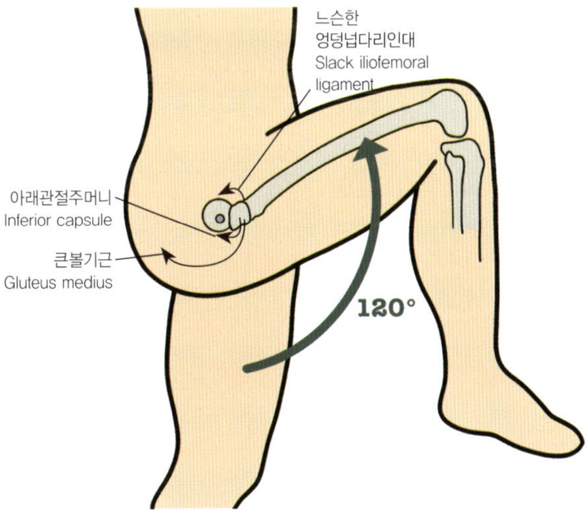

굽힘
Flexion

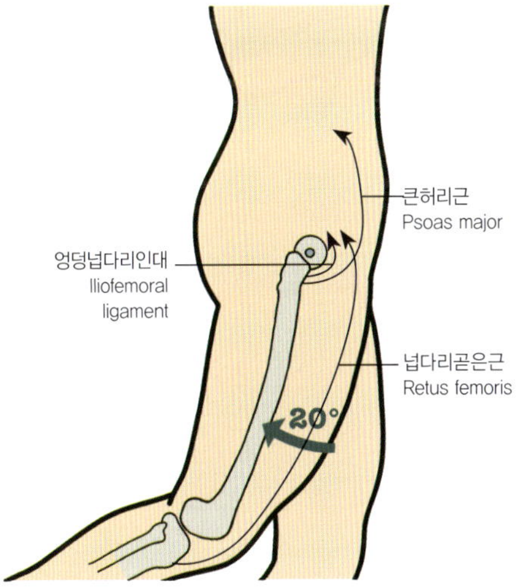

폄
Extension

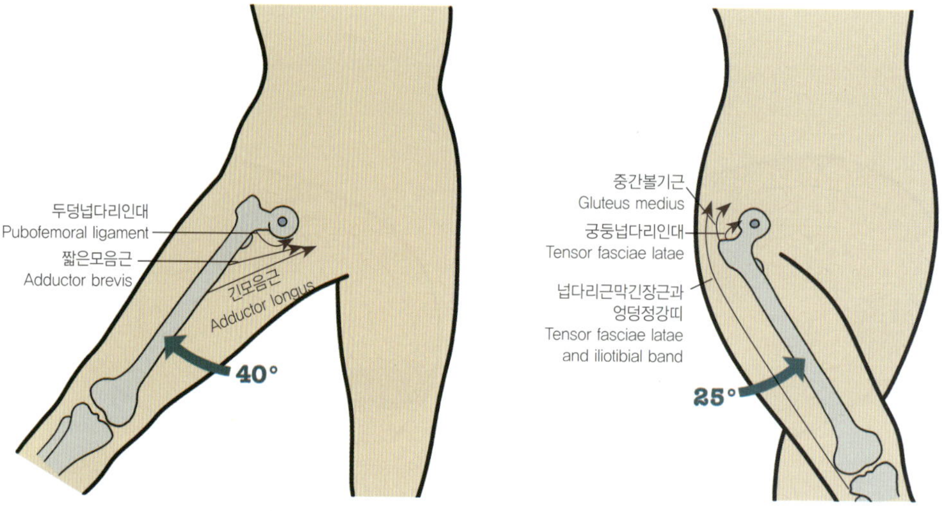

벌림
Abduction

모음
Adduction

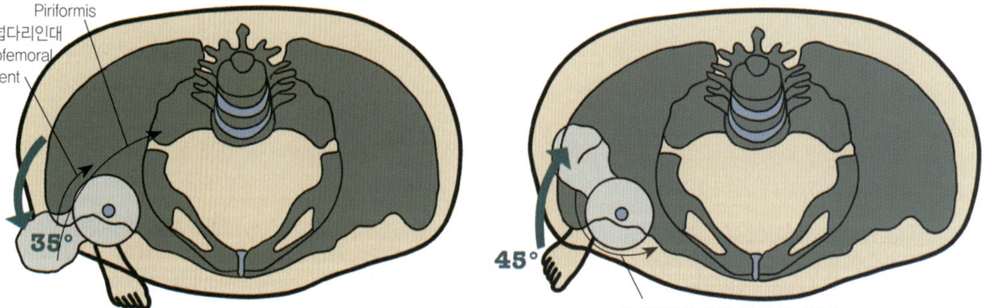

안쪽돌림
Internal rotation

가쪽돌림
External rotation

위 내용은 넙다리뼈가 고정되어 있을 때 골반의 움직임과 골반이 고정되어 있을 때 넙다리뼈의 움직임을 보여주는 것이고 각각 움직임의 범위는 차이가 있다는 것을 알아야 한다. 또 넙다리뼈-골반의 움직임 중 시상면 움직임에서 엉덩관절의 굽힘 시 위 그림은 무릎관절(knee joint) 굽힘 상태일 때를 나타내지만 무릎관절의 완전 폄 때는 그 범위가 약 70~80도 정도로 감소하고, 엉덩관절 폄도 무릎관절의 완전 굽힘 때는 그 범위가 일정 부분 감소한다는 것을 알아야 한다.

Straight leg raise 중 복부 안정화

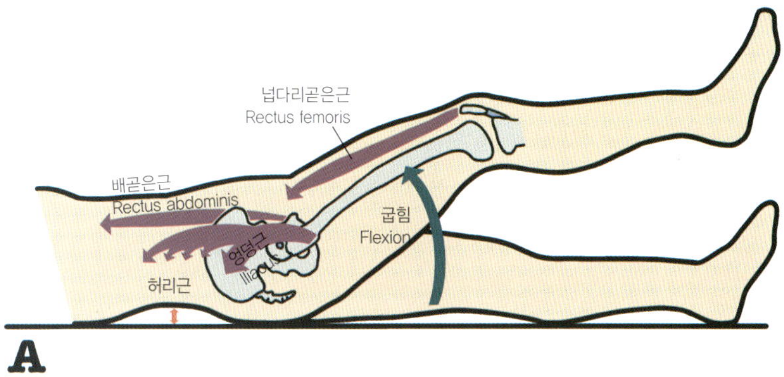

정상적인 배근육들의 활성

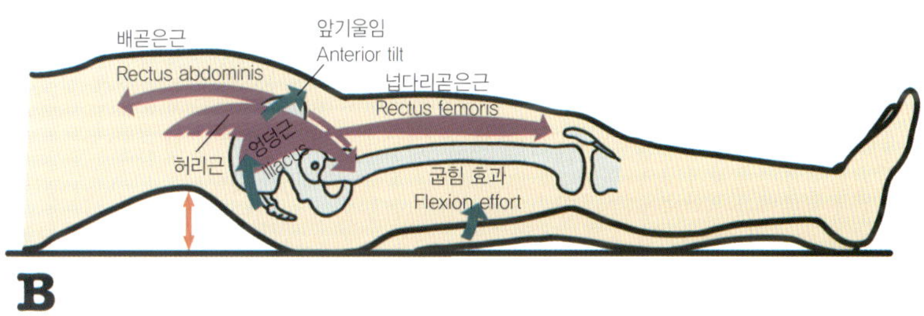

감소된 배근육들의 활성

위 내용은 복부의 안정화를 위해 배곧은근(rectus abdominis)과 엉덩허리근(iliopsoas)이 어떠한 기전을 가져야 하는지 보여주는 내용이다. 간단히 설명하면 엉덩관절의 폄 시 엉덩허리근은 길항작용을 하며 주동근의 움직임을 방해해서는 안되는데 만약 엉덩허리근의 길항작용의 역할을 실패하여 근 길이를 필요한 범위까지 허용하지 않으면 배곧은근이 갖고 있는 복부안정화의 기능은 감소한다.

그리고 체중지지 자세인 바로 선 자세에서 몸통이 폄 및 굽힘을 할 때 척추보다 엉덩관절이 움직임의 주가 되고 선 움직임이 되는 것은 기능적이라고 볼 수 있지만, 일부 평균 이상으로 유연한 대상자의 경우 엉덩관절의 과한 움직임 범위 허용으로 척추의 움직임 기회가 감소되어 척추의 움직임 능력이 상실되는 것은 주의를 해야 한다. 일상생활에서 발생하는 크고 작은 신체적 스트레스로 인한 피로누적 그리고 손상은 이러한 기초적인 움직임에서부터 기인한다고 볼 수 있고, 이와 같은 유사 동작들을 활용하여 신체 단련 시 발생하는 신체적 스트레스가 긍정적인지와 부정적인지 여기서 구분된다고 볼 수 있다.

5. 하지

1 무릎 이해 - 정적 자세

첫 번째로 주목해야 하는 부분은 무릎의 자세 변화는 엉덩관절과 발목 및 발에서 기인하는 것이다. 따라서, 서 있는 자세를 분석하는데 있어서 무릎의 위치 변화를 무릎의 움직임에 기여하는 근육들에 국한되어 접근하면 안 된다.

두 번째로 주목해야 하는 부분은 무릎의 주 움직임은 굽힘과 폄이지만 엉덩관절과 발목은 다양한 움직임이 가능한 부위임을 알아야 한다. 물론 무릎 또한 굽힘과 폄 이외의 움직임이 존재하지만 이들에 비해 정도가 크지 않아 우선적으로 고려해야 하는 부분이 아니다.

2 무릎 이해 - 동적 자세

OKC

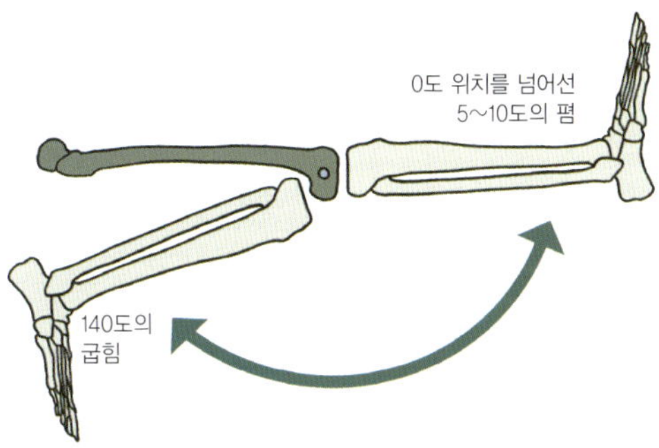

넙다리뼈에 대한 정강뼈의 움직임

CKC

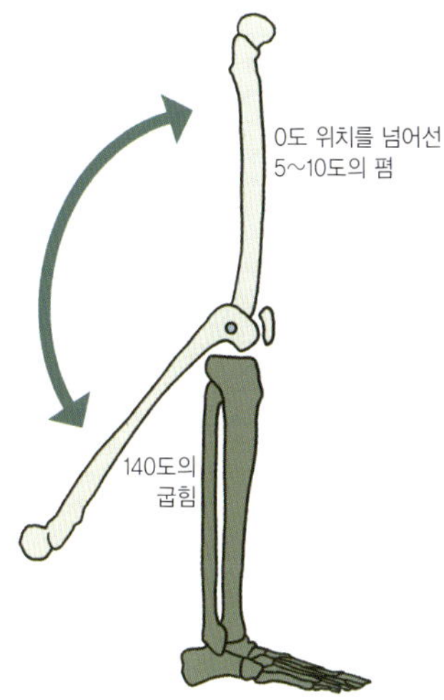

정강뼈에 대한 넙다리뼈의 움직임

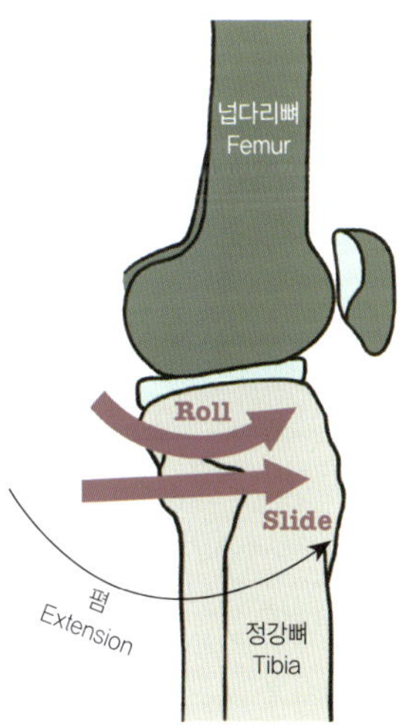

넙다리뼈에 대한 정강뼈의 움직임

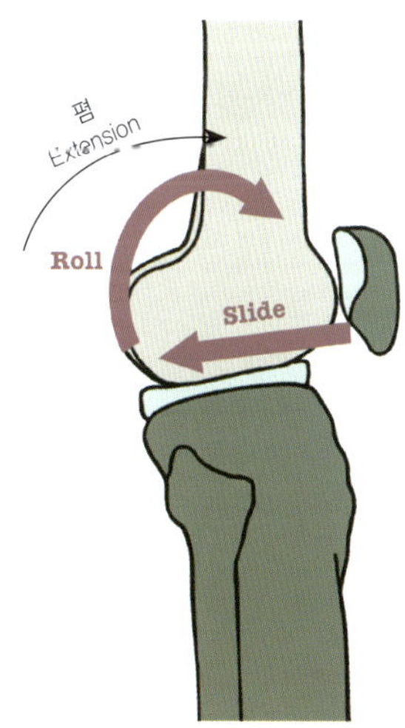

정강뼈에 대한 넙다리뼈의 움직임

위 내용은 무릎의 움직임을 이해하기에 탁월한 그림이다.

첫 번째로 주목해야 하는 것은 무릎의 굽힘과 폄에서 약간의 회전이 일어나는데, 이는 관절면과 인대, 그리고 무릎의 움직임을 관여하는 근육에 의해 발생하는 것이다. 이 회전은 팔다리 끝이 고정된 상황과 고정되지 않은 상황 각각 다르게 발생한다. 예를 들어, 서 있는 자세에서 앉을 때 무릎이 바깥쪽으로 갔다가 다시 일어설 때 무릎이 안쪽으로 돌아가는 것은 이들 때문이다.

두 번째로 주목해야 하는 것은 열린사슬 운동일 때는 발목의 움직임이 크게 영향을 미치지는 않지만 닫힌사슬 운동일 때는 발목의 움직임이 무릎의 움직임까지 영향을 미치기 때문에 자칫 발목의 움직임 제한에서 오는 무릎의 잘못된 움직임은 필히 체크해야 하는 부분이다. 보통 이러한 체크사항을 간과하여 운동 시 부상으로 연결되는 경우가 많다.

03 필라테스 전 움직임 패턴 검사의 중요성

현재 운동재활 분야와 의료 및 보건계열 등을 포함한 헬스케어 현장에서는 많은 검사와 평가 방법이 사용되어 오고 있다. 각각 전공에서 바라보는 시야와 회원 및 환자의 처치 방향 및 목적에 따라 맞는 방법들을 선택해서 쓰고 있다.

이 장은 필라테스를 적용하기 전 확인해야 할 대표적인 움직임 패턴과 대상자의 현재 몸 상태에 맞게 적합한 방법으로 필라테스 원리를 전달하기 위해서 필라테스 동작 전 검사 및 평가 방법의 내용을 다루고 있고, '얀다의 근육 불균형의 평가와 치료'를 기반하여 필라테스 지도의 목적에 맞게 수정 및 보완한 내용이다. 이는 현대인들이 실생활 속에서 좋지 못한 움직임으로 인한 보상작용(compensation)과 자세적 적응(adaptation)이 반복되면서 만들어진 결과물을 해소하면서 필라테스가 좀 더 인체에 긍정적인 반응이 나타날 수 있도록 하는데 있다.

필라테스 운동 전에 검사 및 평가가 이루어지지 않으면 대상자에 대한 인체정보가 없으므로 대상자가 필라테스를 통해 기대하는 부분과 문제점을 해결하고자 하는 목적으로 프로그램을 구성하기가 힘들다. 또한, 현재 몸 상태의 문제점 및 그 원인을 알지 못하므로 필라테스에 대한 효과가 나타나는 기간도 길어지고, 부정적인 처치를 배제하지 않고 진행을 하는 경우 필라테스가 오히려 독이 되어 기존에 가지고 있던 문제점을 더 악화시켜 더 나쁜 상황까지 이르게 된다. 그러므로 필라테스 전문가는 손상된 부위(결과물)보다 잘못된 움직임 패턴(원인)에 좀 더 관심을 두고 수정하는 절차에 많은 비중을 두어야 한다.

PART II

움직임 제한에 대한 기초 검사

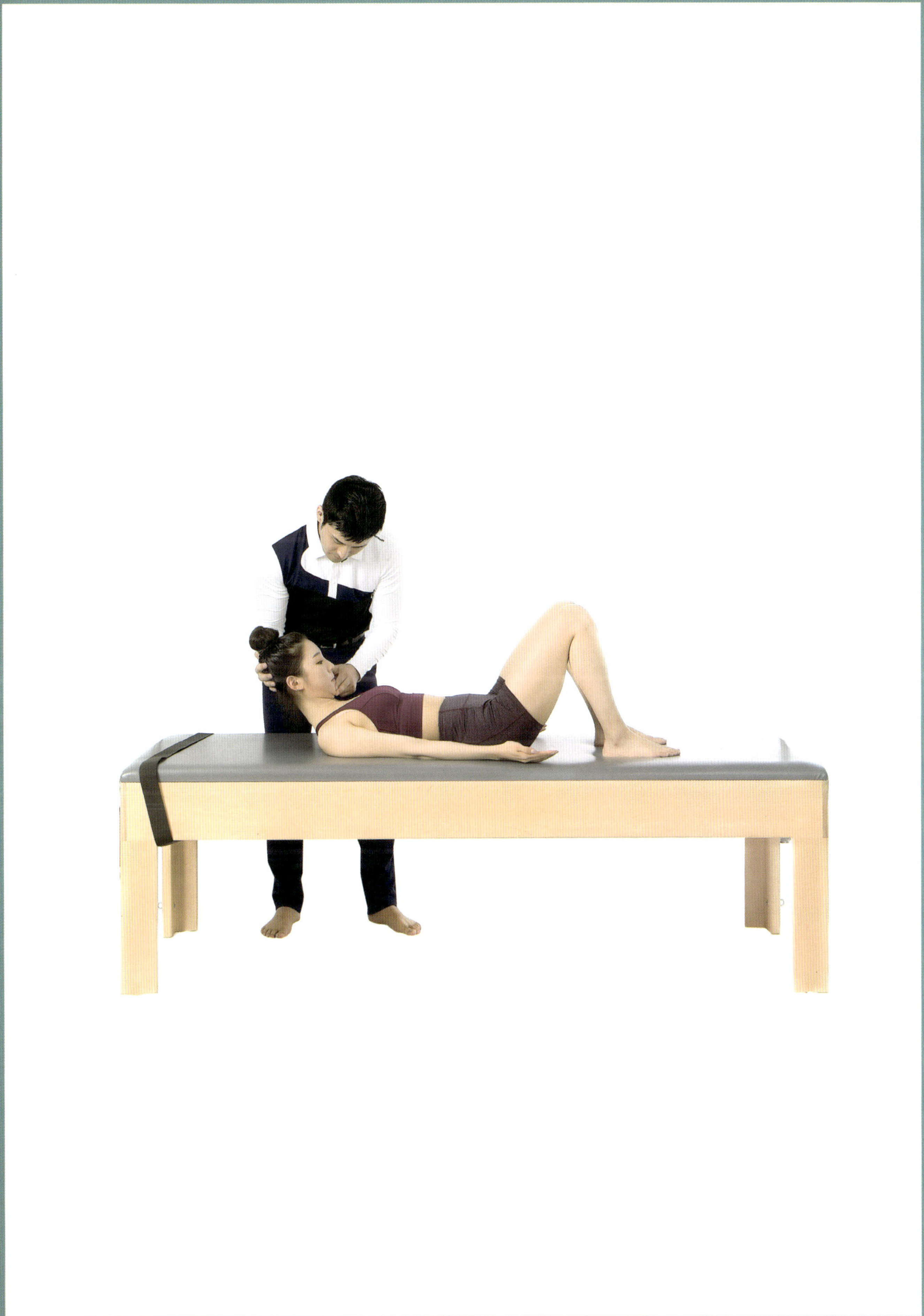

CHAPTER 02
목 움직임 패턴 검사

02

Passive cervical flexion test

Supine cervical flexion test

01

01 Supine cervical flexion test

| 누워서 목 굽힘 검사 |

▾ 준비 자세

- 엉덩관절과 무릎을 구부린 상태에서 천장을 보며 눕는다.
- 턱을 복장뼈(sternum) 방향으로 목을 굽혀(flexion) 본다.
- 목을 움직이는 과정과 범위를 체크한다.

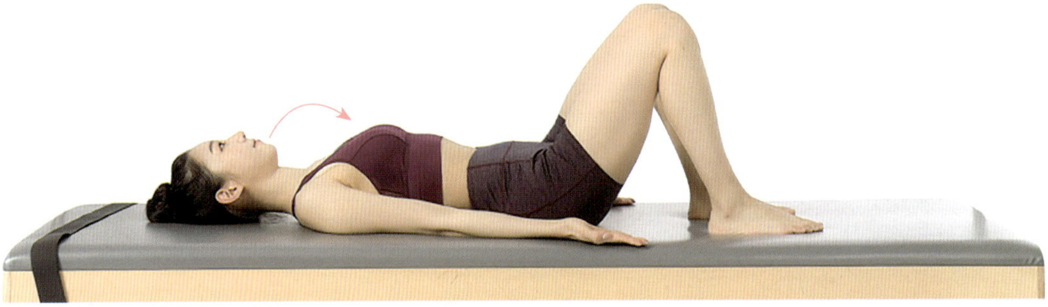

▾ 정상적인 자세

- 목이 직선으로 굽혀지는 모습을 보인다.
- 턱이 복장뼈 윗면과 가까울 정도로 범위가 나온다.

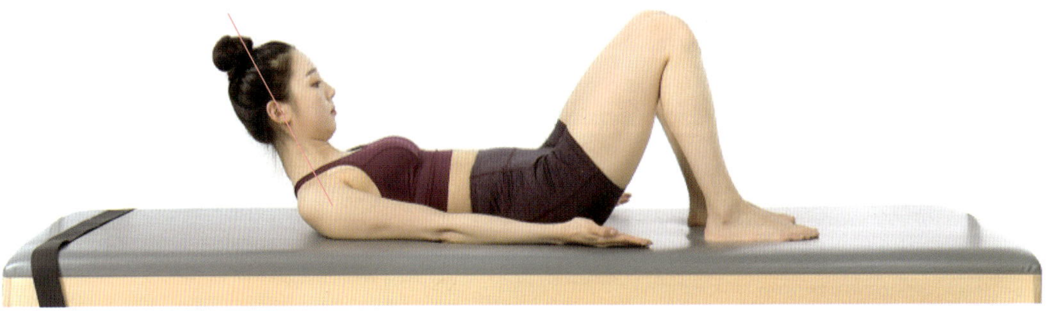

▾ 비정상적인 자세

- 목의 전방 내밈이 심하게 나타나면서 턱이 복장뼈에 닿거나 떠 있는 모습을 보인다.
  - ➲ 이는 코어의 약화와 깊은목굽힘근(deep neck flexors) 부재 및 거북목을 의심할 수 있음

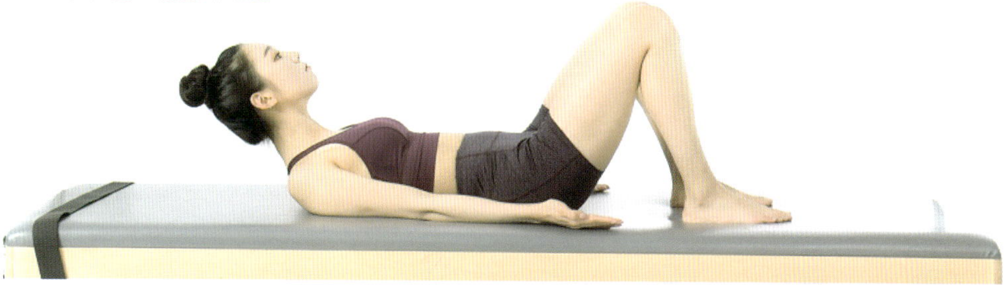

- 목의 가쪽 굽힘이나 회전을 동반하는 모습을 보인다.
  - ➲ 이는 목빗근(sternocleidomastoid)과 목갈비근(scalenes)의 비정상적인 반응일 가능성이 높음

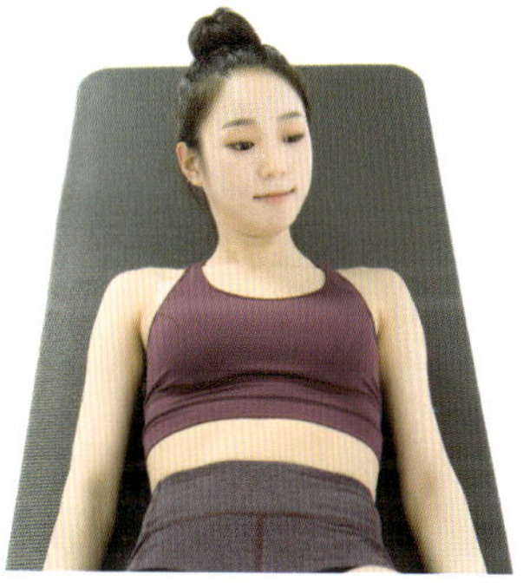

- 목의 굽힘 범위가 부족한 모습을 보인다.
  - ➲ 이는 근육동원 부재나 구조적 문제로 분류할 수 있고, 일자목 및 역C자 커브일 가능성과 목빗근 및 목갈비근의 동반 과긴장을 의심할 수 있다.

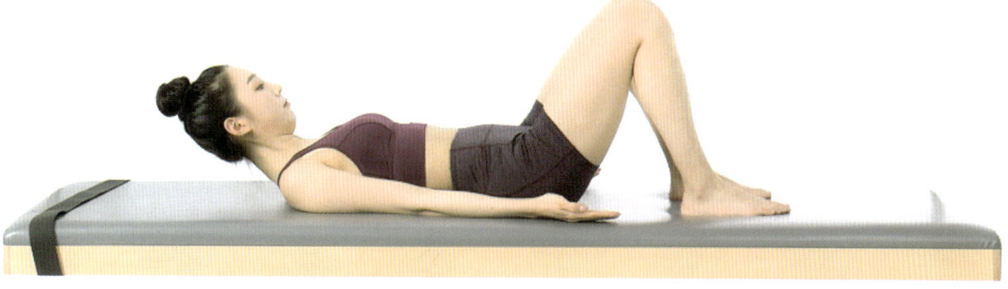

02 Passive cervical flexion test

| 수동적 목 굽힘 검사 |

▾ 준비 자세

- 엉덩관절과 무릎을 구부린 상태에서 천장을 보며 눕는다.
- 지도자의 한 손은 머리 뒤를 받치고, 다른 한 손은 턱을 고정시켜 두고 굽혀본다.
- 움직임 범위를 체크하는 과정에서 목의 긴장감이 과하게 느껴지지 않는 범위까지 체크해본다.

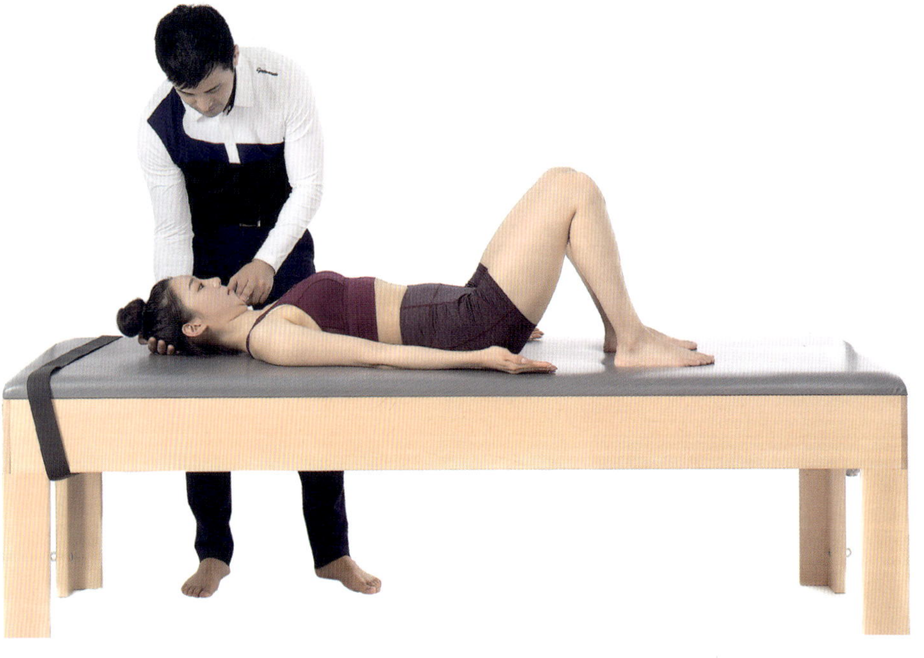

▾ 정상적인 자세

- 턱이 복장뼈 윗면과 가까울 정도로 범위가 나온다.
- 관절가동범위는 확보가 된 상태이나 능동적인 움직임은 나오지 않으므로 강화전략이 필요한 상태이다.

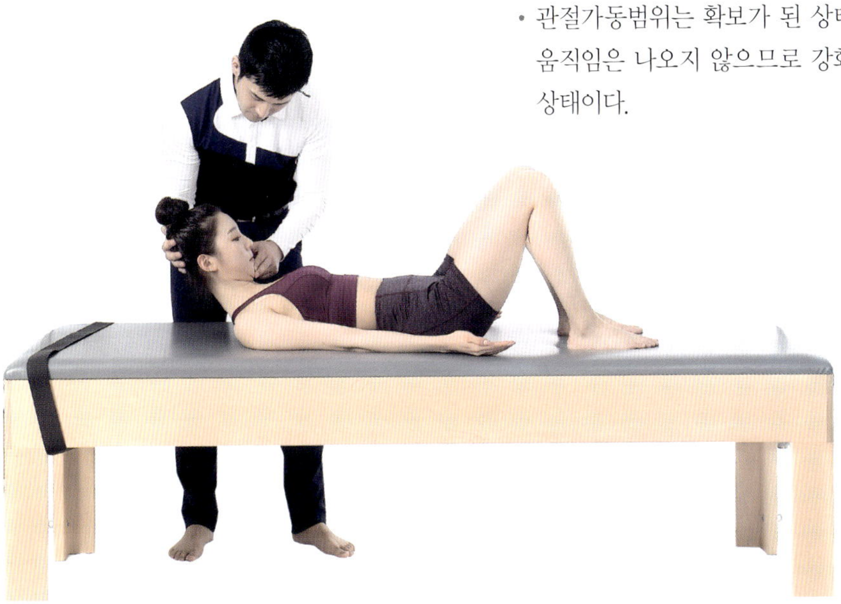

▾ 비정상적인 자세

- 목의 굽힘 범위가 제한된 것을 보인다.
- 관절가동범위가 확보되지 않은 상태이므로 이에 맞는 적절한 이완전략이 필요한 상태이다.

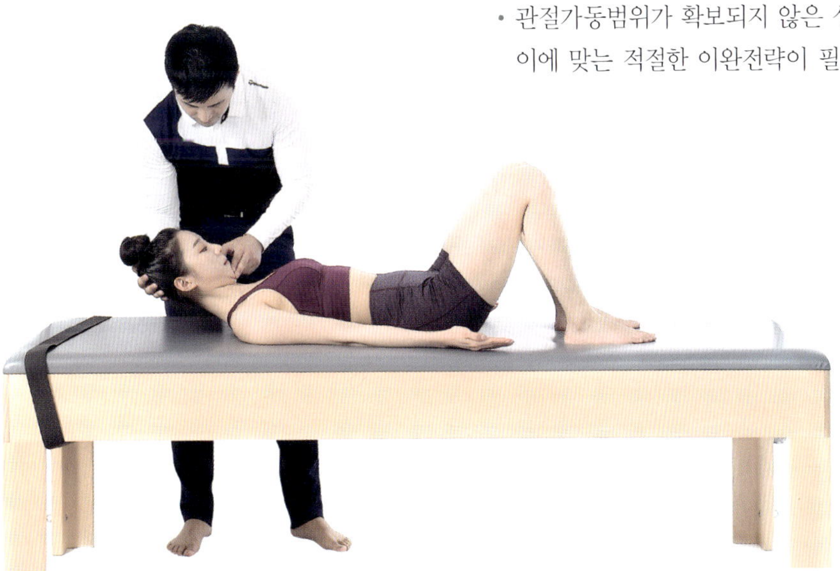

CHAPTER 03
상지 움직임 패턴 검사

01 Shoulder abduction test

02 Push up test

03 Pectoralis major test

04 Latissimus dorsi test

⓪① Shoulder abduction test

| 어깨 벌림 검사 |

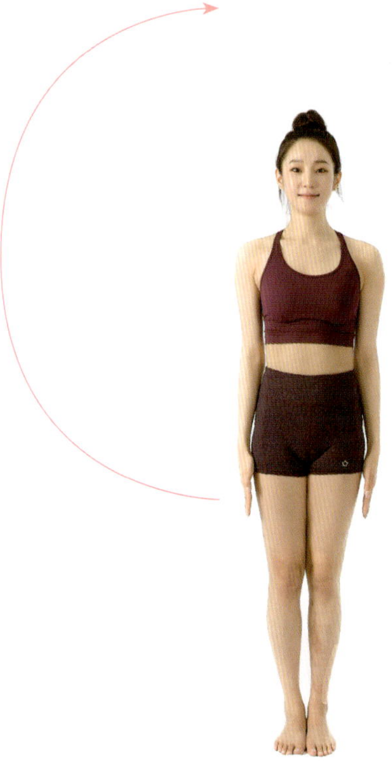

◂ **준비 자세**

- 양팔은 몸 옆에 가지런히 두고 차렷 자세로 준비한다.
- 한 팔을 옆 방향으로 해서 천장까지 들어본다.
  이때 한 팔을 움직이는 과정에서 몸통의 변화와
  움직임 범위를 체크한다.

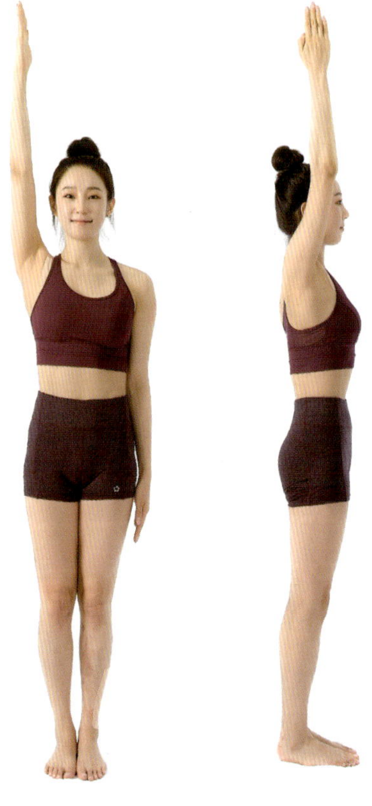

◂ **정상적인 자세**

- 팔을 올리는 과정에서
  목과 몸통의 움직임 변화가
  없고, 움직임 범위도 팔이
  귀 옆까지 위치할 수 있다.

▸ 비정상적인 자세

- 팔을 올리는 과정에서 목이 올리고 있는 팔 쪽으로 돌아가는 경우
  - ➲ 올린 팔 쪽의 어깨올림근(levator scapula) 과긴장으로 의심할 수 있다.

  목이 내려져 있는 팔 쪽으로 돌아가는 경우를 보인다.
  - ➲ 올린 팔쪽의 위등세모근(upper trapezius) 과긴장으로 의심할 수 있다.

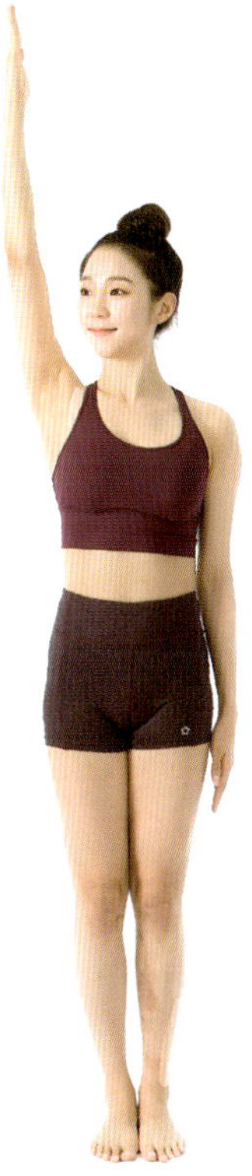

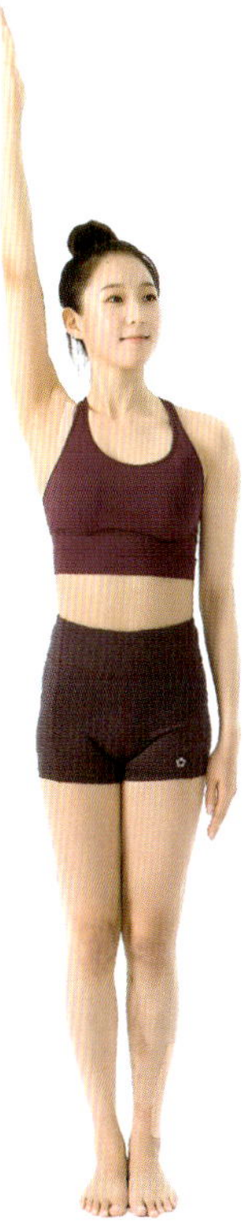

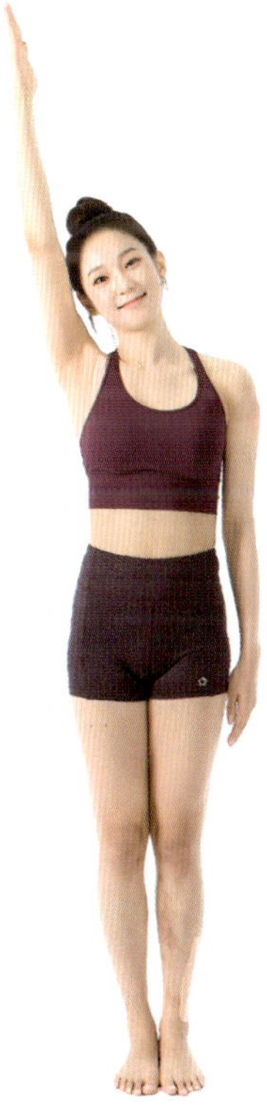

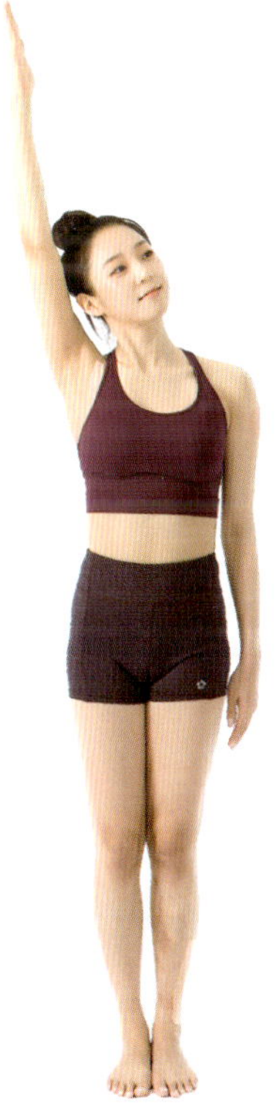

- 팔을 올리는 과성에서 목이 올리는 팔 쪽으로 이동하거나 가쪽 굽힘을 하는 경우
  - ➲ 올린 팔 쪽의 어깨올림근 과긴장으로 의심할 수 있다.

  턱이 내려져 있는 팔 쪽으로 들리는 사선 움직임 경우를 보인다.
  - ➲ 올린 팔 쪽의 목빗근 과긴장으로 의심할 수 있다.

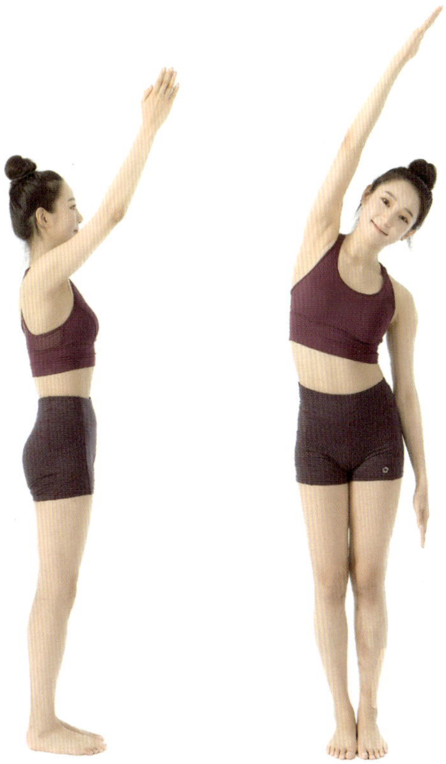

- 팔을 올리는 과정에서 목이나 턱이 앞으로 나오는 경우
  - ➲ 올린 팔 쪽의 목빗근 과긴장으로 의심할 수 있다.

  어깨가 올라가는 경우를 보인다.
  - ➲ 올린 팔 쪽의 아래등세모근(lower trapezius)과 앞톱니근(serratus anterior)의 부재 그리고 어깨올림근과 위등세모근(upper trapezius)의 과활성으로 의심할 수 있고, 추가로 어깨뼈의 상방회전 기능 상실도 의심할 수 있다.

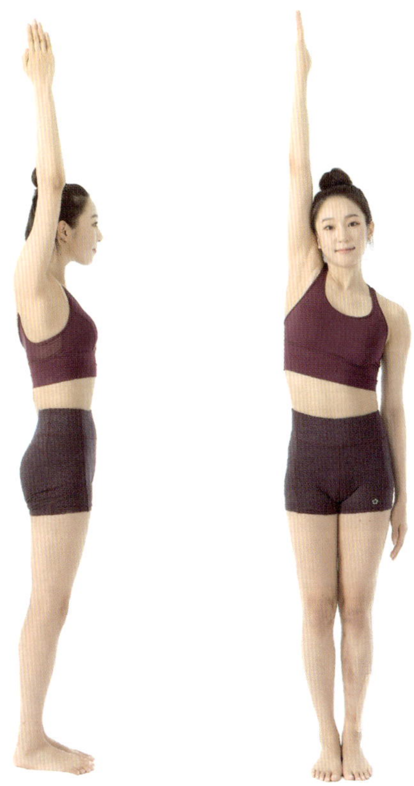

- 팔을 올린 범위가 앞으로 기울거나 팔꿈치가 구부러지는 경우
  - ➲ 올린 팔 쪽의 넓은등근(latissimus dorsi)과 큰원근(teres major) 그리고 큰가슴근(pectoralis major)의 과긴장 및 흉추의 후만과 과활성된 복부 근육을 의심할 수 있다.

  몸통이 옆으로 구부러지는 경우를 보인다.
  - ➲ 몸통 중심부를 안정화시키는 코어 근육의 비활성화를 의심할 수 있다.

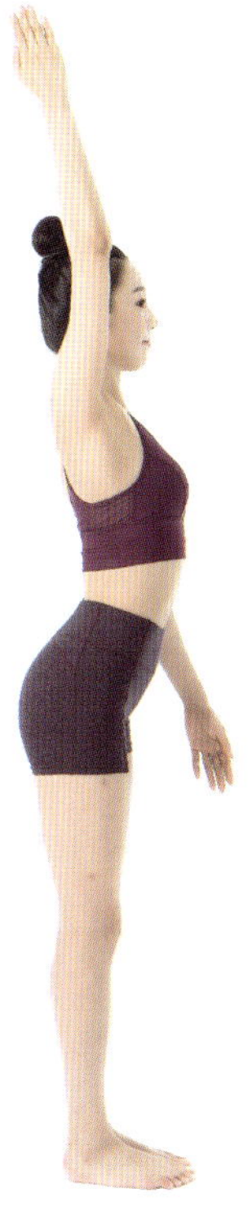

- 팔을 올리는 과정에서 허리가 과하게 펴진 경우를 보인다.

➲ 몸통 중심부를 안정화시키는 코어 근육 비활성화와 넓은등근의 과긴장을 의심할 수 있다.

02 Push up test

| 팔굽혀펴기 검사 |

▾ 준비 자세

- 허벅지와 상체가 일직선이 되는 푸시업 자세로 준비한다.
- 푸시업을 3회 정도 실시한다.
- 푸시업 후 어깨뼈(scapular)의 상태를 확인한다.

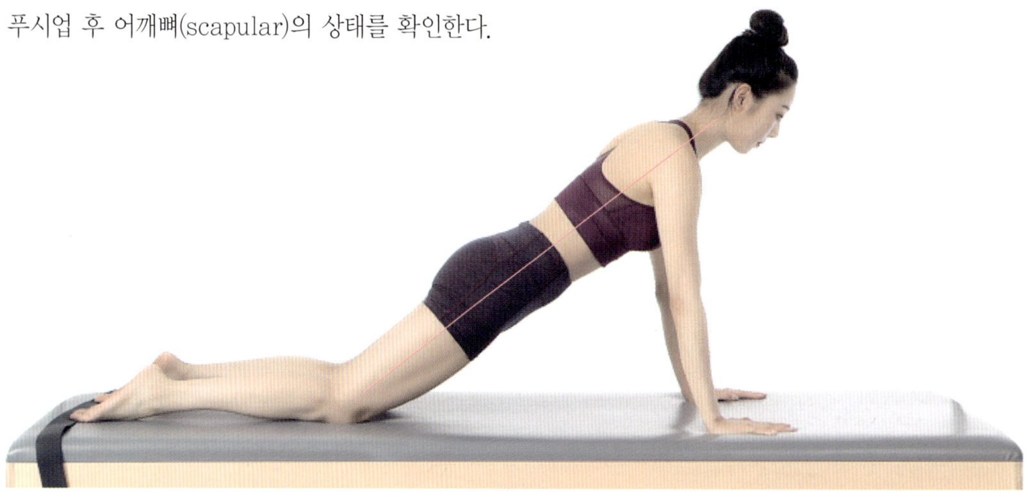

▸ 정상적인 자세

- 양쪽 어깨뼈의 위치가 척추와 적절히 멀어져 있고, 어깨뼈의 면이 등의 면과 함께 평평한 모습을 보인다.

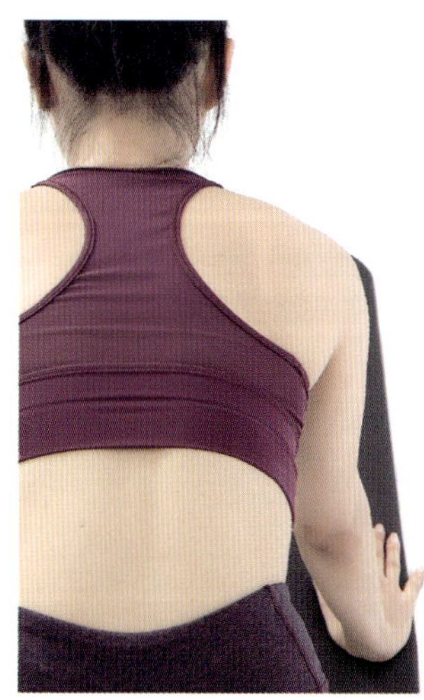

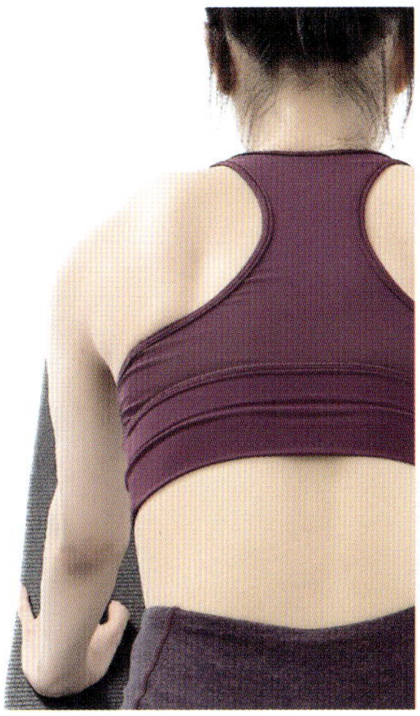

◂ **비정상적인 자세**

- 어깨뼈 아래각이 과하게 뜨거나 안쪽모서리가 과하게 모이는 경우를 보인다.
  - 앞톱니근(serratus anterior)의 부재를 의심할 수 있고, 작은가슴근(pectoralis minor) 케어도 염두에 두어야 한다.

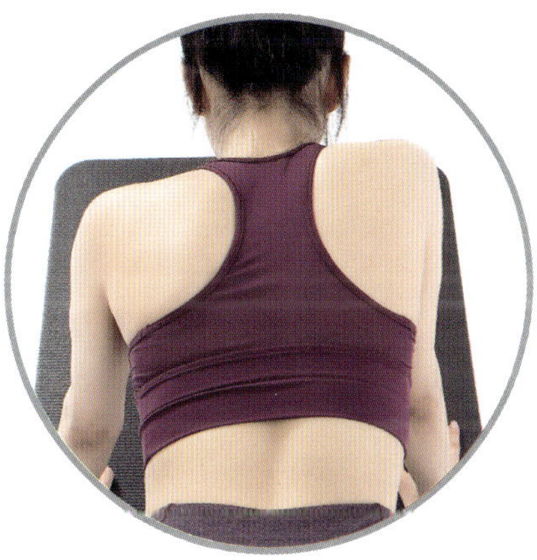

- 어깨뼈가 올라가는 모습을 보이는 경우
  - 어깨올림근(levator scapula)과 위등세모근(upper trapezius) 과긴장, 아래등세모근(lower trapezius) 비활성화를 의심할 수 있다.

허리가 과하게 폄된 모습을 보인다.

- 코어부재 및 엉덩허리근(iliopsoas)의 과활성을 의심할 수 있다.

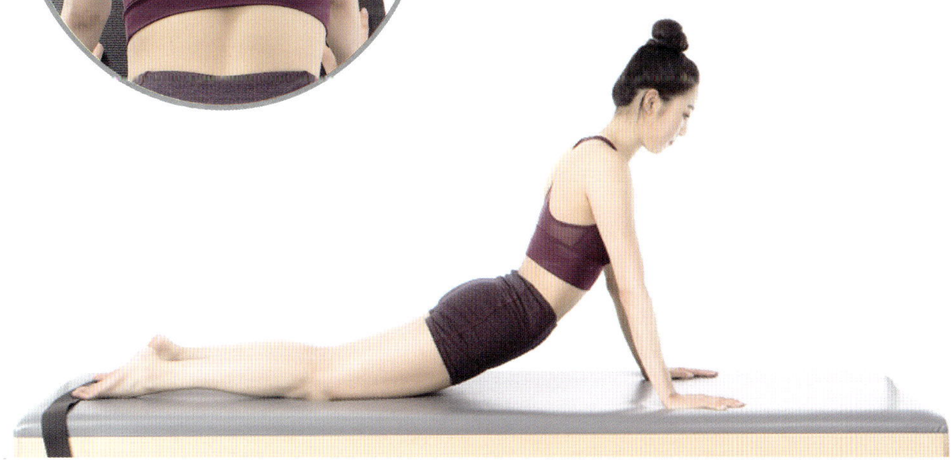

03 Pectoralis major test

| 큰가슴근 검사 |

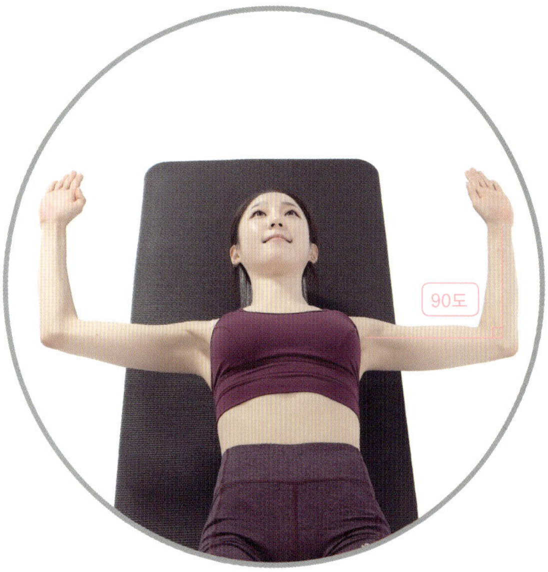

준비 자세

- 폼롤러를 세로로 위치시키고, 엉덩이와 머리가 닿도록 하여 눕는다.
- 어깨와 팔꿈치를 90도로 하고 손바닥이 천장 쪽으로 향하게 한다.

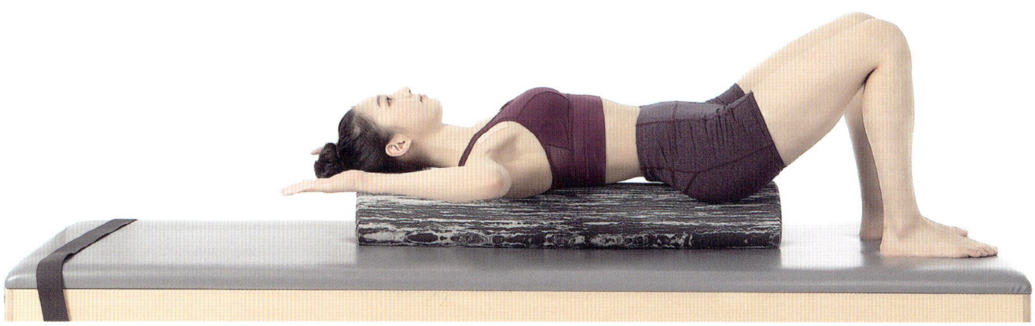

▾ 정상적인 자세

- 팔꿈치와 손등이 바닥에 닿는다(팔꿈치와 손등이 동시에 닿지 않는다면 팔꿈치보다는 손등이 먼저 닿도록 노력한다).

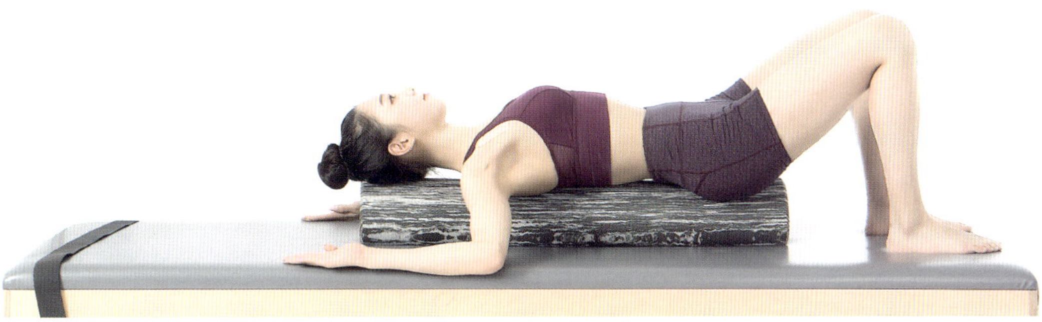

▾ 비정상적인 자세

- 팔꿈치와 손등이 닿지 않는다.
  - 큰가슴근(pectoralis major)의 과긴장을 의심할 수 있다.

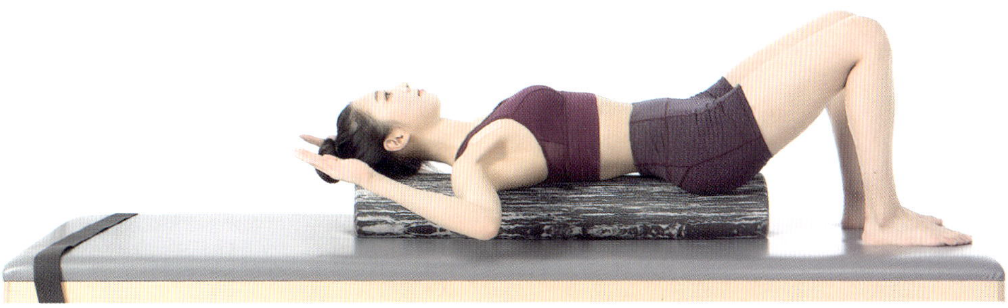

04 Latissimus dorsi test

| 넓은등근 검사 |

▾ 준비 자세

- 양팔은 천장을 향해 앞으로 두고, 양다리의 무릎은 구부려 눕는다.
- 양 무릎이 가슴에 최대한 가까이 닿도록 유도한 후 팔을 바닥 쪽으로 내린다.

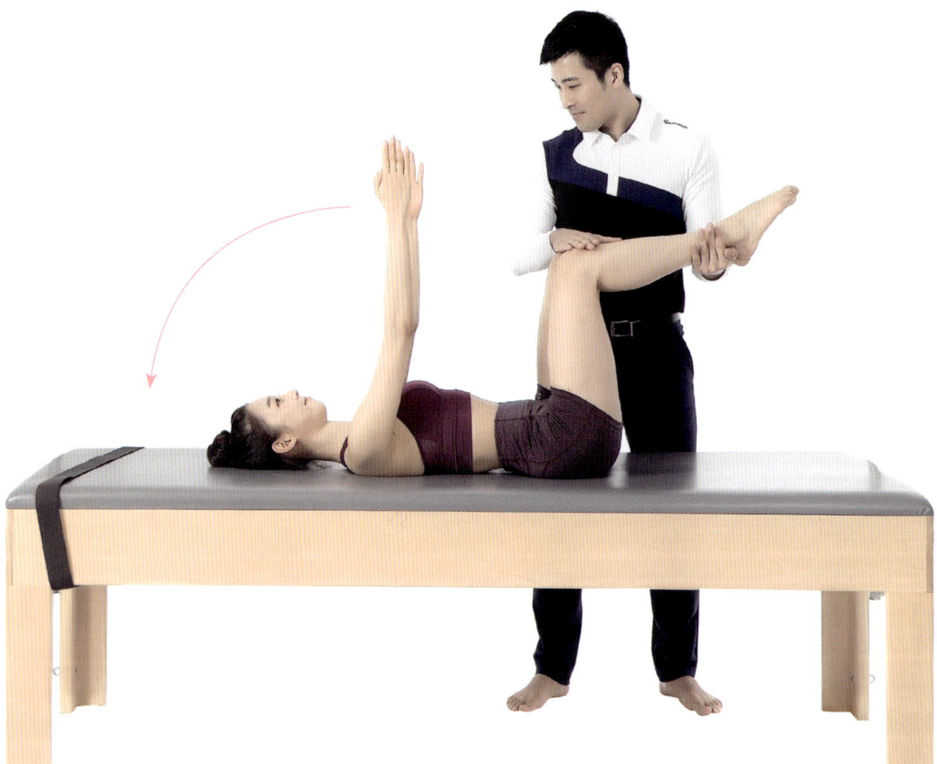

▸ 정상적인 자세

- 팔꿈치가 구부러지지 않고 엄지가 바닥에 닿도록 (귀 옆에까지) 내려간다.

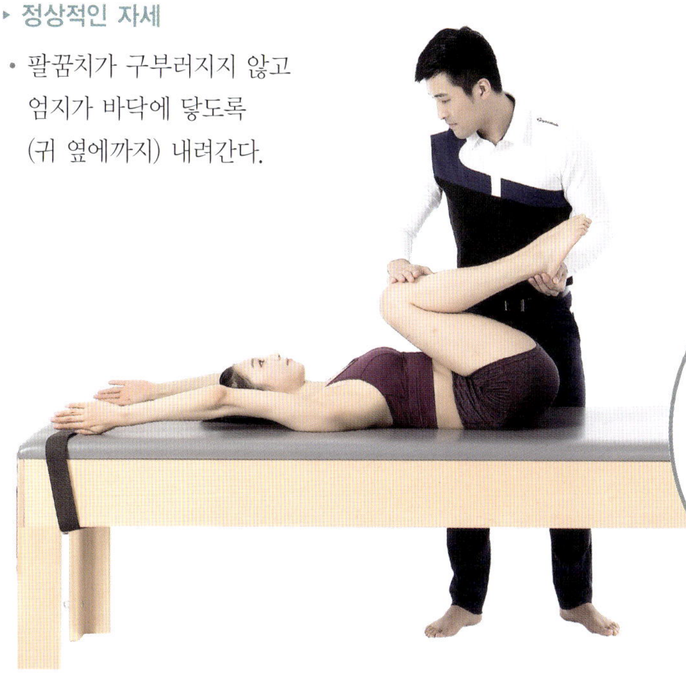

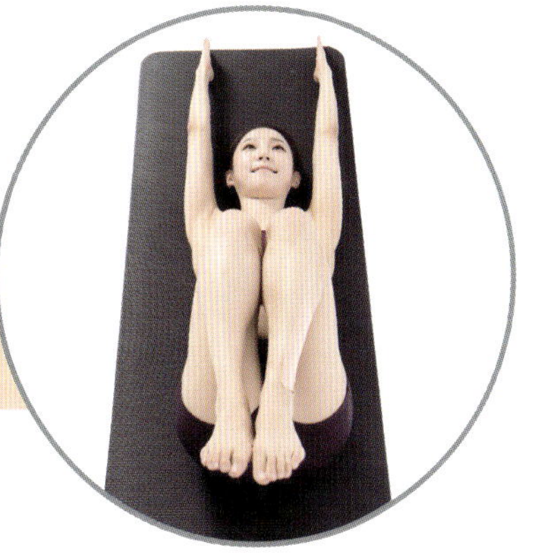

◂ 비정상적인 자세

- 양손의 엄지가 바닥에 닿지 않거나 팔이 내려가는 과정에서 벌어지거나 팔꿈치가 구부러진다.

➡ 넓은등근(latissimus dorsi)의 유연성 제한을 의심할 수 있다.

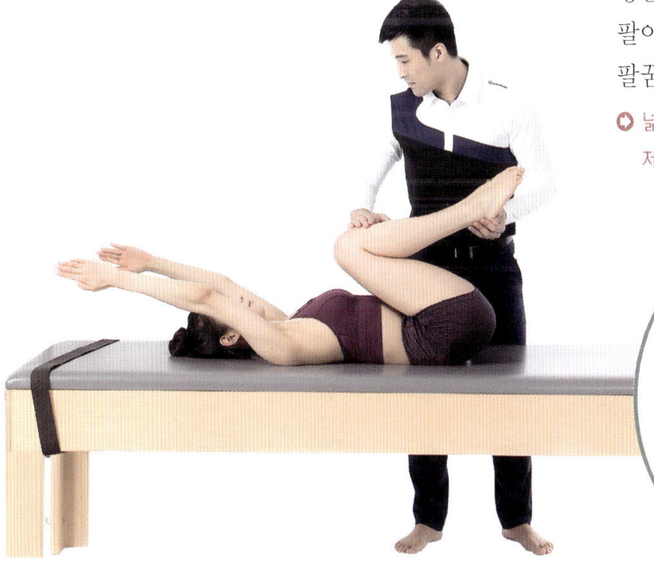

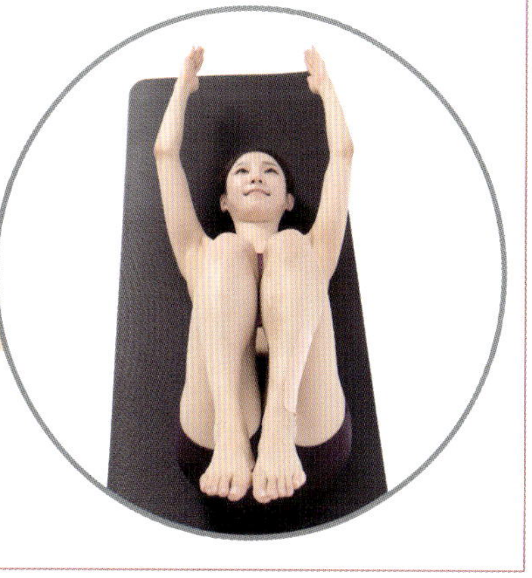

CHAPTER 04
허리 움직임 패턴 검사

02

Hip flexors test1,
Thomas test

04

Trunk
stabilizer
test1

Trunk
curl up
test

01

Hip flexors test2,
Variation
ely's test

03

01 Trunk curl up test

| 몸통 굽힘 검사 |

▾ 준비 자세

- 엉덩관절과 무릎을 구부리고 양손을 깍지를 끼며 천장을 바로보고 눕는다.
- 지도자는 대상자의 발뒤꿈치 밑에 손가락을 넣는다.
- 동작 중 팔꿈치가 전방으로 모아지지 않게 옆 방향으로 펴도록 지시한다.
- 지도자는 동작 중 발뒤꿈치의 압력을 최대한 느끼도록 노력한다.

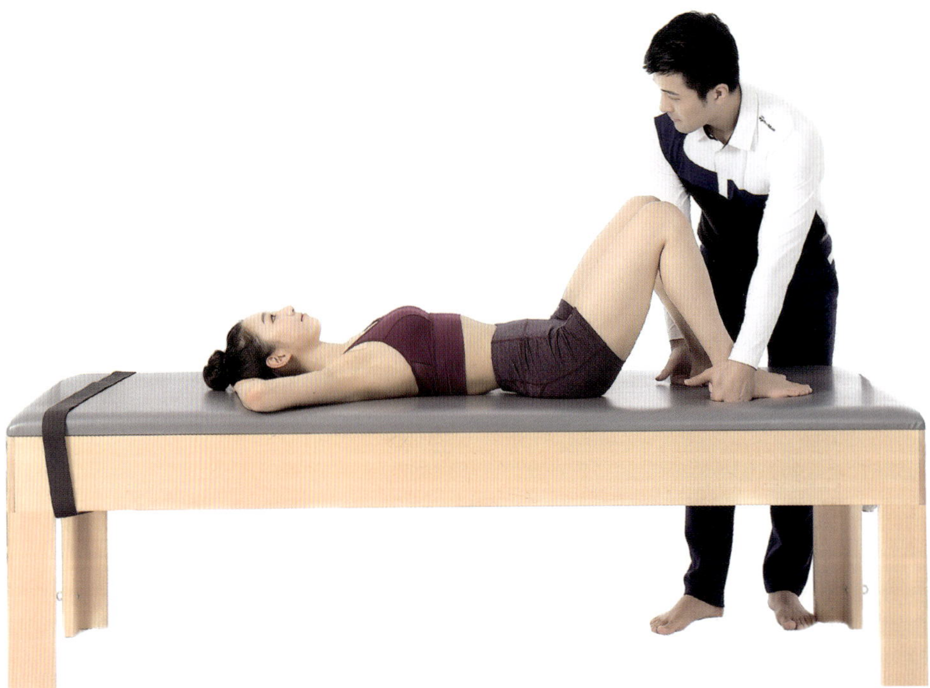

▾ 정상적인 자세

• 뒤꿈치의 압력 변화가 없이 동작을 원활하게 수행한다.

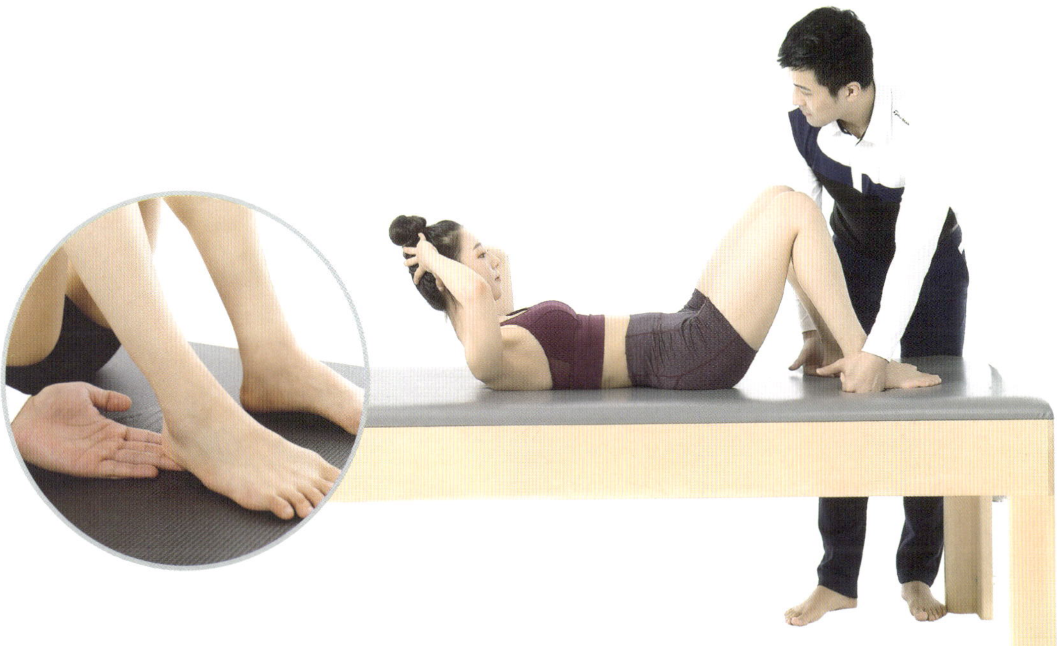

▸ 비정상적인 자세

• 동작을 수행 시 뒷꿈치의 압력이 감소한다.

몸통 굽힘 시 초기 반응이 몸통굽힘근(trunk flexors) 보다 엉덩관절 굽힘근(hip flexors)이 우세함을 의심할 수 있고, 이는 엉덩허리근(iliopsoas)과 넙다리곧은근(rectus femoris)의 과긴장과 근육동원순서가 뒤바뀜을 예상할 수 있다.

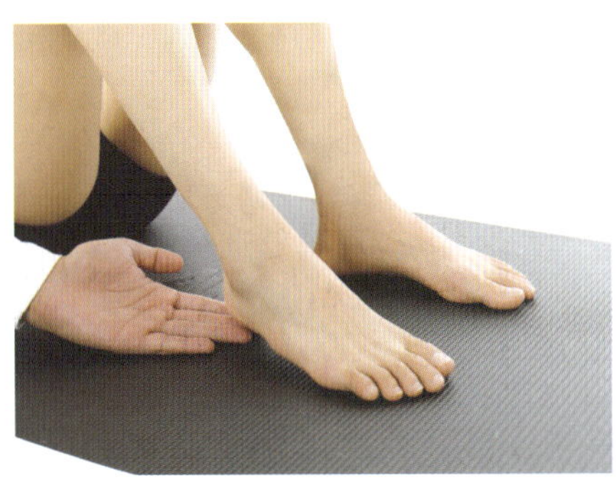

⓪② Hip flexors test1, Thomas test

| 엉덩굽힘근 검사1 |

▾ **준비 자세**

- 테이블 끝선에 무릎 뒤쪽을 위치하여 정강이가 바닥 쪽으로 내려올 수 있도록 눕는다.
- 지도자는 한쪽 다리 또는 무릎을 잡고 굽혀준다.

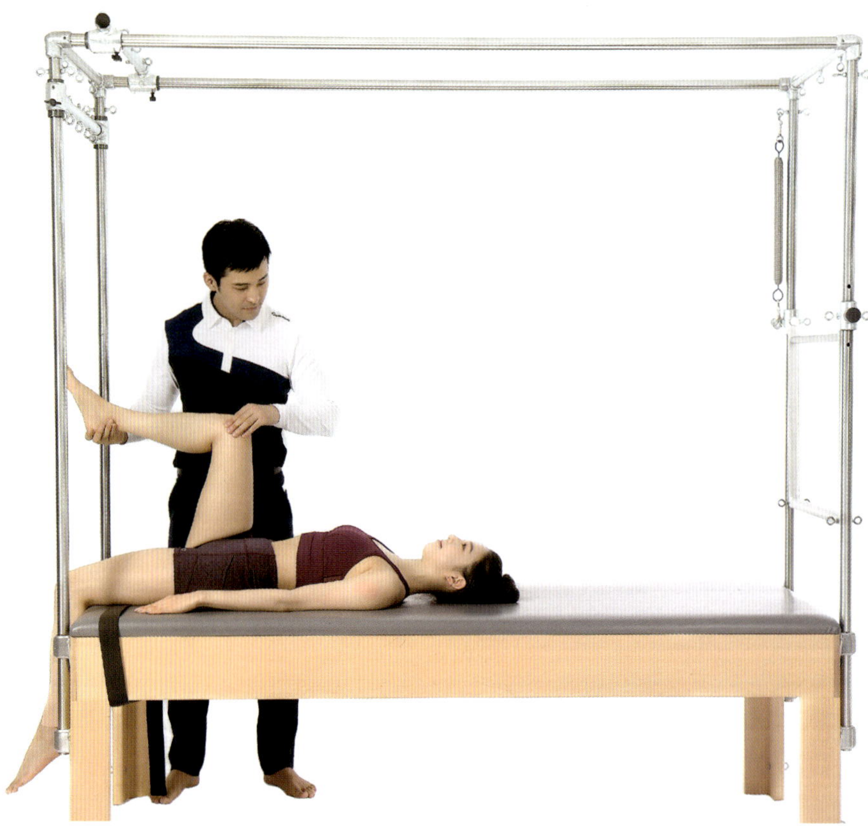

▸ 정상적인 자세

- 굽힘되지 않는 다리가 테이블에서 뜨지 않으면서 아무런 반응이 없다.

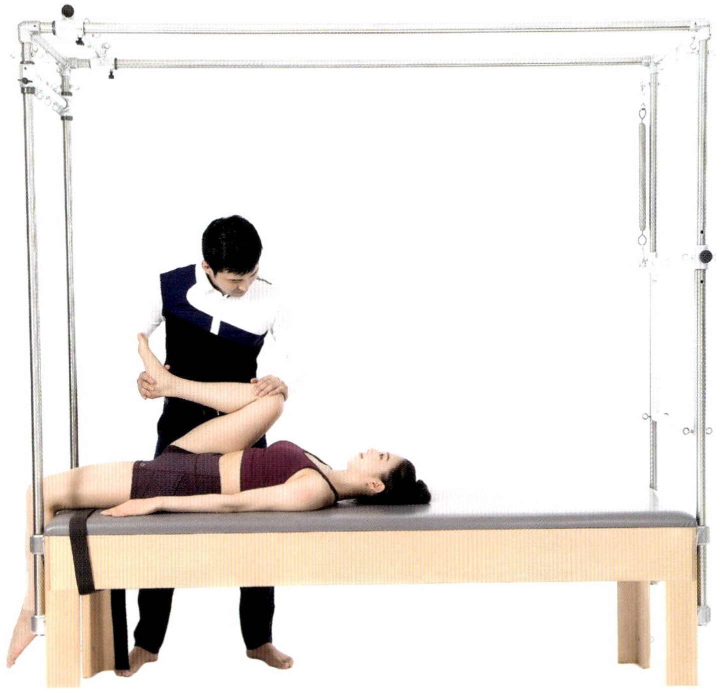

▸ 비정상적인 자세

- 굽힘되지 않는 다리가 테이블에서 뜨거나 옆으로 이동하는 모습을 보인다.
  - 허벅지가 테이블에서 뜨면 1차적으로 엉덩허리근(iliopsoas)을 의심할 수 있고, 추가적으로 허벅지가 옆으로 가면 넙다리근막긴장근(tensor fasciae latae), 무릎이 펴지면 넙다리곧은근(rectus femoris)을 의심할 수 있다.

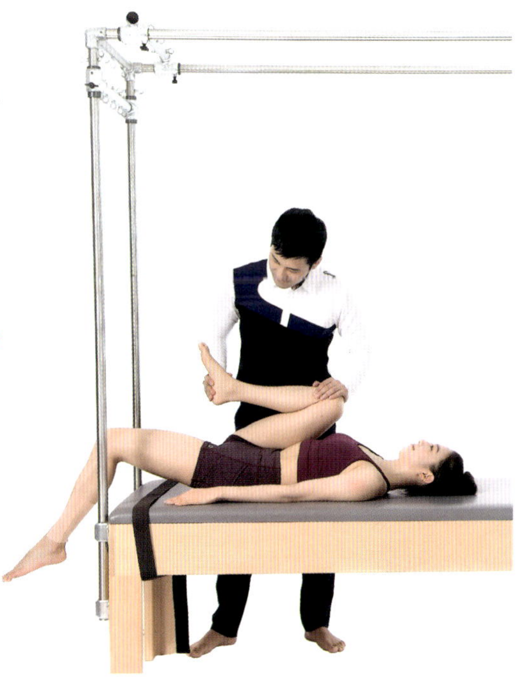

03 Hip flexors test2, Variation ely's test

| 엉덩굽힘근 검사2 |

▾ 준비 자세

- 위앞엉덩뼈가시(ASIS)가 테이블 바닥에 붙을 수 있도록 엎드리고 한쪽 다리를 정강이가 바닥과 수직이 되도록 하여 엎드린다.
- 지도자의 한 손은 테이블 위의 다리 쪽 위뒤엉덩뼈가시(PSIS), 다른 손은 발목을 잡고 무릎을 구부려 보는데 이때 바닥 쪽에 있는 정강이가 움직이지 않도록 고정한다.

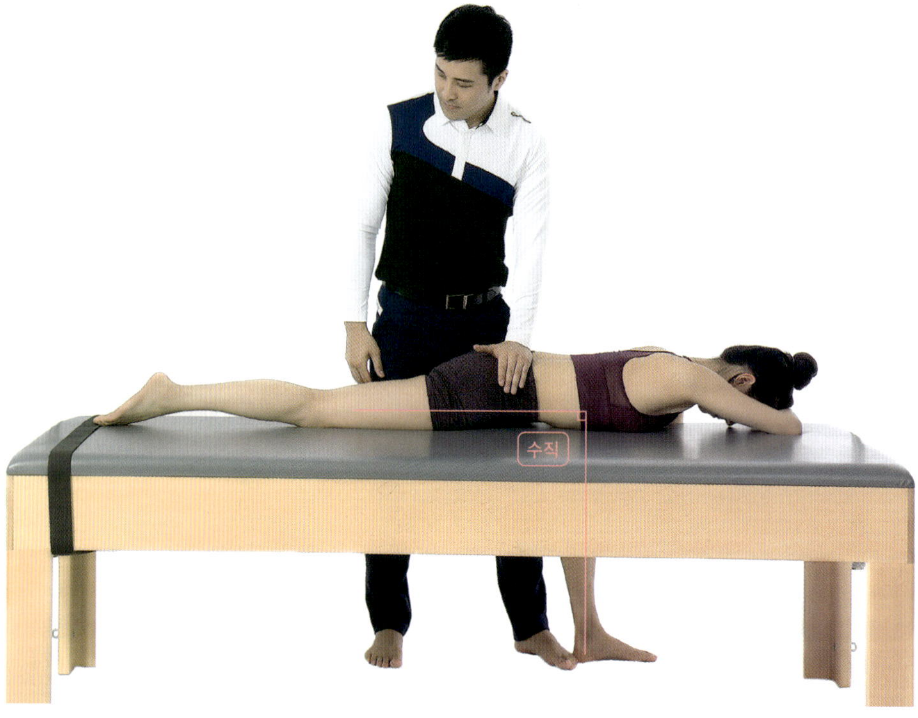

▸ 정상적인 자세

• 무릎을 구부린 다리의 뒤꿈치가 엉덩이까지 도달한다.

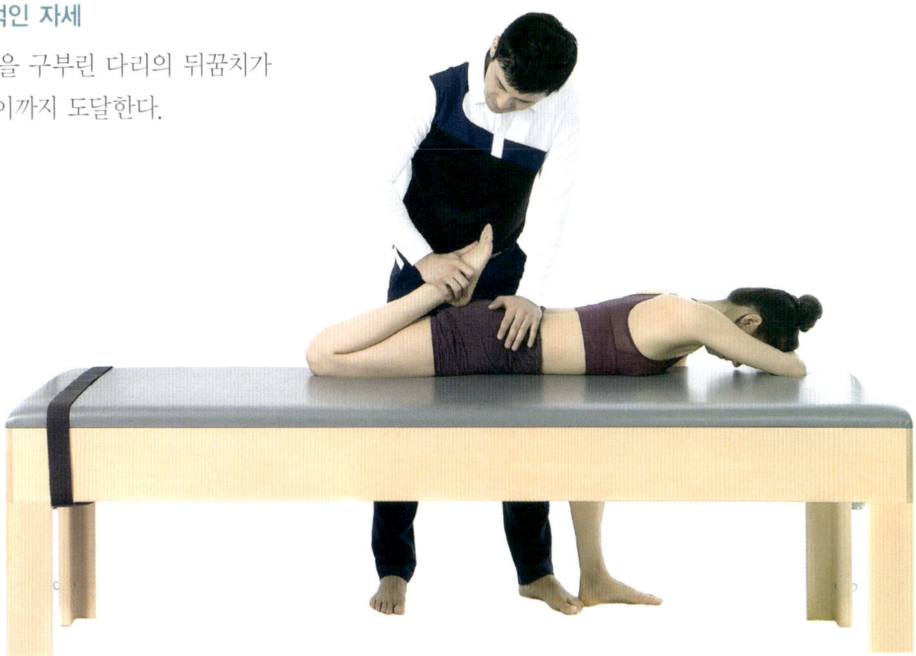

▸ 비정상적인 자세

• 구부린 무릎의 발등이 엉덩이까지 도달하지 못한다.

➲ 엉덩관절 굽힘근(hip flexors) 중 특히 넙다리곧은근(rectus femoris)과 넙다리근막긴장근(tensor fasciae latae)의 길이가 정상적이지 않음을 의심할 수 있다.

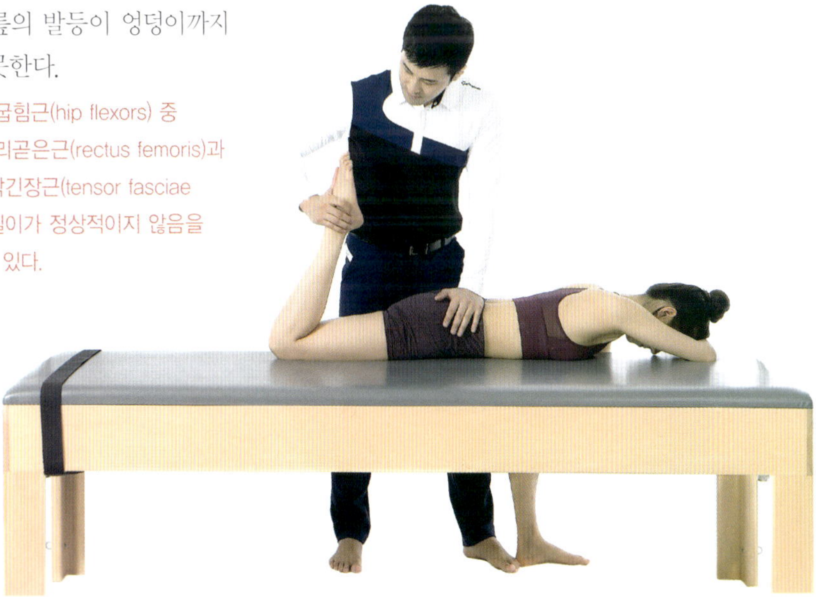

04 Trunk stabilizer test1

| 몸통 안정화 검사1 |

▾ 준비 자세

• 누워서 두 다리의 무릎을 펴고
천장 쪽으로 굽힌다.

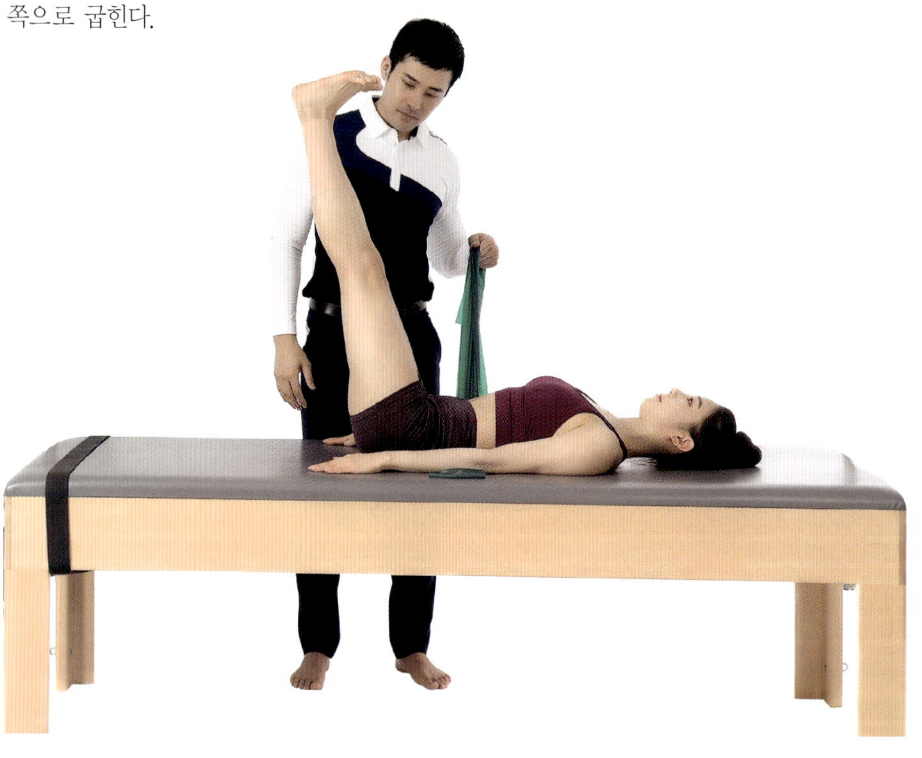

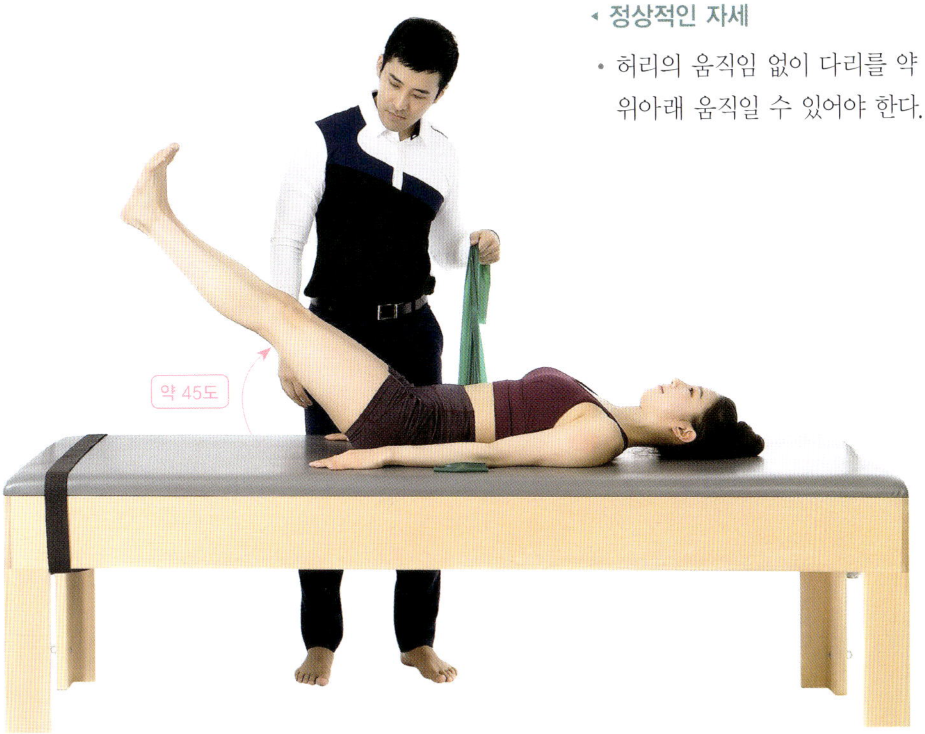

▸ 정상적인 자세

• 허리의 움직임 없이 다리를 약 45도 정도로 위아래 움직일 수 있어야 한다.

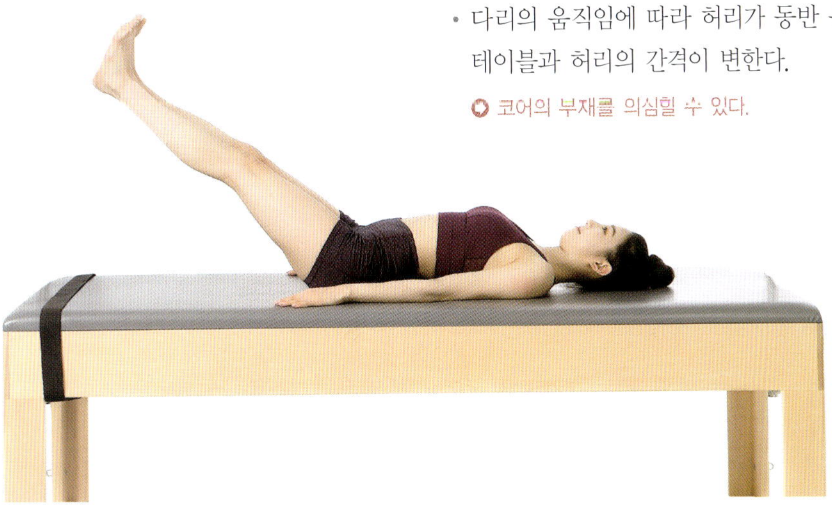

▾ 비정상적인 자세

• 다리의 움직임에 따라 허리가 동반 움직이면서 테이블과 허리의 간격이 변한다.

➲ 코어의 부재를 의심할 수 있다.

CHAPTER 05

하지 움직임 패턴 검사

01 Hip abduction test

02 Hip extension test

03 Faber test (=Patric test)

01 Hip abduction test

| 엉덩관절 벌림 검사 |

▸ 준비 자세

- 옆으로 누워 위에 팔 쪽 손은 가슴 앞쪽의 바닥에 둔다.
- 지도자의 한 손은 엉덩이와 허벅지 바깥쪽, 다른 한 손은 허리에 두고, 다리를 올렸을 때, 근육의 반응을 확인한다.

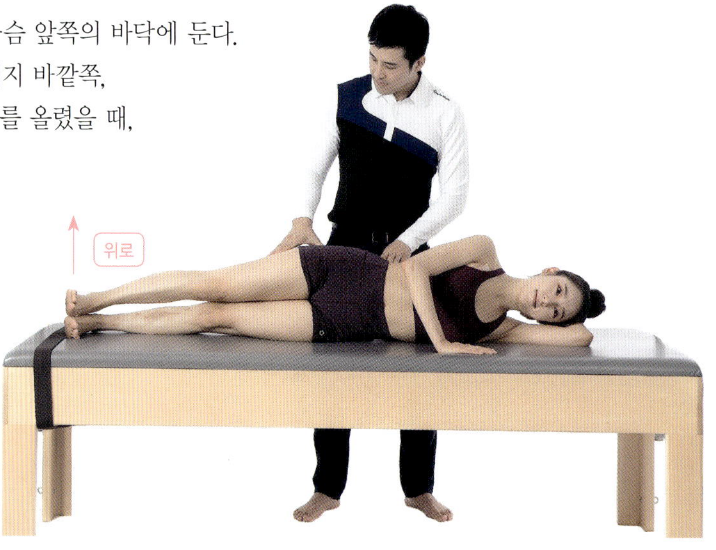

▸ 정상적인 자세

- 근육의 이상적인 반응은 골반이 움직임이지 않고, 다리의 독립적인 움직임이 나오면서 중간볼기근(gluteus medius)이 선반응하며 우세해야 한다.

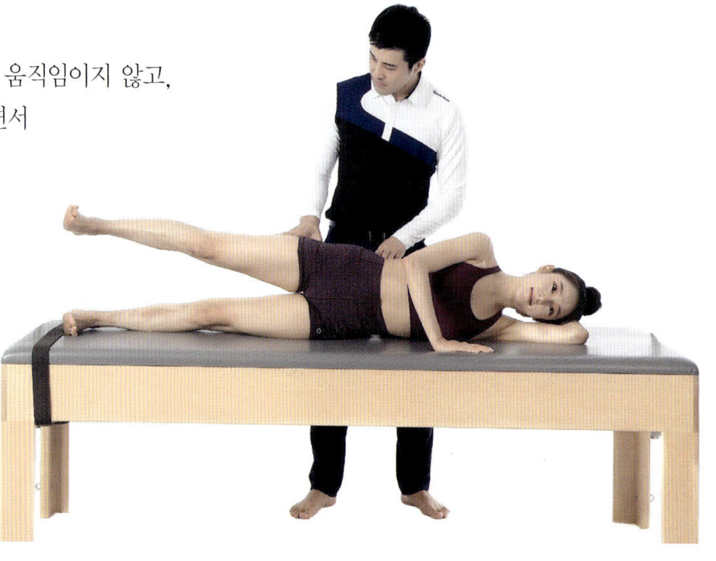

▸ 비정상적인 자세

- 동작 수행 시 골반이 먼저 움직이거나 동작 중 움직인다.
  - 몸통 안정근인 코어 선활성화보다는 허리네모근(quadratus lumborum) 우세 및 선동원 현상을 의심할 수 있다.

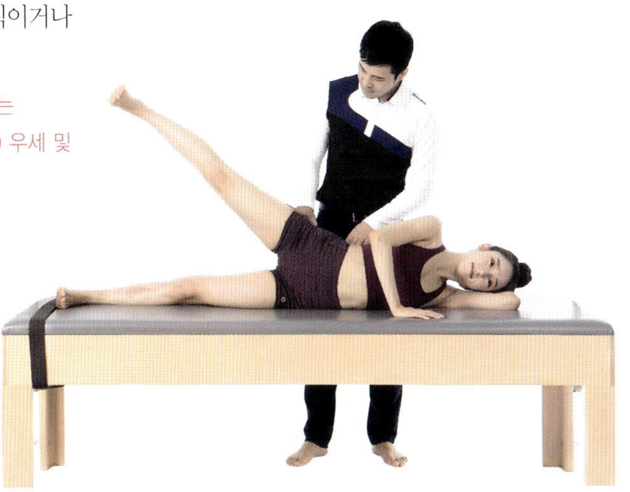

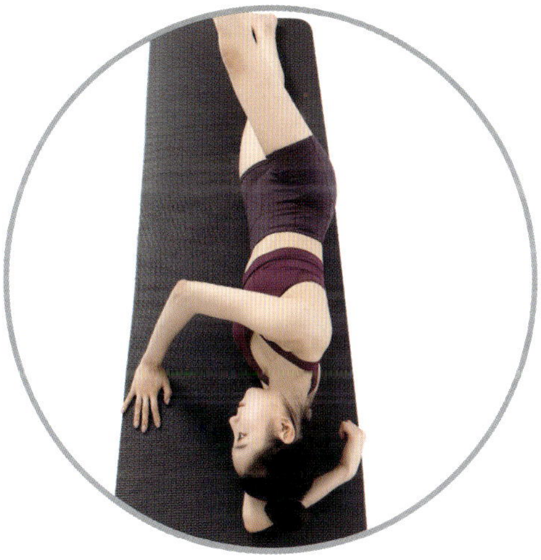

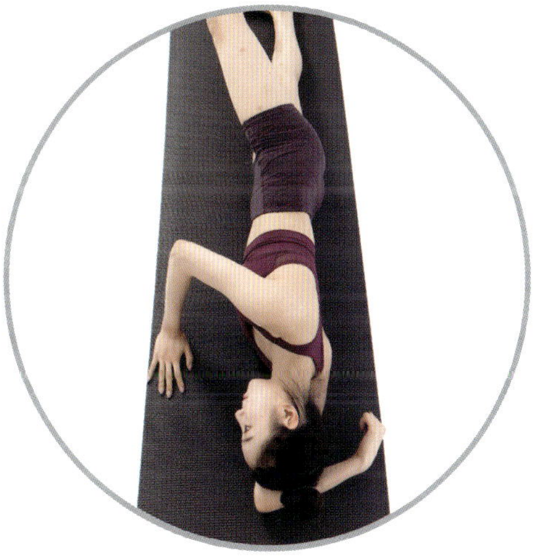

- 동작 수행 시 몸통이 먼저 회전(몸통이 뒤로 돌아감)하거나 동작 중 움직인다.
  - 몸통 안정근인 코어 선활성화보다는 넙다리근막긴장근(tensor fasciae latae) 우세 및 선동원 현상을 의심할 수 있다.

- 동작 수행 시 엉덩관절의 굽힘이 동반된다.
  - 중간볼기근(gluteus medius)보다는 엉덩허리근 및 넙다리근막긴장근 우세 및 선동원 현상을 의심할 수 있다.

02 Hip extension test

| 엉덩관절 폄 검사 |

▸ 준비 자세

- 양손을 포개고 그 위에 이마를 대고 엎드린다.
- 지도자의 한 손은 둔근(gluteal)과 햄스트링(hamstring), 다른 한 손은 올릴 다리의 반대편 허리에 둔다.
- 다리를 올렸을 때 근육의 반응을 확인한다.

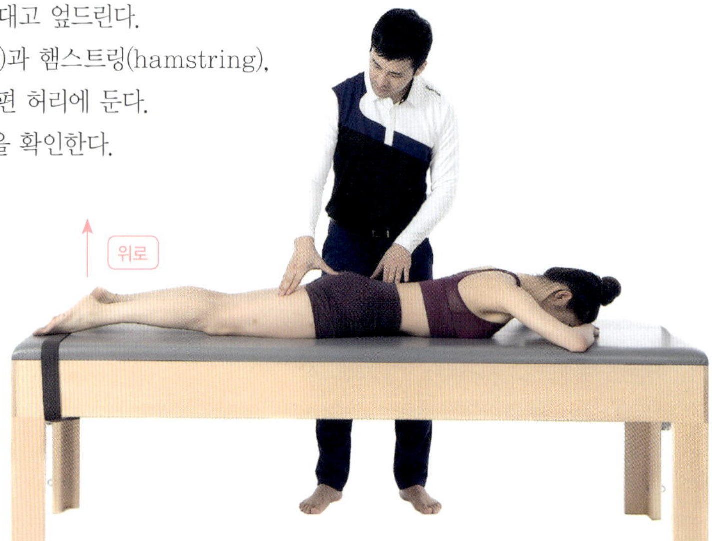

▸ 정상적인 자세

- 근육의 이상적인 반응은 골반이 움직임이지 않고, 다리의 독립적인 움직임이 나오면서 큰볼기근이 선반응하며 우세해야 한다.

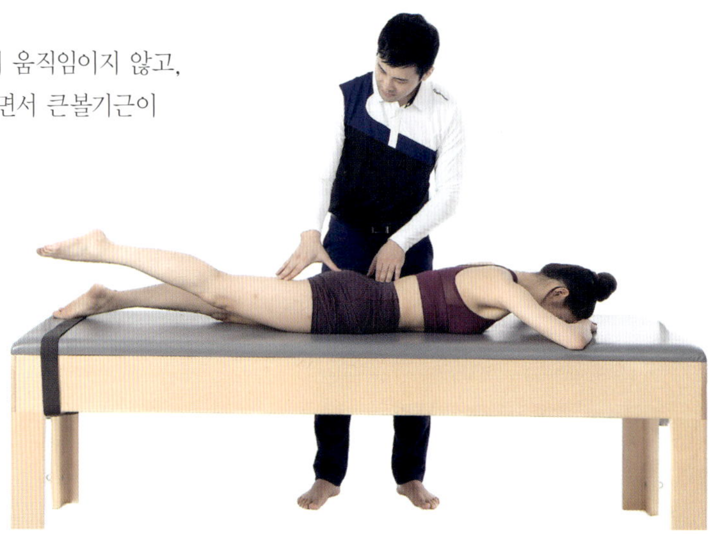

▾ 비정상적인 자세

- 동작 수행 시 허리가 먼저 움직이거나 동작 중 움직인다.

  ➲ 지연된 큰볼기근 활성은 큰볼기근(gluteus maximus)보다는 햄스트링(hamstring) 또는 허리 폄근 우세 및 선동원 현상을 의심할 수 있는데, 이는 허리 폄근일 가능성이 높고, 큰볼기근 및 몸통 안정근인 코어 선활성화보다는 엉덩허리근 및 등허리근막(thoracolumbar fascia) 우세 및 선동원 현상을 의심할 수 있다.

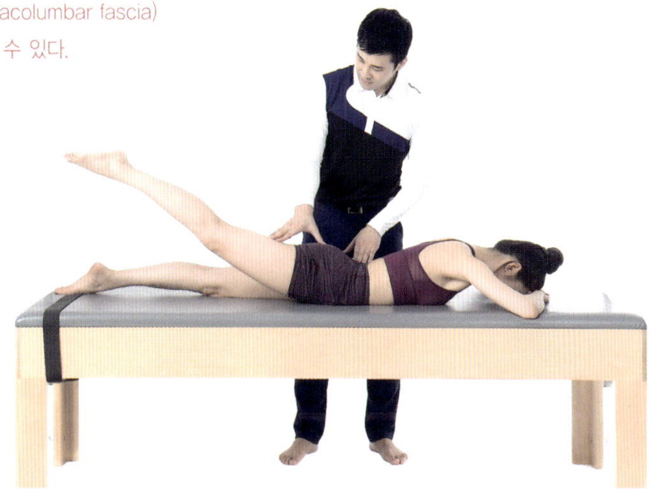

- 동작 수행 시 무릎이 먼저 움직이거나 동작 중 움직인다.

  ➲ 둔근보다는 햄스트링 우세 및 선동원 현상을 의심할 수 있고, 구체적으로 바깥으로 구부러짐은 넙다리두갈래근, 안쪽으로 구부러짐은 세미시리즈(semi series)를 의심할 수 있다.

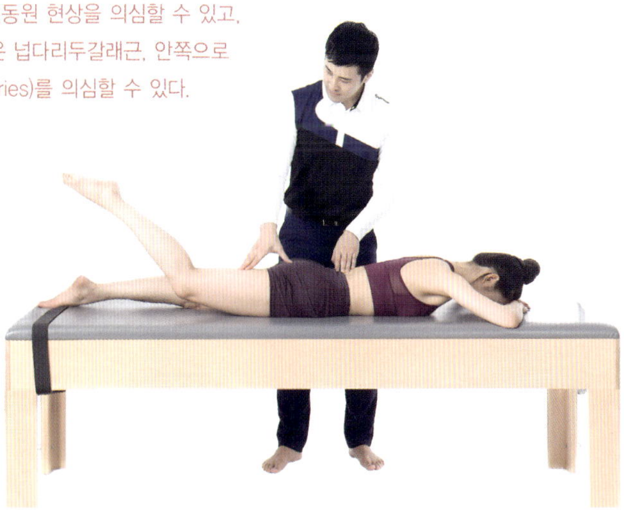

03 Faber test(=Patric test)

▸ **준비 자세**

- 누워서 한 다리를 반대쪽 다리 위에 올린다.
- 올린 다리의 무릎을 바닥 쪽으로 내린다.

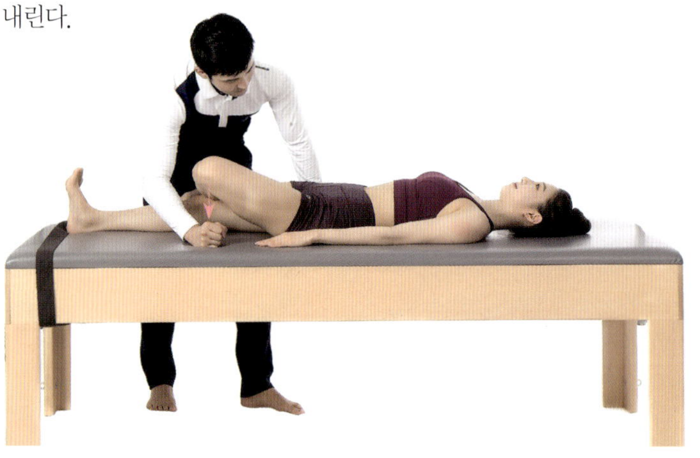

▸ **정상적인 자세**

- 능동적인 움직임으로 무릎과 바닥이 주먹 하나 정도의 간격까지 도달한다.

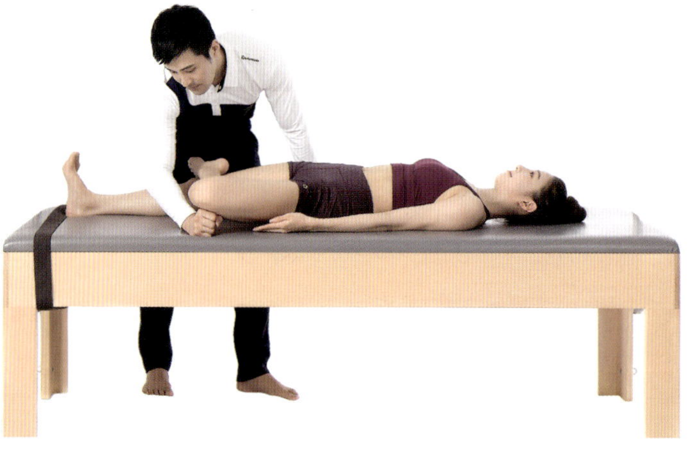

▾ **비정상적인 자세**

- 앞서 능동적인 움직임이 불가능하다면 수동적인 움직임 체크를 추가로 해본다.

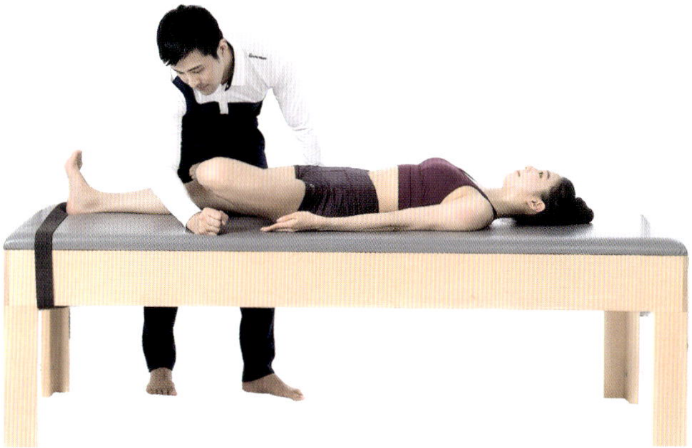

- 수동적인 움직임 체크로 한 손은 위앞엉덩뼈가시(ASIS)에 두어 고정시키고, 다른 한 손은 무릎에 둔 다음 밑으로 내려본다.
  - ➲ 수동적인 움직임이 가능하다면 몸통안정화의 부재를 의심할 수 있다.
  - ➲ 수동적인 움직임이 불가능하다면 유연성 부족으로 의심할 수 있다.
- 엉덩관절이나 엉치엉덩관절에 불편한 감을 넘어 통증이 발현된다면 의학적 진단을 해볼 필요가 있다.

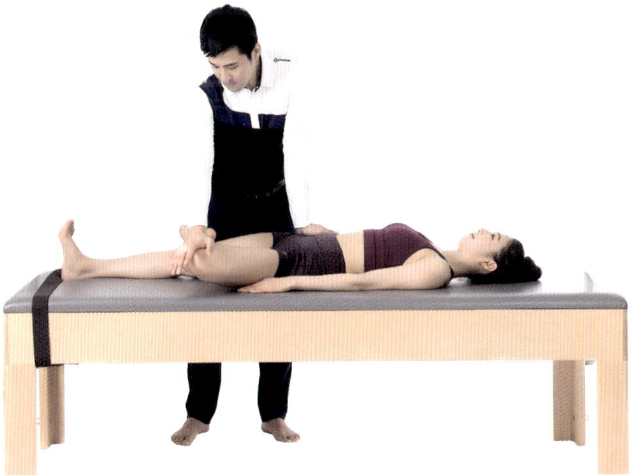

PART III
움직임 제한 개선을 위한 재활필라테스

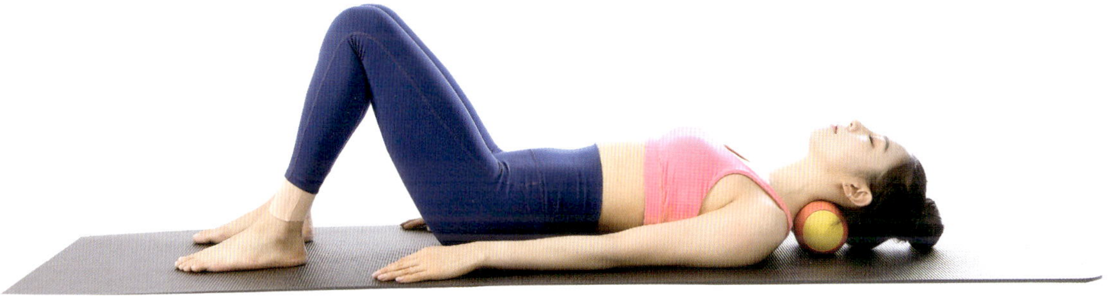

01 Suboccipitalis Massage

02 Head Circle

03 Cervical Elongation

04 Supine Cervical Extension

05 Prone Cervical Extension

06 Mini Swan 1

07 Quadruped Cervical Movement

CHAPTER 6
목 재활필라테스 프로그램

08 Triceps Press With Cervical Movement

09 Chin In

10 Lean Front & Back

11 Chest Expansion Kneeling

12 Levator Scapula Stretch

13 Scalene Stretch

01 Suboccipitalis Massage

▸ Starting position

목 아래에 마사지볼(피넛볼-큰 사이즈)을 가로 방향으로 두고 눕는다.

▾ Movement

천천히 호흡을 내쉬며 꼭지돌기(mastoid process)에 자극이 되도록 무게를 실으며 고개를 상하좌우로 천천히 움직인다. 마사지가 필요하다고 생각되는 부위에서 조금 오래 기다려 주어도 좋다.

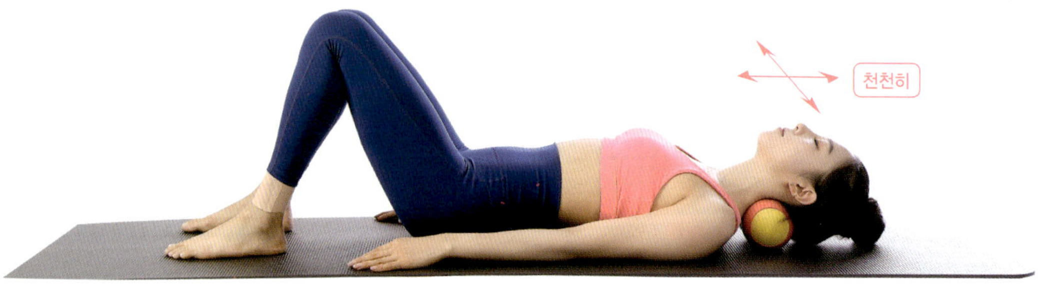

Movement

Variation

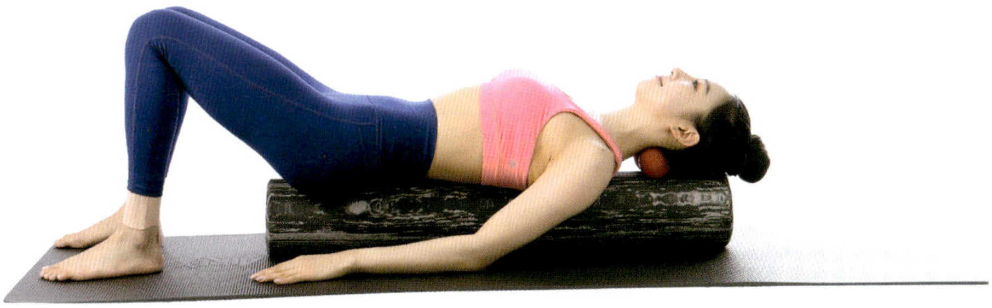

Variation

Teaching Tip

- ∨ 피넛볼이 없는 경우에는 양말이나 스타킹에 싱글볼 두 개를 넣어 사용할 수 있다.
- ∨ 마사지볼의 크기가 작은 경우 폼롤러에 마사지볼을 두고 누워서 마사지를 한다.
- ∨ 목뼈(cervical) 아래쪽에 마사지 볼이 닿아 목이 과하게 폄(extension)되지 않도록 주의한다.
- ∨ 천천히 움직이는 것에 집중한다.

02 Head Circle

▾ Starting position

공에 공기를 20~30%만 주입한 상태에서 베개를 베듯이 바르게 눕는다.

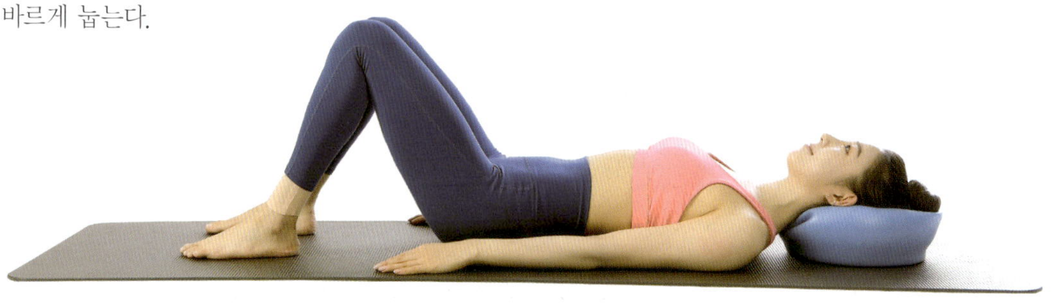

Starting position

▾ Movement

천천히 호흡을 하며 코로 숫자 1을 그린다고 상상하며 천천히 고개를 아래 위로 움직인다.

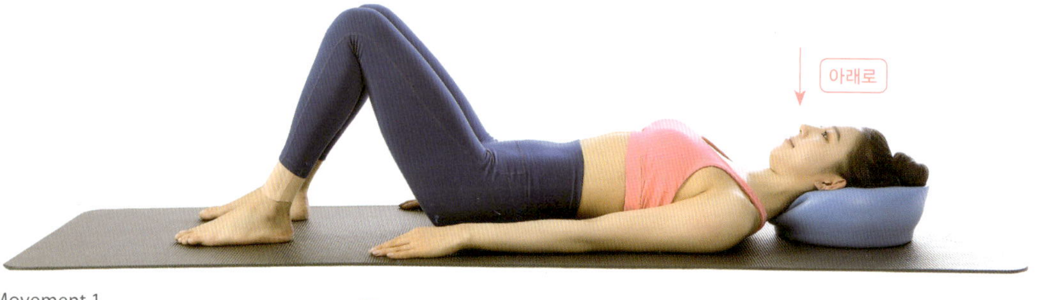

Movement 1

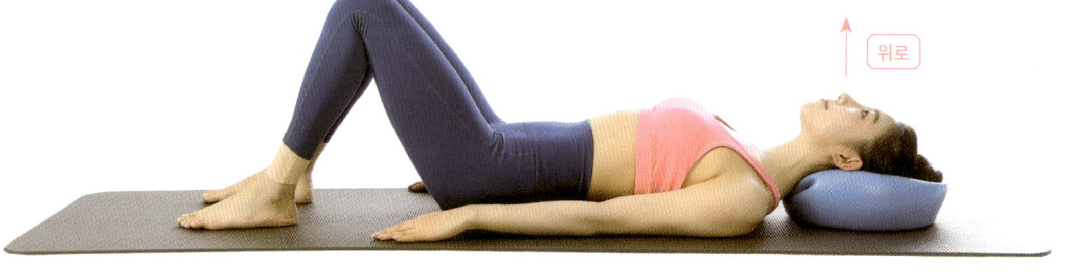

Movement 2

Variation

목 통증이 없고 안정성이 잘 지켜지는 사람은 응용동작을 할 수 있다.

- 글자 'ㅡ'를 쓴다고 생각하며 가로 방향으로도 움직인다.
- 코로 원을 그린다고 생각하며 움직인다.
- 원이 잘 그려진다면 8자도 그려준다.

공이 없을 경우 베개 없이 누워서 가동범위를 줄여서 해본다.

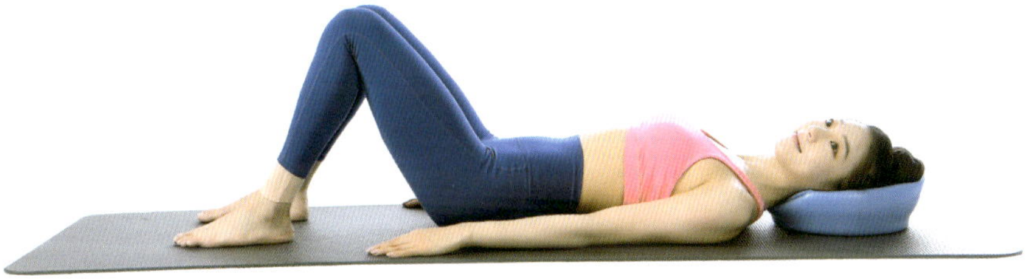

Variation

Teaching Tip

∨ 공을 베고 누웠을 때 목의 정렬이 바르게 유지되는지 확인한다.

∨ 목이 너무 과하게 움직이지 않도록 천천히 움직이며 양쪽 방향 동일하게 원을 그린다.

03 Cervical Elongation

▾ Starting position

목 아래에 수건을 길게 접어서
가로 방향으로 두고 누워
두 손으로 수건의 양쪽 끝을
잡아준다.

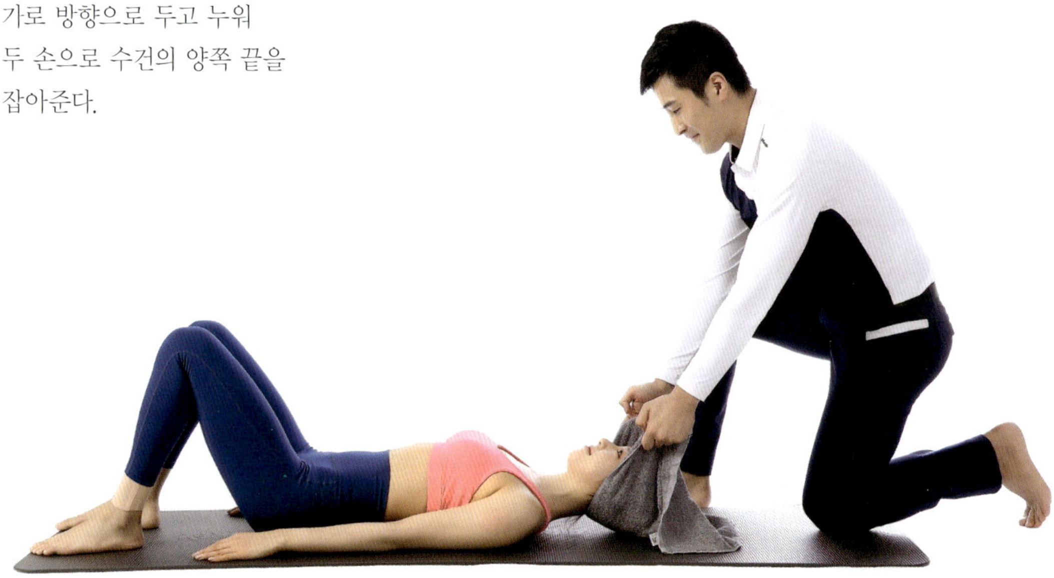

Starting position

▸ Movement

천천히 호흡을 내쉬며 꼭지돌기(mastoid process)에 수건을 두고 손을 머리 위로 밀어주며 목뼈(cervical)가 신장(elongation)되는 것을 느낀다.
신장이 되고 나면 천천히 당기는 힘을 풀어준다.

Variation

목 통증이 없고 안정성이 잘 지켜지는 사람은 응용동작을 할 수 있다.

- 목의 정렬이 무너지지 않는 범위 내에서 가쪽굽힘(lateral flexion)과 돌림(rotation)도 시켜줄 수 있다.
- 트라페즈 테이블의 롤다운바를 사용하여 동작을 할 수 있다.

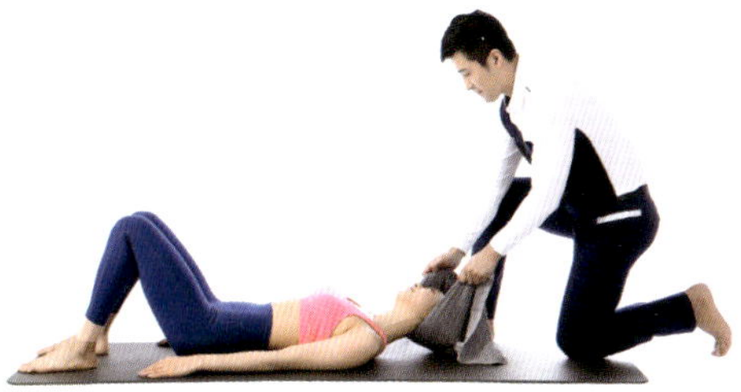

Variation Lateral Flexion

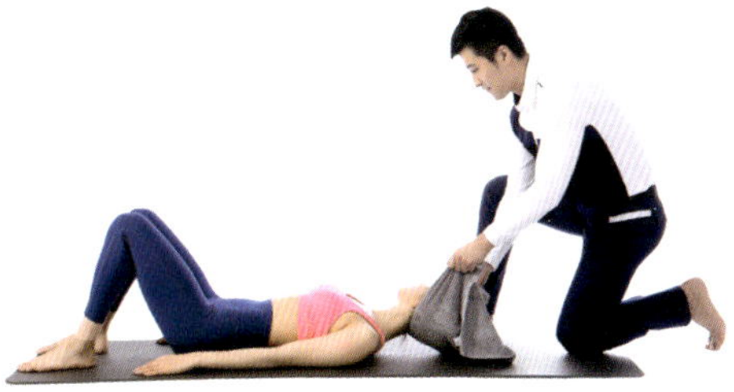

Variation Rotation

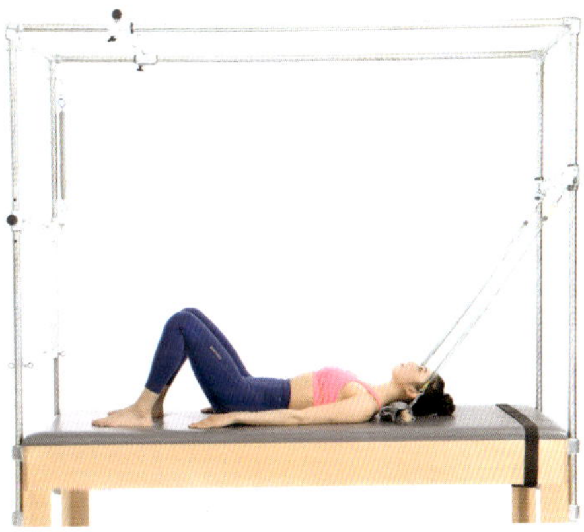

Variation Roll down bar

Teaching Tip

V 목뼈(cervical) 아래쪽에 수건이 닿아 목이 과하게 폄(extension) 되지 않도록 주의한다. (잘못된 동작 참고)

NG

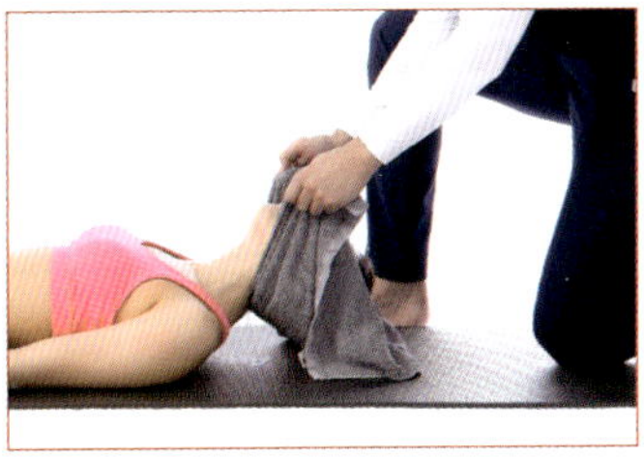

04 Supine Cervical Extension

▸ Starting position

캐딜락에 슬링을 걸고 누워 머리 뒷면이 바르게 닿게 눕는다. 이때 어깨뼈(scapular)의 끝자락이 박스 밖으로 나오도록 한다.

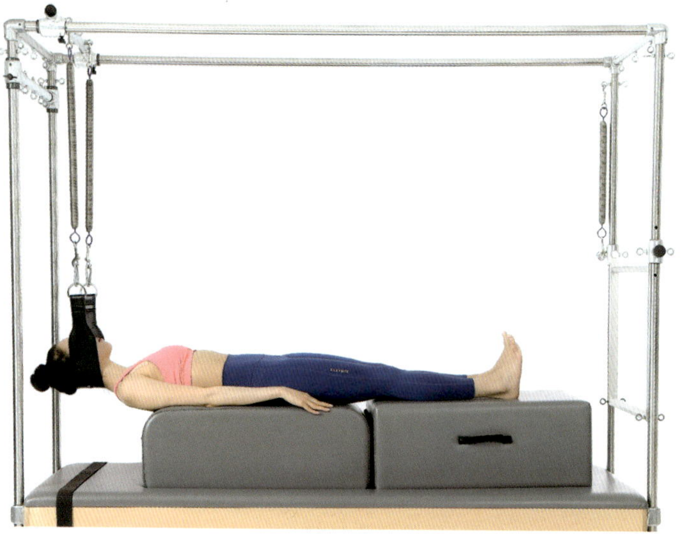

Starting position

▾ Movement

Relaxation 30초에서 1분 정도 천천히 호흡을 하며 긴장을 풀어준다.

Sink the head 두 팔은 프레임을 잡고 천천히 호흡하며 머리를 바닥으로 가라 앉혔다가 긴장을 풀며 제자리에 돌아오기를 반복한다.

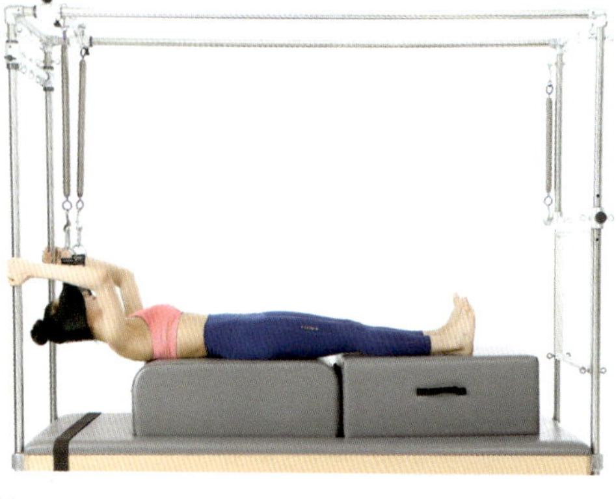

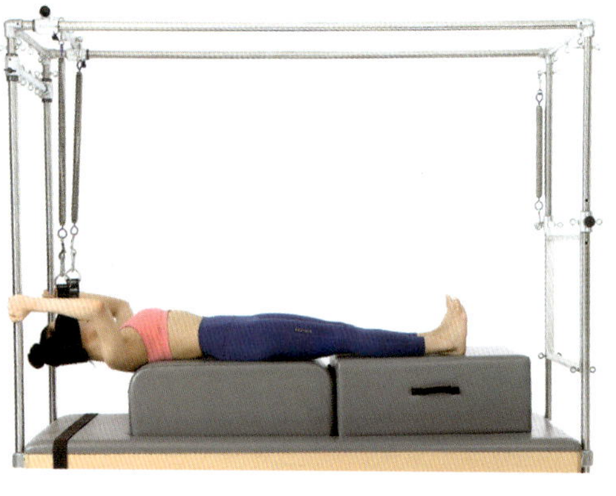

Movement

Variation

목 통증이 없고 안정성이 잘 지켜지는 사람은 응용동작을 할 수 있다.

Rotation 목에 긴장을 풀고 천천히 고개를 좌우로 회전한다.

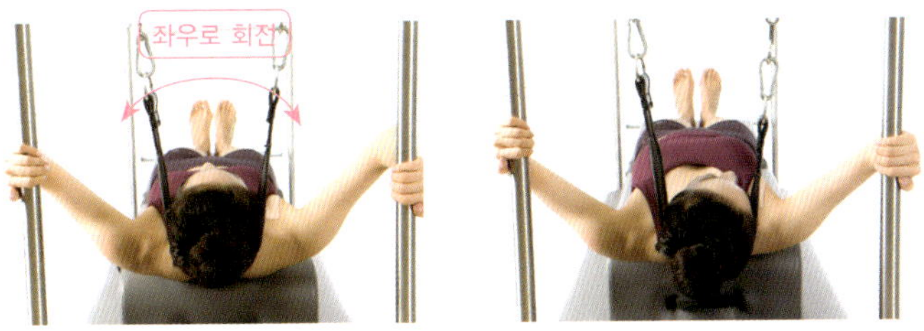

Variation_**Rotation**

Circle 목에 긴장을 풀고 천천히 정수리로 원을 그린다고 생각하며 목을 움직인다.

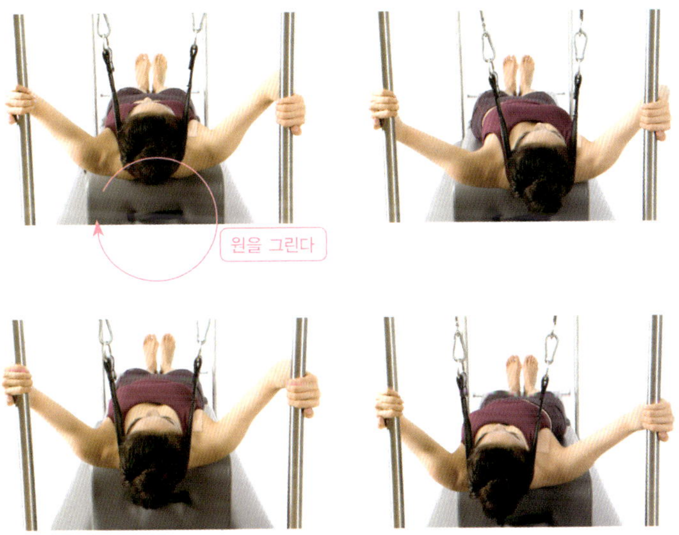

Variation_**Circle**

Teaching Tip

V 목에 부담이 가지 않을 정도의 적절한 저항을 선택한다. 목의 정렬이 벗어나지 않도록 한다.

05 Prone Cervical Extension

▾ Starting position

밴드의 중앙이 머리 뒤쪽에 닿도록 하고 밴드가 펴져 있는 상태에서 두 손으로 밴드를 잡아 바닥에 고정한다.

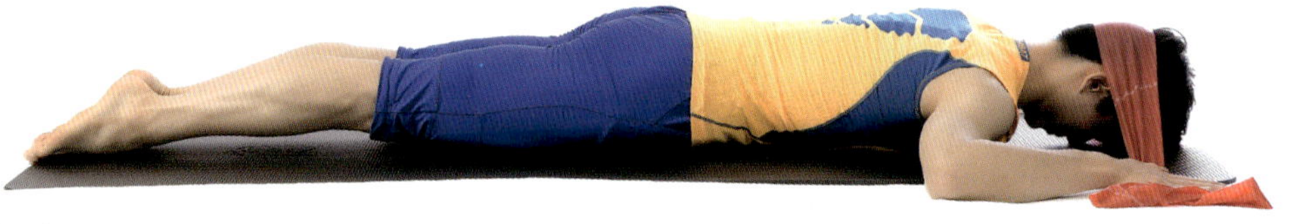

Starting position

▾ Movement

천천히 호흡을 내쉬며 머리를 바닥에서 들어올린다. 이때 먼저 목의 정렬을 바르게 맞추고 밴드의 저항을 느끼며 천장 방향으로 머리를 살짝 들어올린다. 코로 바닥을 살짝 쓸어준다고 생각하며 고개를 굴리듯 들어올리도록 한다.

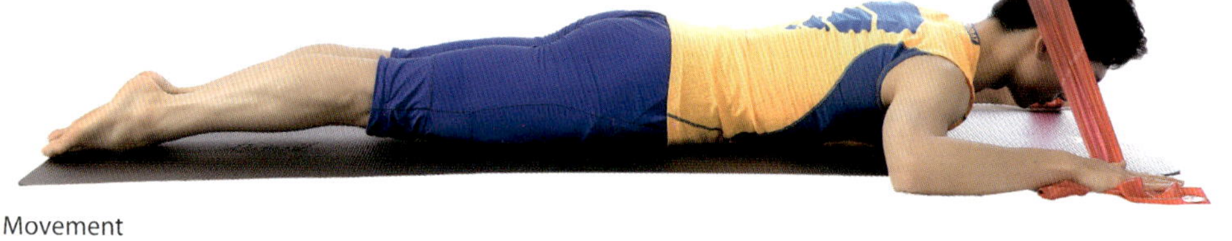

Movement

Variation

동작이 잘 된다면 미니 스완 자세까지 올라갈 수 있다.
swan 동작으로 연결을 할 때에는 목뼈(cervical spine)와 등뼈(thoracic spine)의 폄(extension)이 이루어지도록 주의를 기울여 동작을 한다.

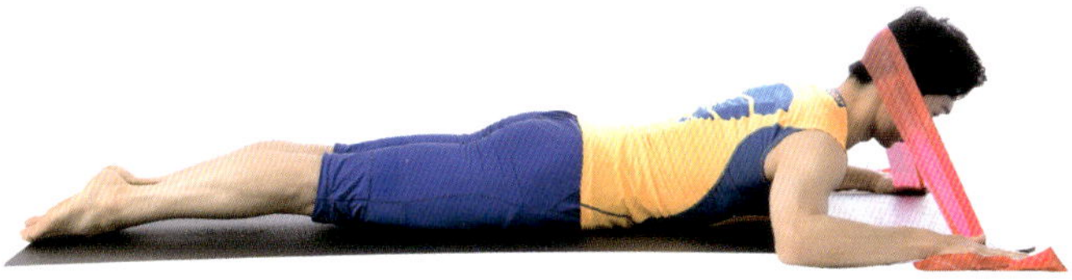

Variation 1

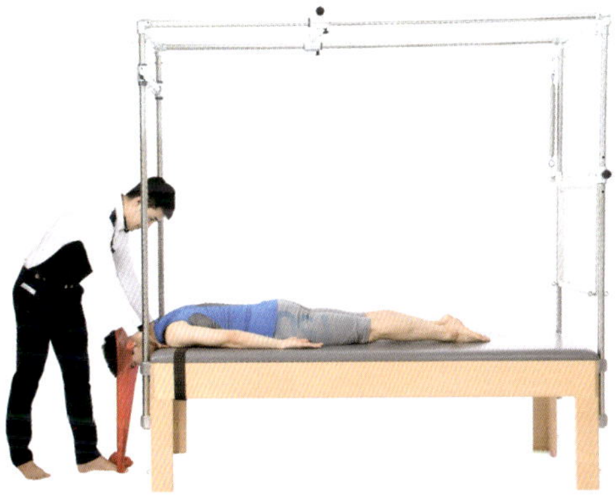

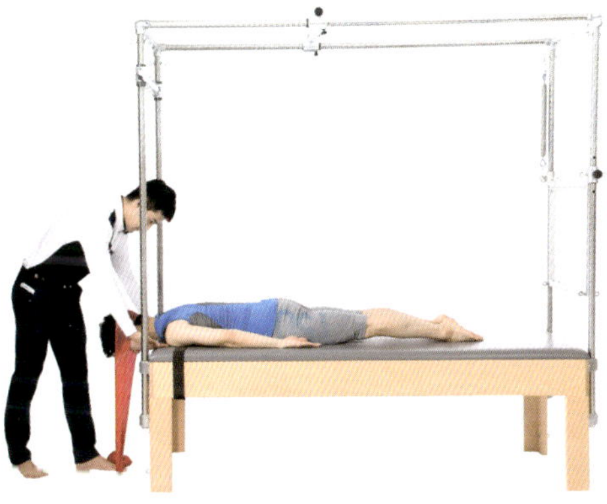

Variation 2

Teaching Tip

∨ 턱이 과하게 당겨지면 일자목을 유발할 수 있으므로 정확한 목의 정렬을 체크하여 동작을 진행한다. 혼자 동작을 하기 힘들다면 캐딜락 끝자락에 누워 머리가 베드 바깥으로 빠지도록 하여 보조자의 도움을 받으며 동작을 진행해 본다.

06 Mini Swan 1 (Cervical movement)

▸ Starting position

엎드려 누운 자세에서 두 손의 엄지손가락을 턱라인에 두고
팔은 W자를 만든다.

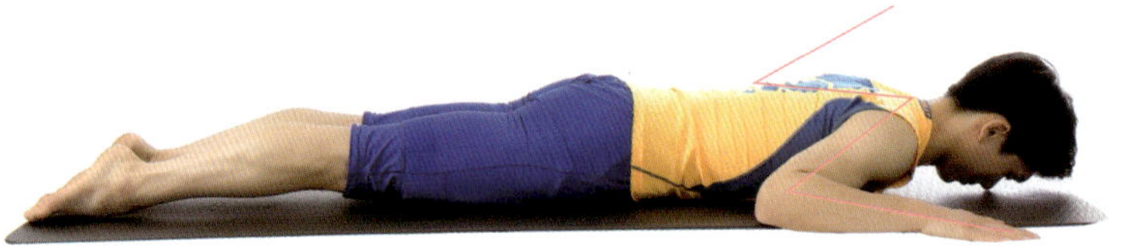

Starting position

▾ Movement

천천히 호흡을 하며 머리, 가슴 순으로 상체를 폄(extension)시킨다.
미니 스완 자세에서 고개를 굴리듯 천장 방향으로 들어올렸다가 내리기를
해본다. 상체를 고정시키고 목의 움직임에만 집중한다.

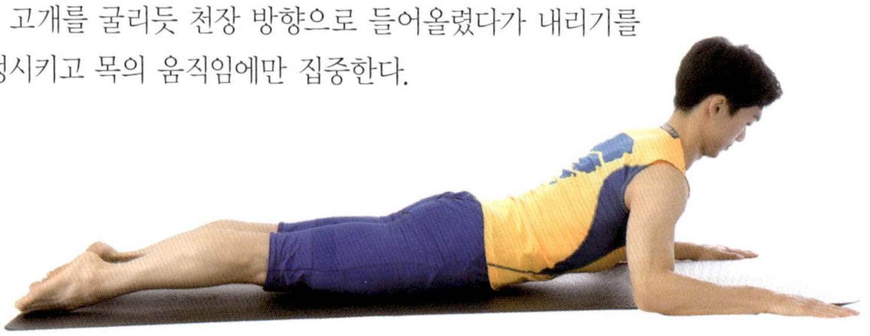

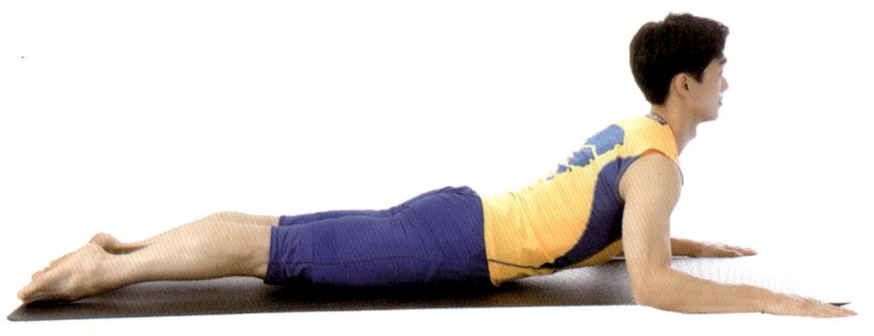

Movement

Variation

목 통증이 없고 안정성이 잘 지켜지는 사람은 응용동작을 할 수 있다.
미니 스완 자세에서 고개를 좌우로 돌려본다.
몸을 고정시키기 힘든 사람은 발로 벽이나 박스를
밀어주며 할 수 있다.

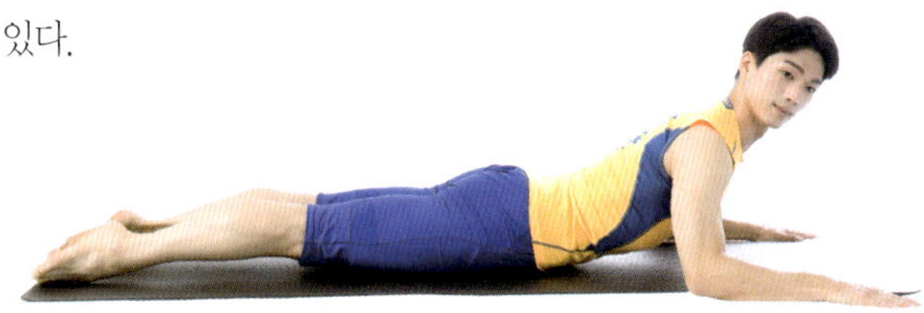

Variation 1

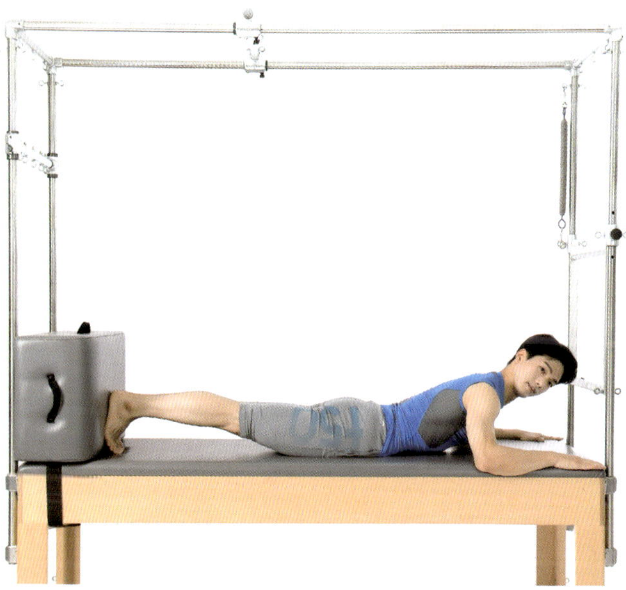

Variation 2

Teaching Tip

∨ 머리부터 순서대로 폄이 될 수 있도록 하고 허리에 힘이 들어가지 않도록 주의한다. 목의 움직임에만 집중한다.

07 Quadruped Cervical Movement

▸ Starting position

어깨 아래 손목 골반 아래 무릎이 오도록 하여 Quadruped 자세를 한다.

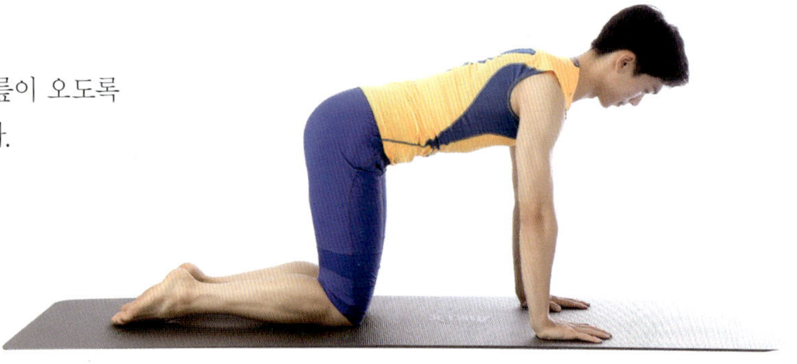

Starting position

▸ Movement

몸의 위치를 그대로 유지한 상태에서 호흡을 하며 천천히 턱을 가슴 쪽으로 당겼다가 시작 자세로 돌아온다. 천장 방향으로 고개를 들어올리기도 해준다.

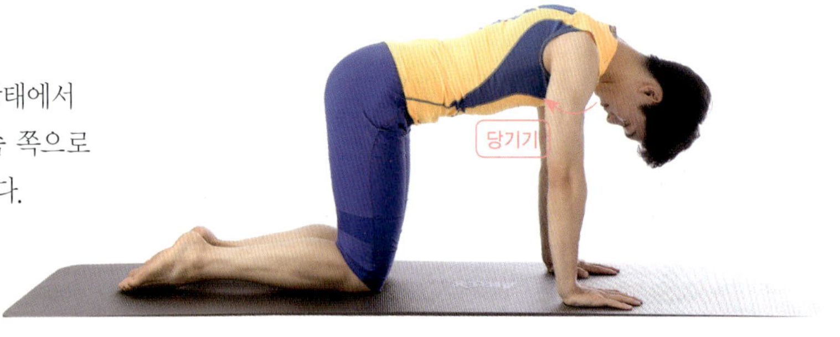

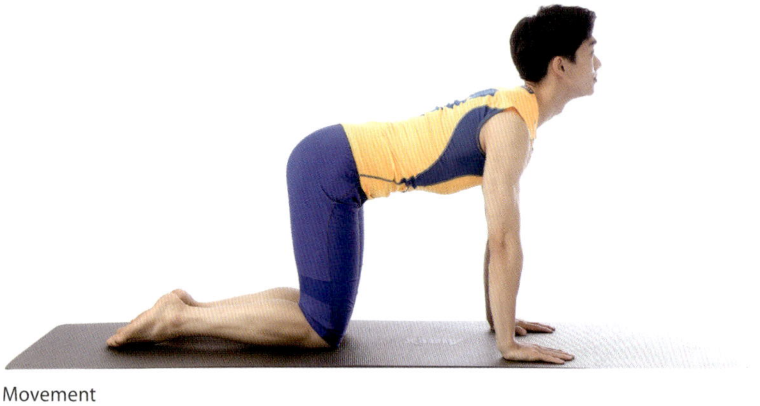

Movement

Variation

목 통증이 없고 안정성이 잘 지켜지는 사람은 응용동작을 할 수 있다.

Lateral flexion 몸의 위치를 그대로 유지한 상태에서 머리를 가쪽굽힘(lateral flexion)해 본다. 귀가 어깨 방향으로 향한다고 생각한다.

Rotation 몸의 위치를 그대로 유지한 상태에서 고개를 돌림(rotation)한다. 축이 기울어지지 않도록 주의하며 회전한다.

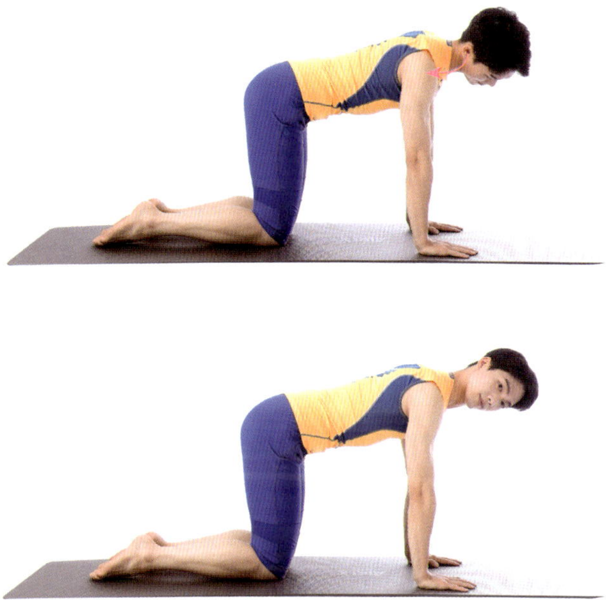

Variation

NG

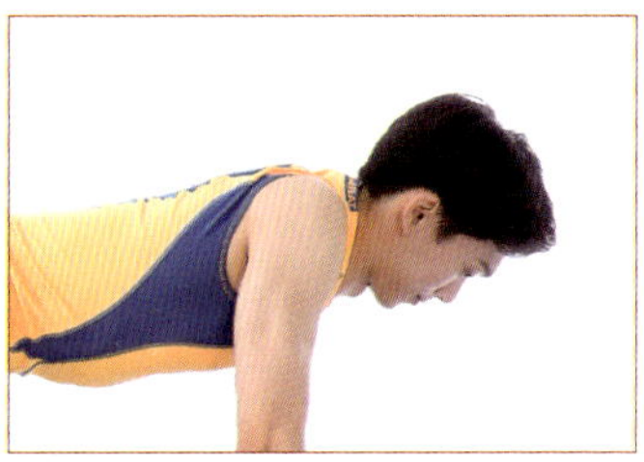

Teaching Tip

- **V** 어깨뼈(scapular) 사이의 간격이 좁아지지 않도록(잘못된 자세 참고) 상체의 위치가 일정하게 유지될 수 있도록 손으로 어깨뼈 사이를 잡아주고 동작을 한다.

08 Triceps Press With Cervical Movement

▸ Starting position

체어 앞에 박스를 두고 앉아
두 팔은 페달의 양쪽 끝을
잡아준다.

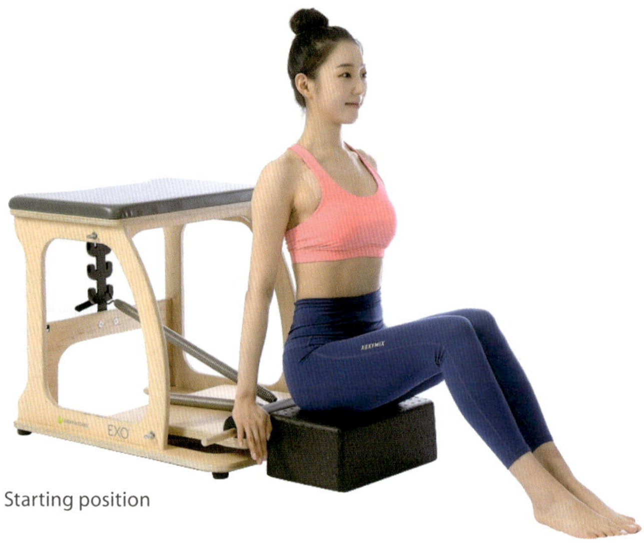

Starting position

▾ Movement

귀와 어깨의 간격이 멀어지도록 페달을 바닥으로 최대한 누른 상태에서
천천히 호흡하며 턱을 가슴 쪽으로 당긴다. 상체의 위치는 그대로
고정한 상태에서 고개를 천장 방향으로 들어올리기도 해준다.

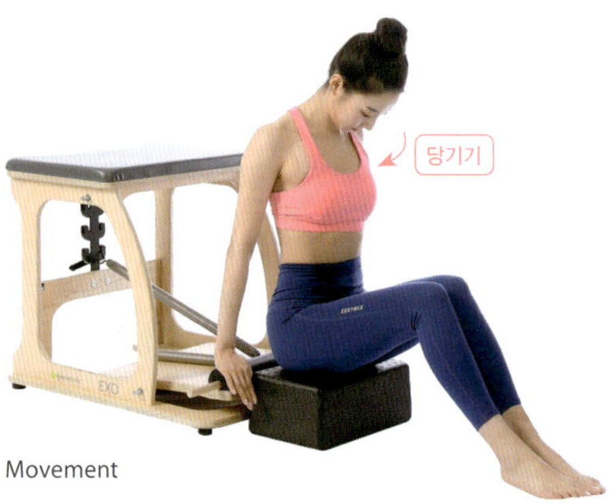

Movement

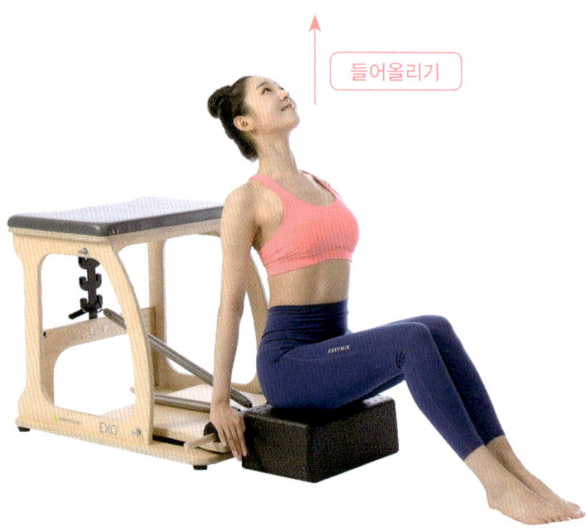

Variation

목 통증이 없고 안정성이 잘 지켜지는 사람은 응용동작을 할 수 있다.

Lateral flexion 몸의 위치를 그대로 유지한 상태에서 머리를 가쪽굽힘(lateral flexion)해 본다. 귀가 어깨 방향으로 향한다고 생각한다.

Rotation 몸의 위치를 그대로 유지한 상태에서 고개를 돌림(rotation)한다. 축이 기울어지지 않도록 주의하며 회전한다.

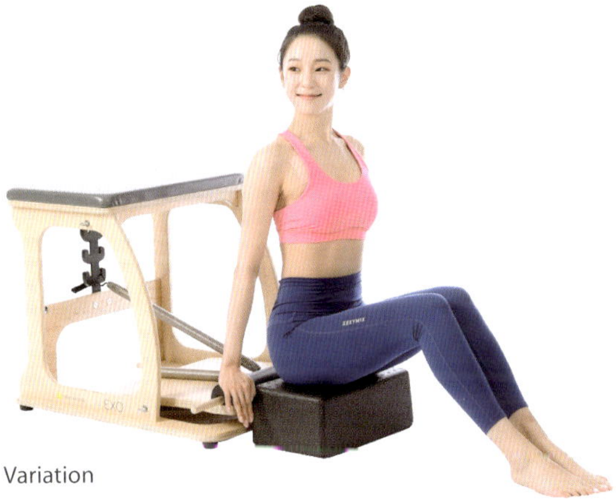

Variation

Teaching Tip

V 고개가 움직이는 동작에서는 어깨의 위치가 유지되도록 어깨를 손으로 살짝 잡아준다.

09 Chin In

▸ **Starting position & Movement**

1. 링의 한쪽 핸들에 턱을 괴고 반대쪽 핸들은 손으로 받치고 앉는다. 천천히 호흡을 내쉬며 턱으로 링을 지그시 눌러준다.

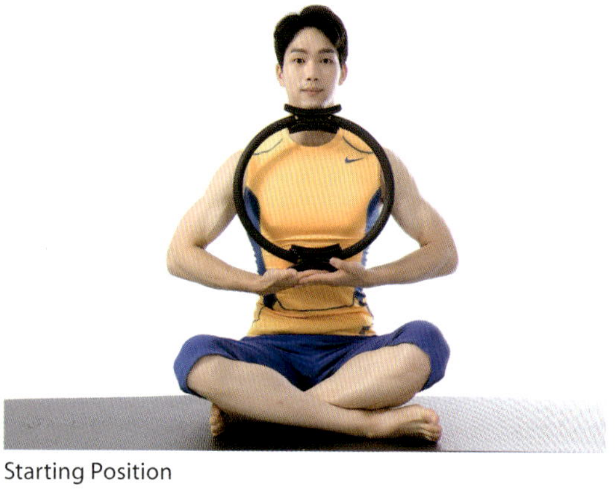

Starting Position

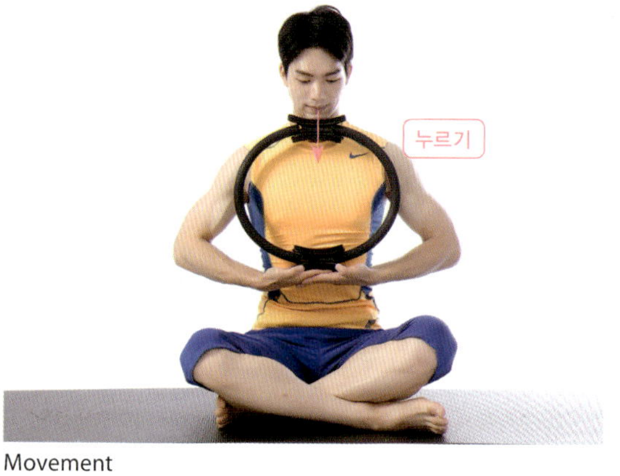

Movement

2. 링의 한쪽 핸들 안쪽에 머리 뒤쪽이 닿게 하고 반대쪽 핸들 안쪽을 손으로 잡아준다. 천천히 호흡을 내쉬며 링의 저항을 느끼며 머리를 뒤로 밀어준다. 이때 손은 저항하며 위치를 그대로 유지한다.

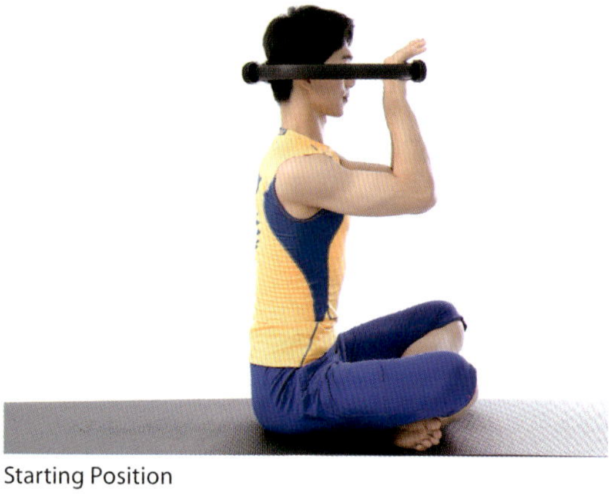

Starting Position

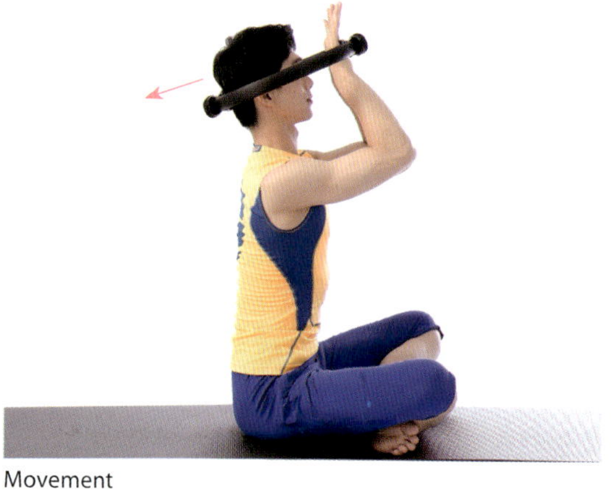

Movement

Variation

목 통증이 없고 안정성이 잘 지켜지는 사람은 응용동작을 할 수 있다.

Lateral flexion 링의 한쪽 핸들에 이마의 옆면이 닿게 하고 반대쪽 핸들은 손으로 잡는다. 천천히 호흡을 내쉬며 서로 밀어준다. 저항을 느끼며 지그시 밀어준다.

- 링 대신 손으로 저항을 느끼며 해도 좋다.

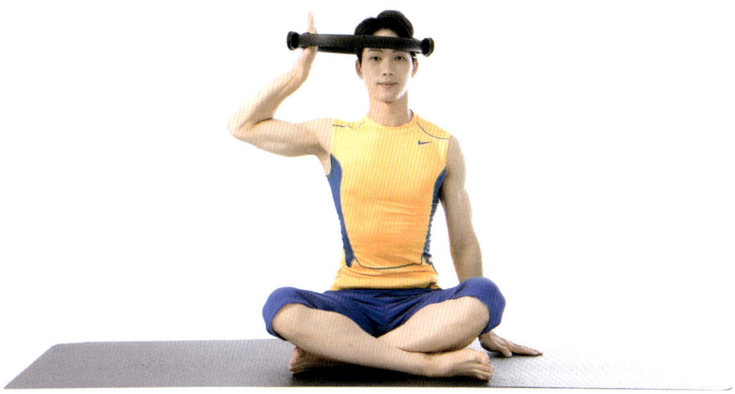

Variation

Teaching Tip

V 목의 정렬이 무너지지 않도록 저항을 조절한다.

⑩ Lean Front & Back

▸ **Starting position**

바르게 서서 머리에(이마에) Neck Stretcher를 받쳐서 체중을 기울인다. 이때 몸의 정렬을 곧게 하여 선다.

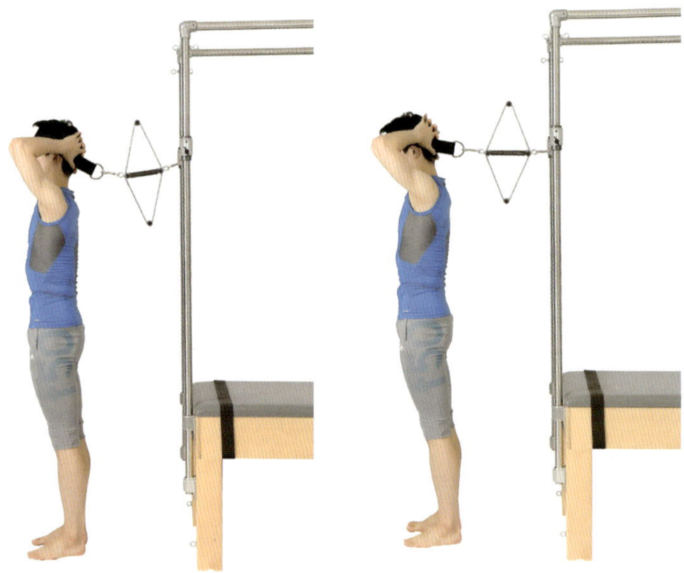

Movement_**Flexion**

▸ **Movement**

Flexion 천천히 호흡을 하며 목에 적절한 저항을 느끼며 목을 앞으로 굽힌다.

Extension 천천히 호흡을 하며 목에 적절한 저항을 느끼며 목을 뒤로 기울인다.

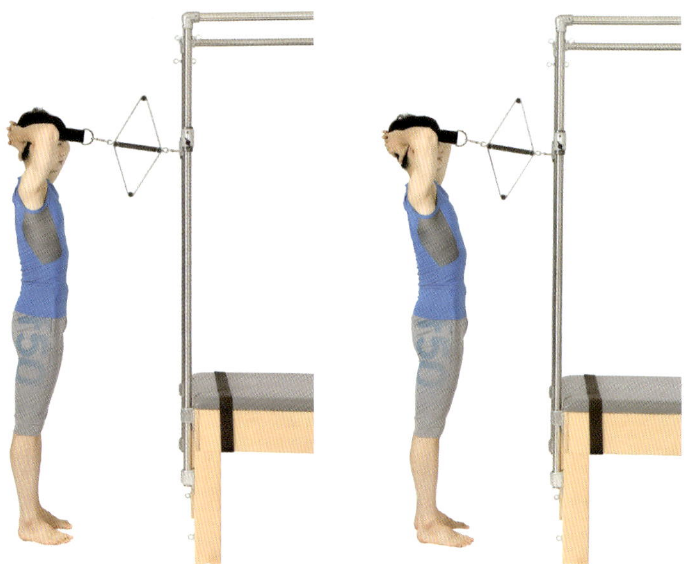

Movement_**Extension**

Variation

목 통증이 없고 안정성이 잘 지켜지는 사람은 응용동작을 할 수 있다.

Lateral flexion 천천히 호흡을 하며 목에 적절한 저항을 느끼며 목을 옆으로 기울인다.

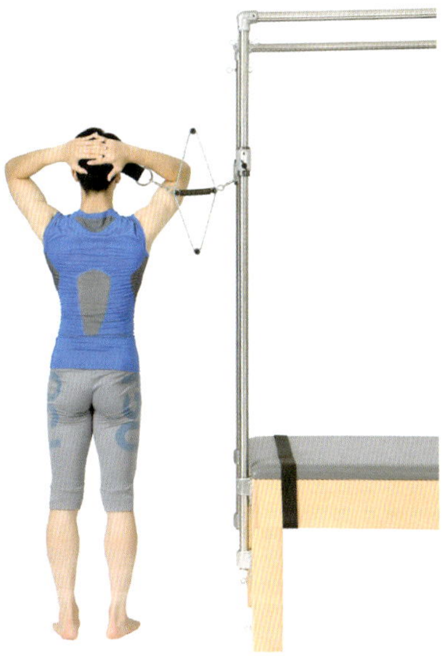

Variation_**Lateral Flexion**

Teaching Tip

- 목에 부담이 가지 않도록 손으로 스트랩을 잡고 동작을 한다.
- 목의 정렬이 무너지지 않는 범위 내에서 체중을 기울일 수 있도록 조절한다.

⑪ Chest Expansion Kneeling

▸ **Starting position**

리포머에 무릎을 세우고 앉아 스트랩을 잡는다. 이때 발등으로 캐리지를 최대한 눌러 골반을 세운다.

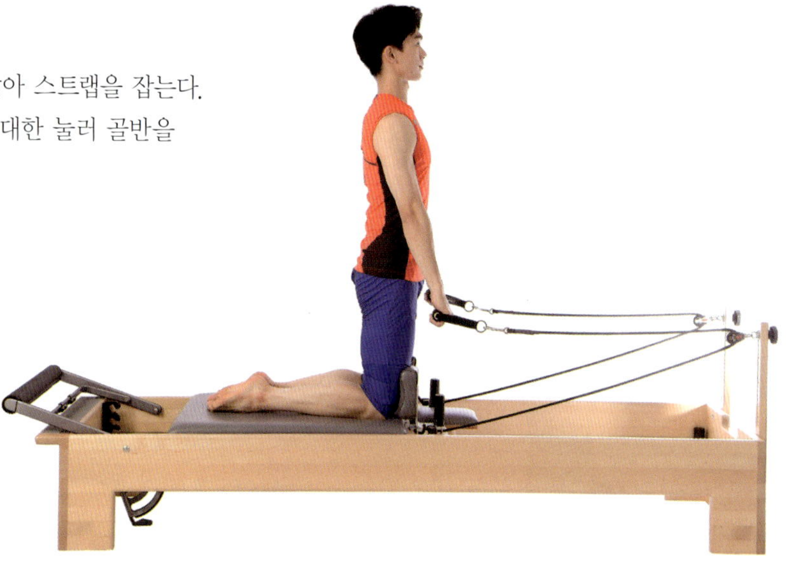

Starting Position

▾ **Movement**

어깨가 말리지 않는 범위 내에서 스트랩이 몸을 지나가도록 최대한 당긴다. 어깨의 위치가 달라지지 않도록 상체를 고정시킨 후 고개만 좌우로 돌림(rotation)시키고 시작 자세로 돌아온다.

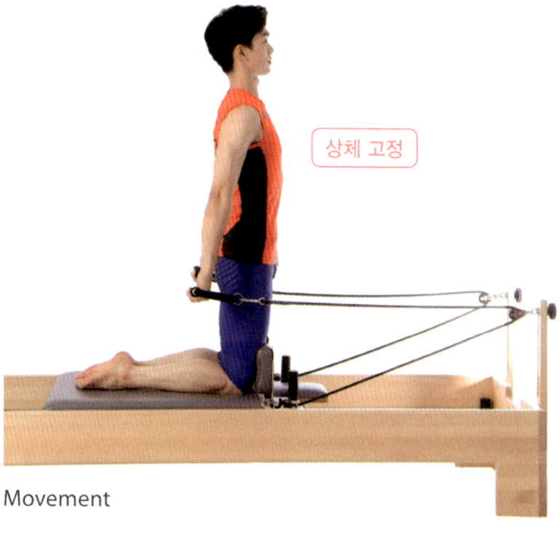

Movement

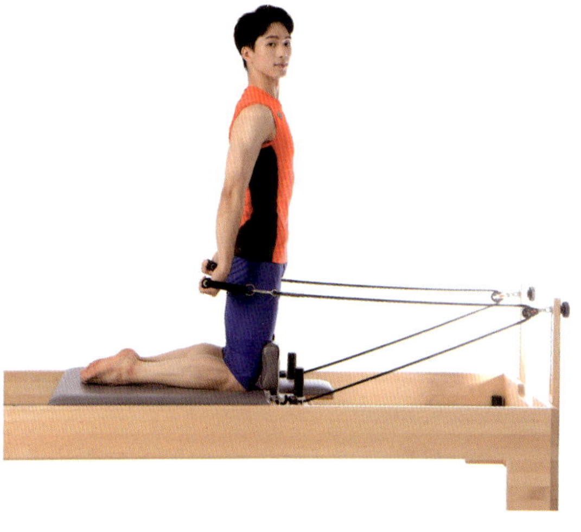

Variation

캐딜락에서도 할 수 있으나 스프링이 강하므로 엘라스틱 튜빙밴드를 사용하거나 적절한 강도의 스프링을 선택하도록 한다. 적절한 저항의 스프링을 선택하기 힘들다면 저항밴드를 감아 사용할 수도 있다.

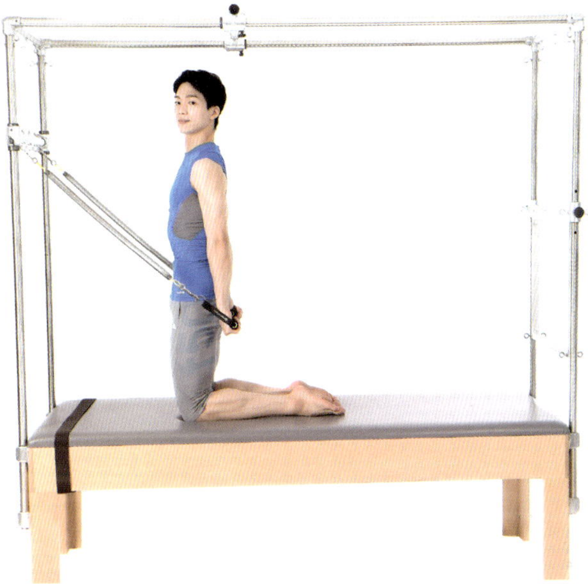

Variation

Teaching Tip

V 고개가 축에서 벗어나 기울어지지 않도록 주의하며 회전한다. 고개를 회전시킬 때 반대쪽 어깨를 손으로 고정해 주어도 좋다. 앉은 자세가 불편하다면 무릎을 꿇고 앉은 자세 등과 같이 편안한 자세로 시작 자세를 바꿀 수 있다.

⑫ Levator Scapula Stretch

▾ Starting position

캐딜락에서 옆을 보고 앉아
푸쉬 스로우바를 잡는다.

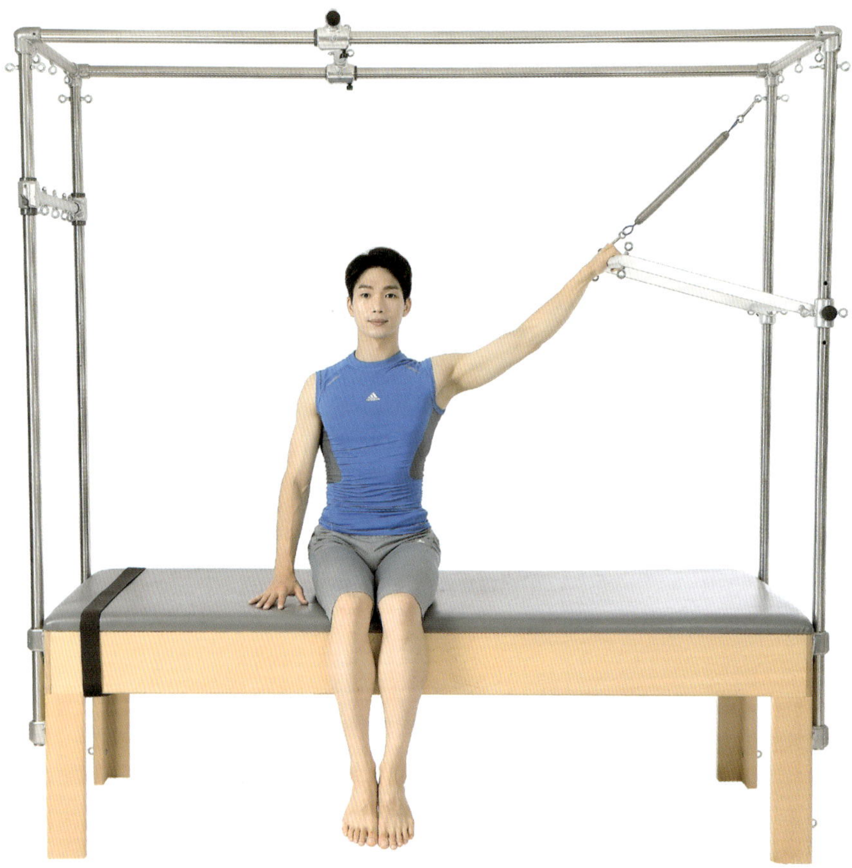

Starting Position

▾ **Movement**

호흡을 내쉬며 푸시스로우바를 밀어 내린다. 고개는 반대 방향으로 돌린 후 턱을 가슴 쪽으로 당긴다. 이때 척추의 정렬을 유지한 상태로 푸쉬스로우바를 계속해서 밀어내리는 힘을 유지한다.

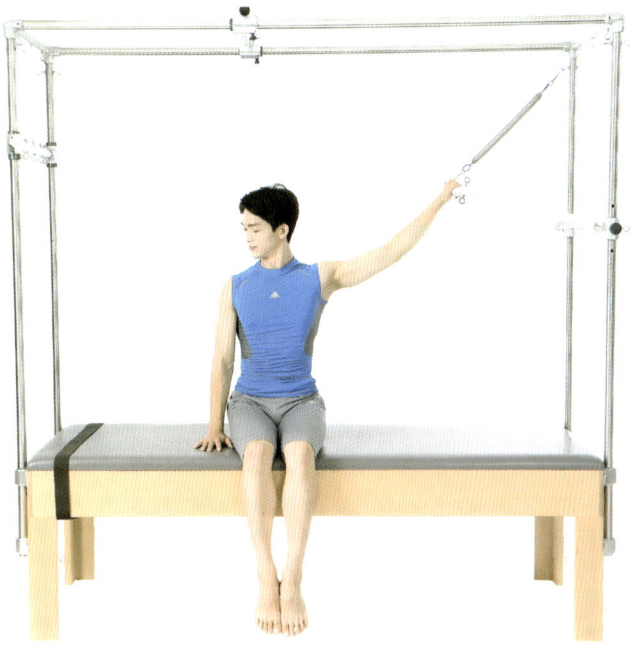

Movement

Variation

어깨를 끌어올렸다 내리기를 반복해도 좋다.
기구를 사용하기 힘들다면 손을 벽에 두고 서서해도 좋다.

Teaching Tip

∨ 팔이 몸 쪽으로 끌려오지 않도록 주의하며 머리와 팔이 반대 방향으로 밀고나가도록 한다.

⑬ Scalene Stretch

▸ **Starting position**

바르게 앉아 정면을 본다.

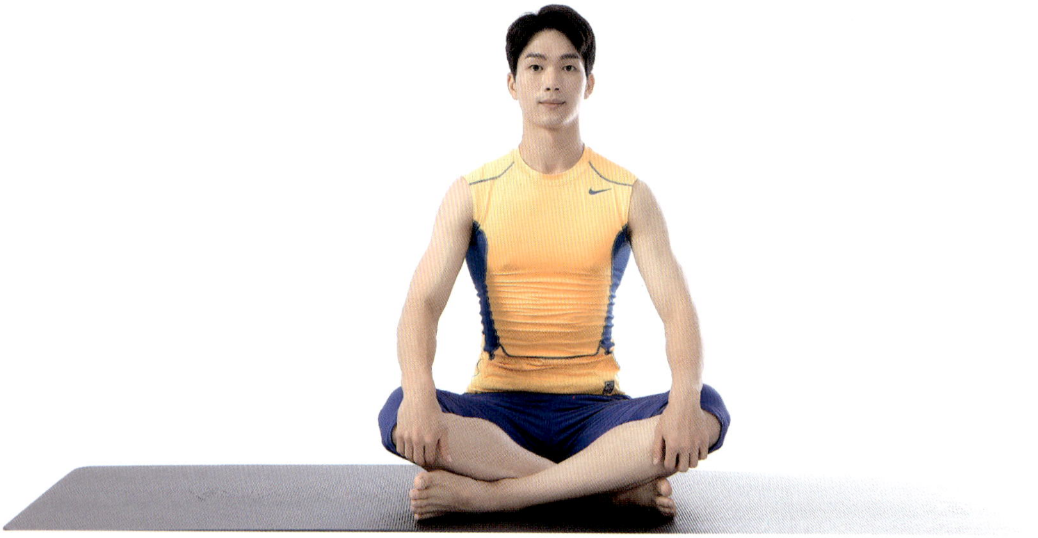

Starting position

▾ **Movement**

호흡을 내쉬며 고개를 측면으로 기울인 상태에서
어깨 방향으로 돌린다.

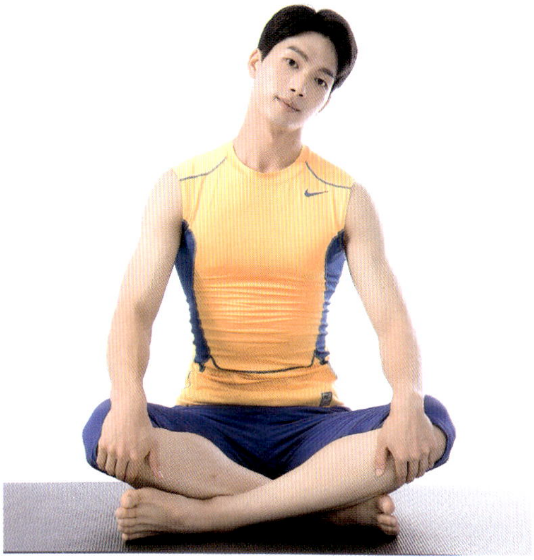

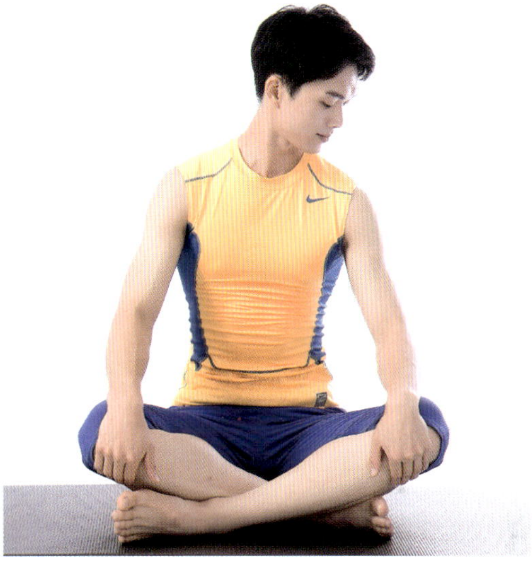

Movement

Teaching Tip

V 고개를 움직일 때 상체의 위치는 그대로 유지시킨다. 목의 움직임이 정확한 방향으로 진행되도록 방향을 제시해 주어도 좋다.

01 Pec Massage

02 Lat Massage

03 Supine Arm Circle

04 Lat Stretch

05 Uppercut

06 Salute

07 Punch

08 Scapula Fix

CHAPTER 7
상지 재활필라테스 프로그램

09 Long Stretch / Down Stretch

10 External Rotation / Serve A Tray

11 Scapula Mobility / Seated Front

12 Y, T Pull / Swan Dive

13 Pulling Strap

14 Rowing Front

15 Thoracic Mobility

01 Pec Massage

▸ **Starting position**

바르게 앉아서 손으로 마사지 볼을 잡고 가슴 약간 위쪽에 둔다.

▾ **Movement**

편하게 호흡하면서 볼을 상하좌우로 움직인다. 근육이 타이트하게 느껴지는 부위에 볼을 집중적으로 굴려준다.

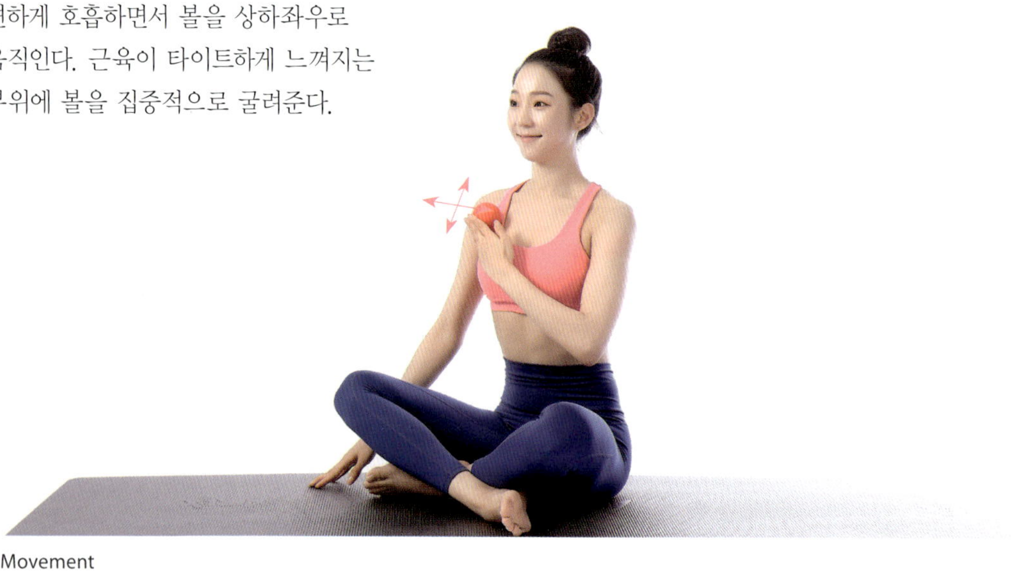

Movement

Variation

볼을 가슴 앞에 두고 엎드려서 해도 좋다. 단, 너무 단단하지 않은 볼을 사용한다.

Teaching Tip

V 마사지하는 부위에 통증이 심해지면 멈추도록 한다.

02 Lat Massage

▸ **Starting position**

롤러에 기대어 누워 한쪽 겨드랑이 아래로
롤러를 넣는다.

▾ **Movement**

편하게 호흡하면서 롤러를 상하좌우로 움직인다.
근육이 타이트하게 느껴지는 부위에서 심호흡하며
기다린다.

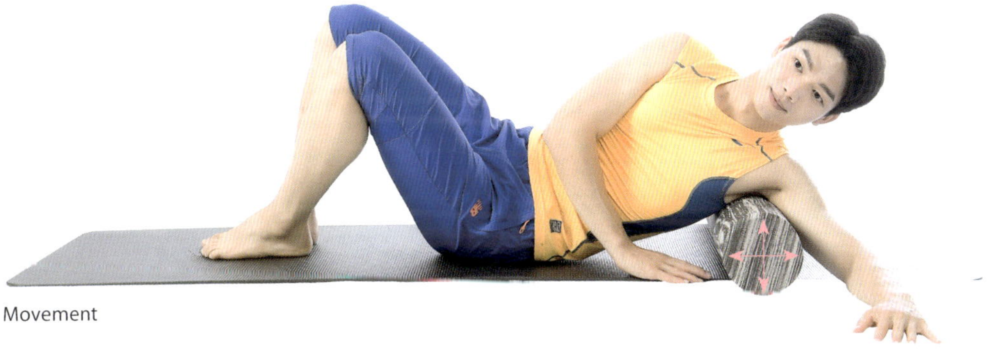

Movement

Variation

볼을 사용해 마사지를 해도 좋다.

Teaching Tip

V 마사지하는 부위에 통증이 심해지면
멈추도록 한다.

03 Supine Arm Circle

▸ **Starting position**

두 다리를 골반 넓이로 벌리고 롤러 위에 바른 자세로 눕는다. 두 팔은 천장으로 곧게 뻗는다.

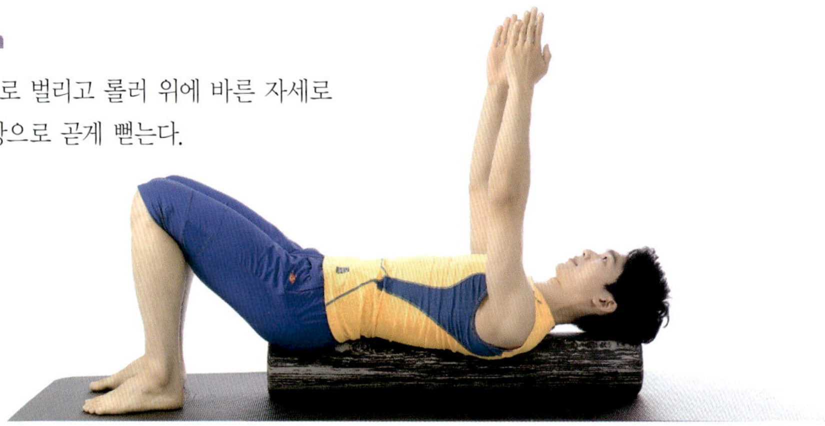

Starting position

▾ **Movement**

천천히 호흡을 하며 두 팔을 머리 위로 뻗고 손등이 바닥에서 떨어지지 않도록 유지하며 원을 그린다.

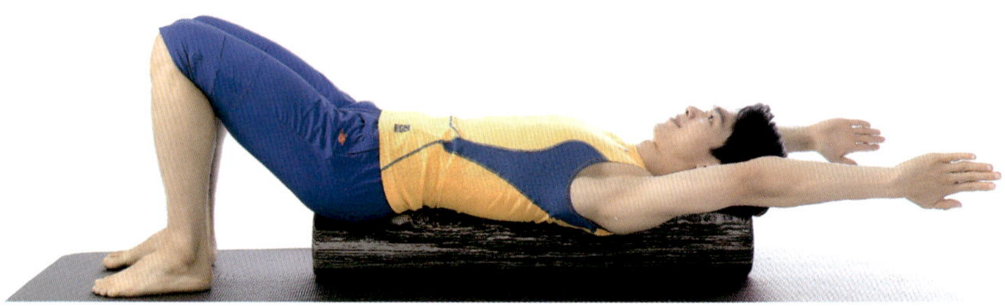

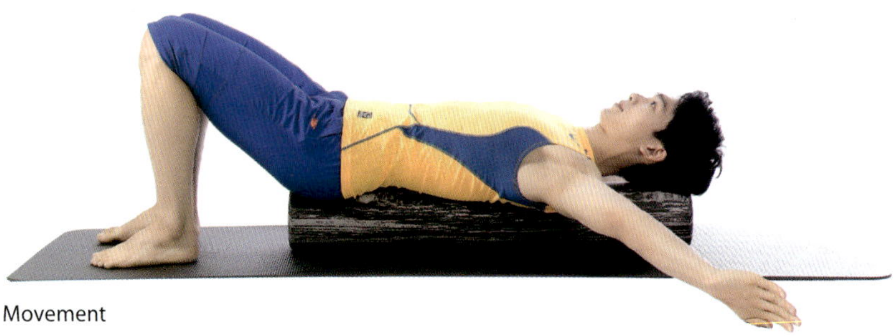

Movement

Variation

머리 위에서 팔을 끌어내릴 때 팔꿈치를 굽히며 팔꿈치까지
바닥 방향으로 가라 앉힌다.
가장 시원한 위치에서 오래 기다린다.

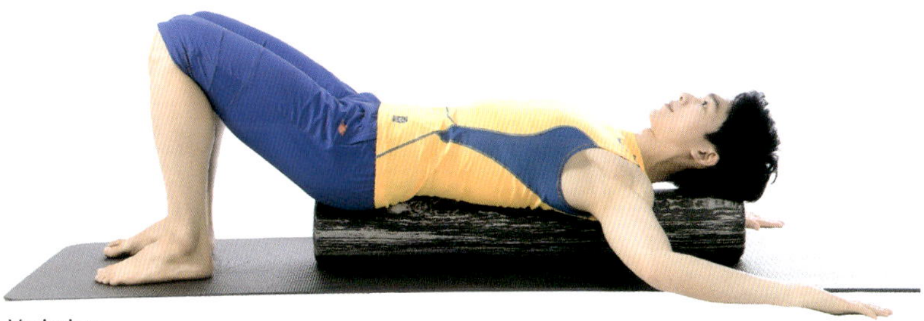

Variation

NG

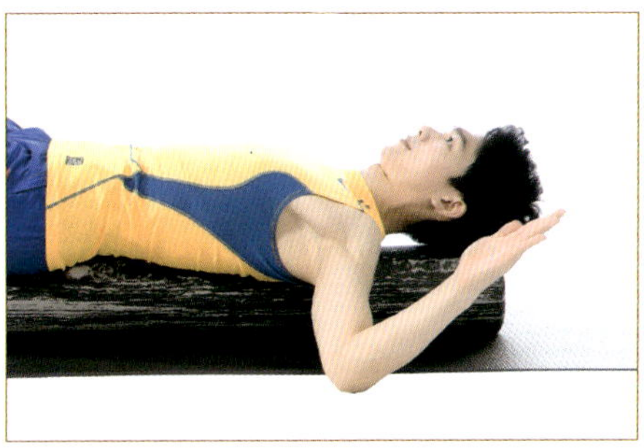

Teaching Tip

- ∨ 팔꿈치만 바닥에 닿는 것에 집중하여 손등이 바닥에서 떨어지거나 위팔뼈머리가 앞으로 기울어지거나 위로 가지 않도록 주의한다(잘못된 자세 참고).
- ∨ 통증이 생기면 가동범위를 줄이거나 피한다.

04 Lat Stretch

◂ Starting position

캐리지에 옆을 바라보고 인어 자세로 앉아 두 팔을 옆으로 뻗는다.

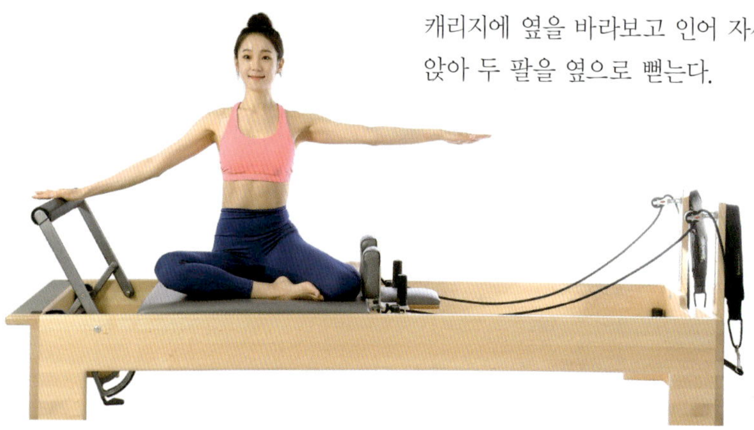

Starting position

▾ Movement

한 팔로 풋바를 밀면서 풋바 방향으로 몸을 굽혀 몸통의 가쪽을 스트레치한다. 상체를 바닥으로 회전하며 두 손으로 풋바를 잡아 넓은등근(latissimus dorsi)도 함께 스트레치한다. 이때 두 팔의 위치를 풋바 아래쪽의 프레임을 잡으면 허리네모근(quadratus lumborum)까지 스트레치할 수 있다.

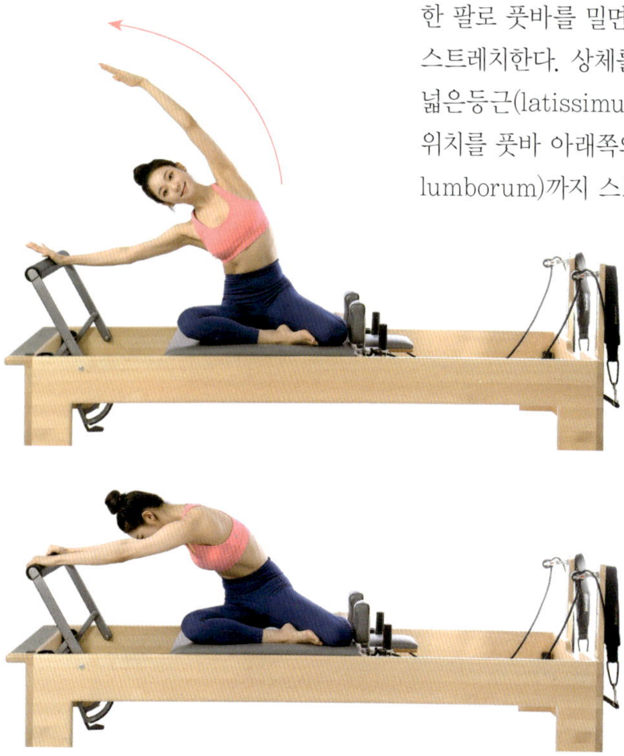

Movement

Variation

캐딜락 캐딜락에 앉아 한손으로 푸쉬 스로우바를 잡고 반대쪽 손은 옆으로 뻗는다. 푸쉬 스로우바를 밀며 몸통의 가쪽을 스트레치하고 몸통을 돌림(rotation)하여 두 손으로 스로우바를 잡고 등과 허리까지 스트레치한다.

체어 체어의 시트에 옆으로 앉아 한쪽 다리는 정면으로 한쪽 다리는 측면에 둔다. 두 팔을 양옆으로 뻗어 몸통을 가쪽으로 굽히며 한쪽 손으로 페달을 누른다. 상체를 돌림하여 두 손으로도 페달을 누른다.

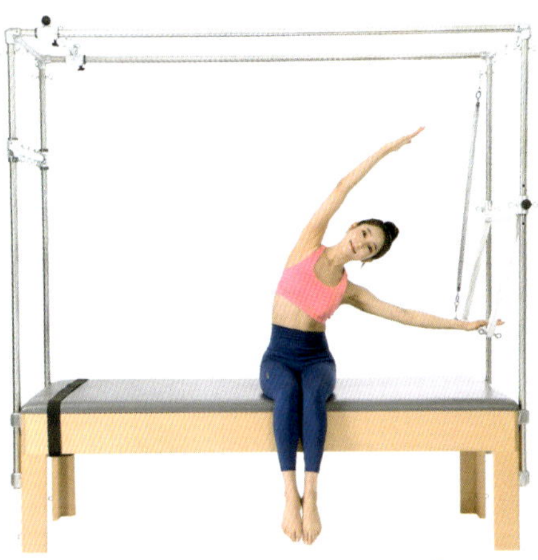

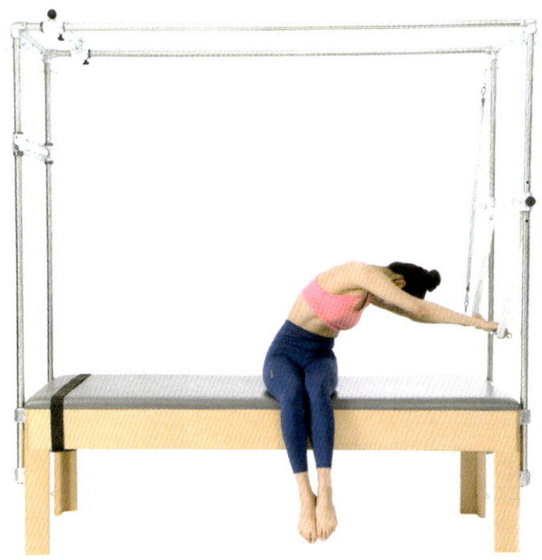

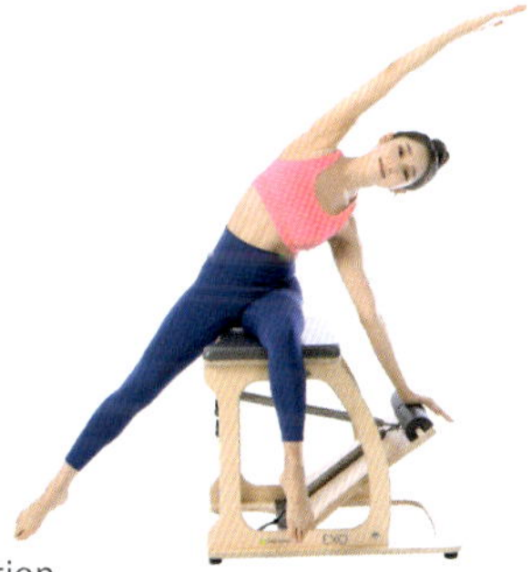

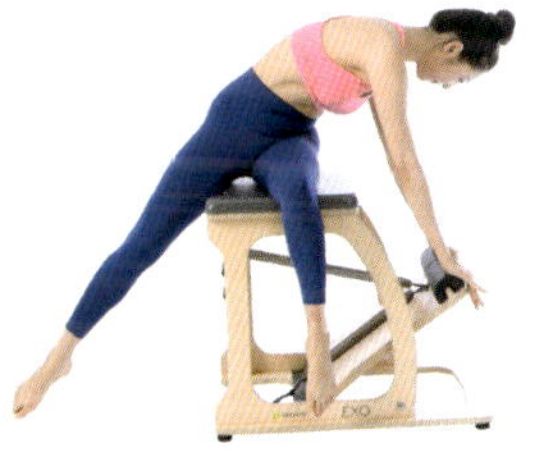

Variation

Teaching Tip

V 골반이 따라가지 않도록 잡아주며 목적에 따라 각기 다른 근육이 스트레치될 수 있도록 정확한 위치를 잡아준다.

05 Uppercut

▸ **Starting position**

캐딜락의 푸쉬 스로우바를 하이 포지션으로 세팅한다.
두 손은 가쪽돌림(external rotation) 하여 앞으로 들어올린 후 팔꿈치를 굽혀 푸쉬 스로우바를 잡는다.

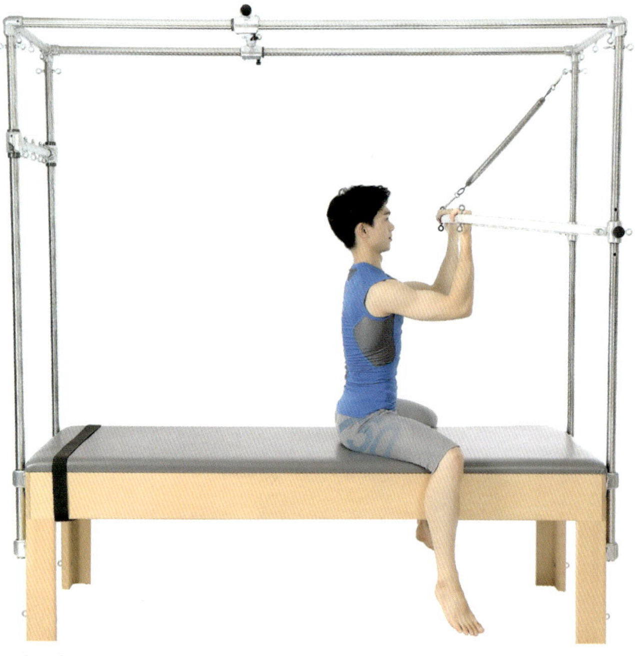

Starting position

▸ **Movement**

아래팔을 뒤침(supination)시킨 상태에서 푸쉬 스로우바를 밀어 들어올린다.
이때 위팔은 계속 가쪽돌림시키는 힘을 유지하며 움직인다.
조절하며 제자리로 돌아온다.

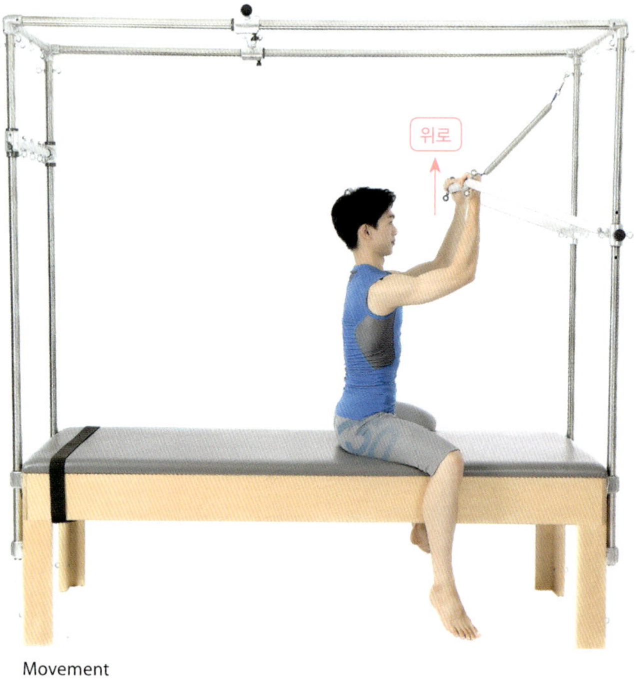

Movement

Variation

리포머 풋바 방향을 보고 앉아 스트랩을 팔꿈치에 걸고 정면으로 팔이 90도가 되도록 들어올린다. 팔꿈치를 접어 아래 팔을 뒤침(supination)시키고 위팔은 계속 가쪽돌림하는 힘을 유지시키며 두 팔을 천장으로 밀어준다.

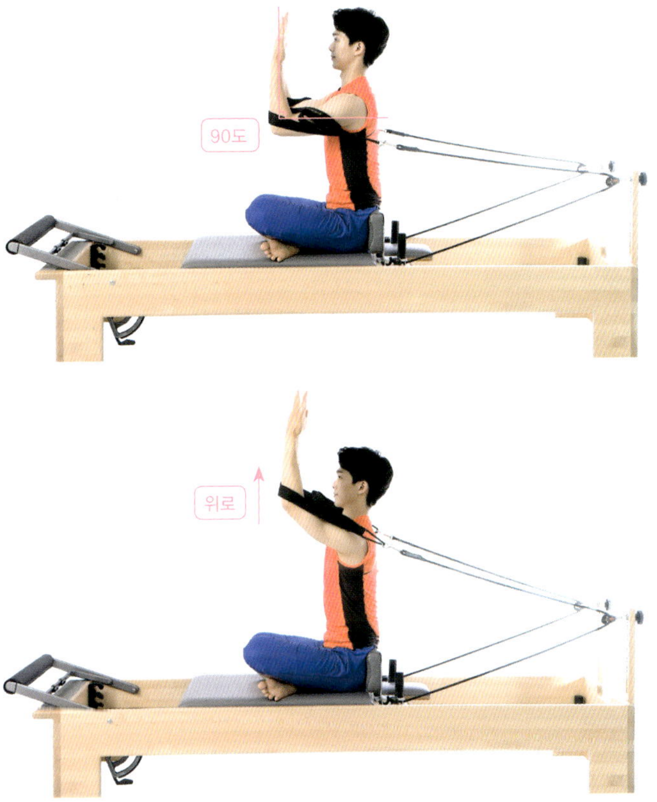

Variation

Teaching Tip

✔ 상체의 위치는 고정하고 팔을 정면에서 천장으로 곧게 들어올릴 수 있도록 유도한다. 팔의 정확한 가쪽돌림(external rotation)이 나올 수 있도록 하여 어깨뼈의 아랫각이 잘 가라앉으며 움직일 수 있도록 한다.

06 Salute

▸ Starting position

풋바 방향을 바라 보고 앉아 두 손은 스트랩을 잡는다. 어깨를 안정적으로 끌어내린 후 두 팔을 45도로 열어 사선 위로 뻗어준다.

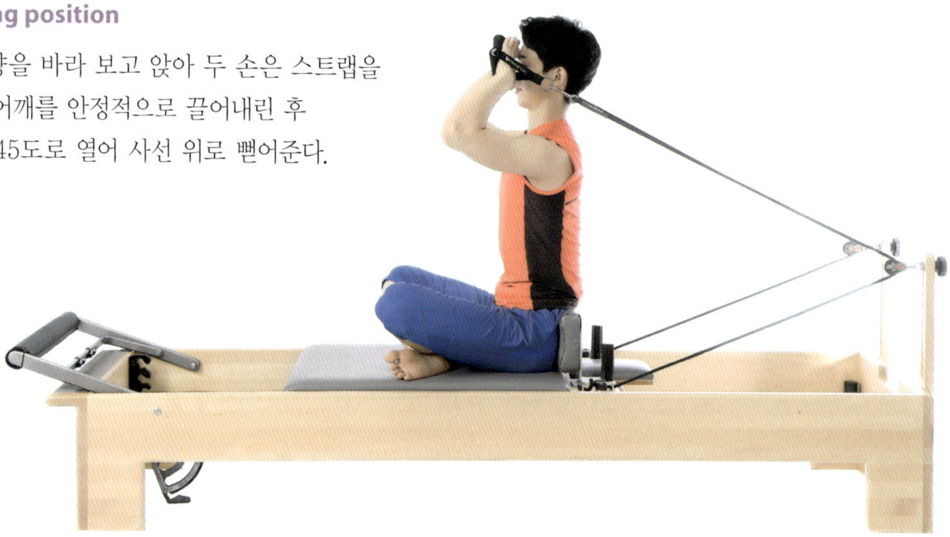

Starting position

▸ Movement

위팔의 위치를 유지하며 팔꿈치를 접었다가 상체의 위치를 유지한 상태에서 팔을 다시 사선 위로 밀며 뻗어준다.

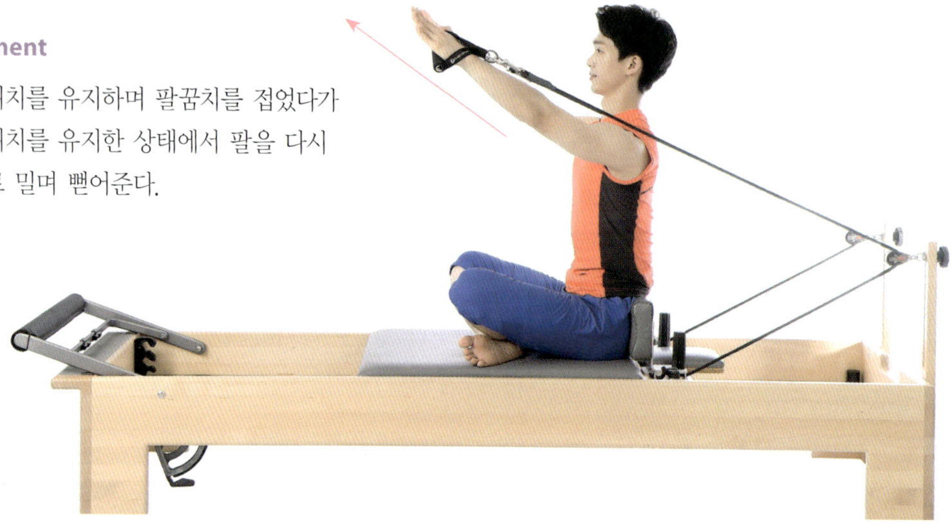

Movement

Variation

리포머 가동범위를 늘리기 위해 상체를 곧게 세운 상태에서 앞으로 기울여 두 팔을 귀옆까지 뻗어 올린다.

캐딜락 스프링에 핸들을 걸고 해도 좋다.

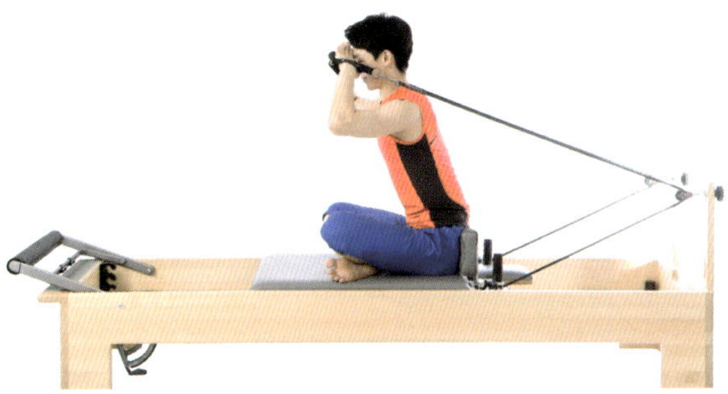

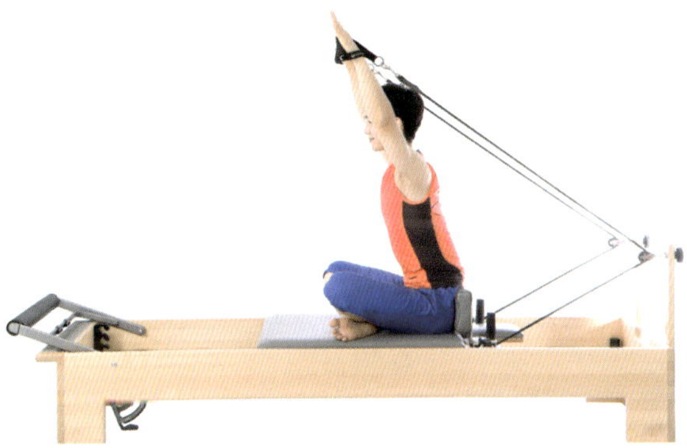

Variation

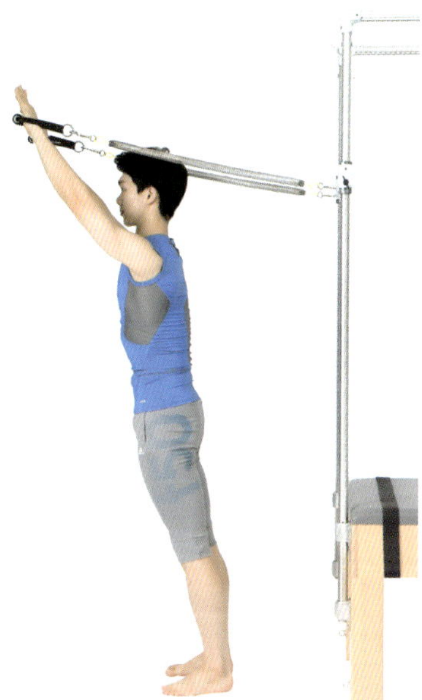

Teaching Tip

v 양쪽 어깨뼈를 등 뒤에서 X자로 연결하여 엉덩이 방향으로 끌어내린다고 생각하며 어깨뼈 아래쪽을 손으로 터치해준다.

⑦ Punch

▸ **Starting position**

풋바 방향을 보고 앉아 두 손은 허리 옆에 내려둔다.

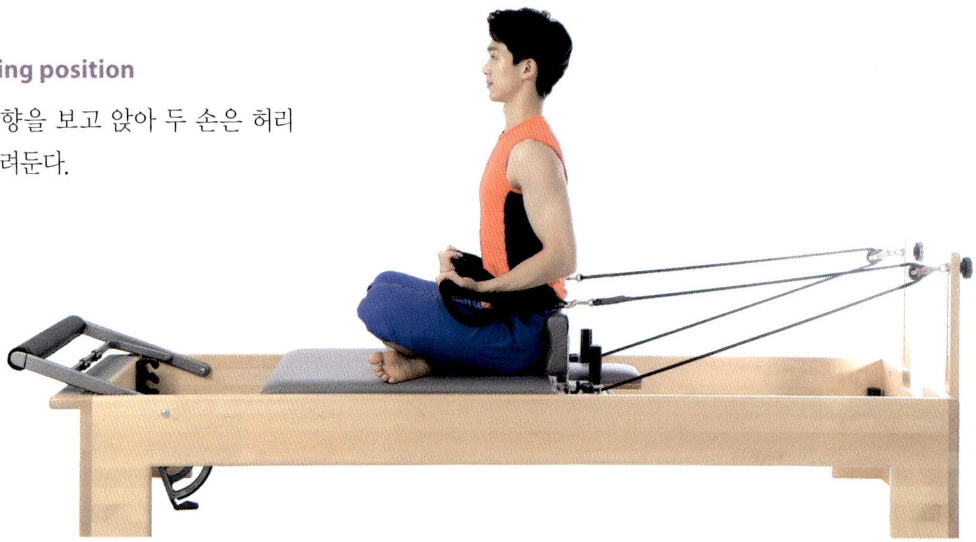

Starting position

▸ **Movement**

한 팔을 펀치를 날리듯 앞으로 뻗어준다. 팔은 정면을 향한 상태에서 등척추를 돌림(rotation)시켜 팔을 더 밀어준다.
팔의 위치는 사선 앞으로 뻗은 자세가 된다. 제자리에 돌아와 반대쪽도 반복한다.

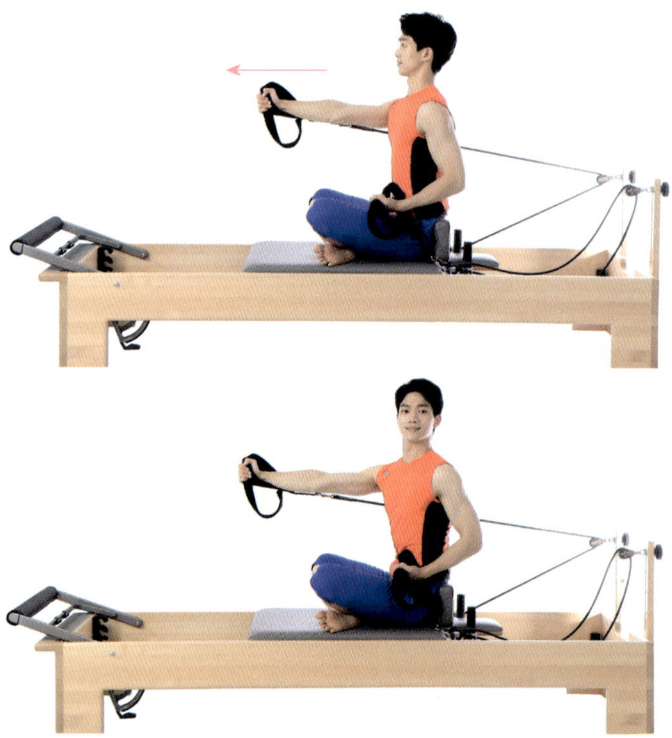

Movement

Variation

캐딜락 핸들을 잡고 바깥 방향으로 향해 선 후
한 팔을 뻗으며 등척추를 돌림시켜 더 밀어준다.

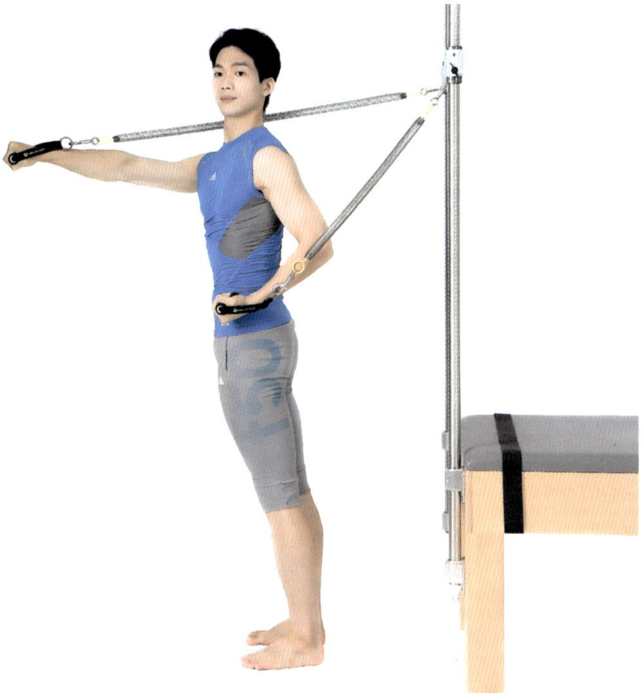

Variation

Teaching Tip

- 팔이 뻗어나가는 방향은 계속 정면이 되도록 팔의 위치를 잡아준다. 등척추를 돌림시켰을 때 앞톱니근에 힘이 들어가는지 체크한다.

08 Scapula Fix

▸ **Starting position**

어깨 아래 손목 골반 아래 무릎이 오도록 한다.
손 아래에는 저항이 있는 로테이터디스크를 둔다.

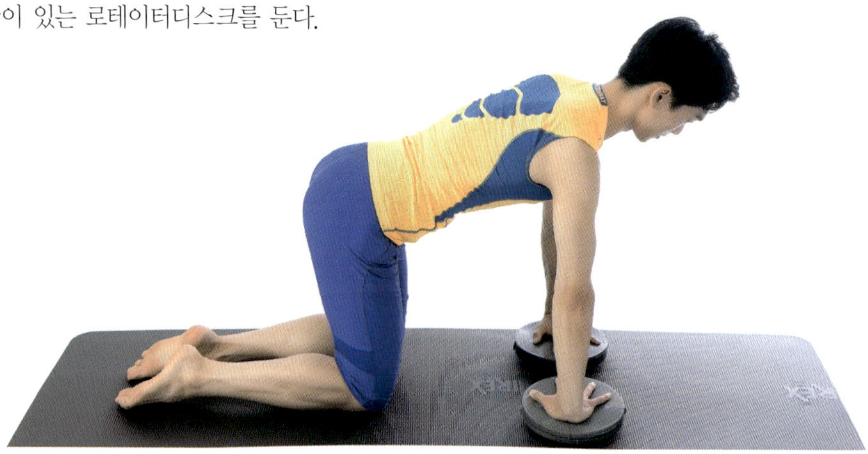

Starting position

▾ **Movement**

두 손이 서로 바라보도록 디스크 위에 손을 올리고 손가락이 정면을 향하도록 저항을 느끼며 가쪽돌림(external rotation)시킨다.
이때 어깨뼈 사이는 멀어지게 유지하고 머리부터 꼬리뼈까지 길어진다.
여러 번 반복하며 어깨의 안정성을 느껴본다.

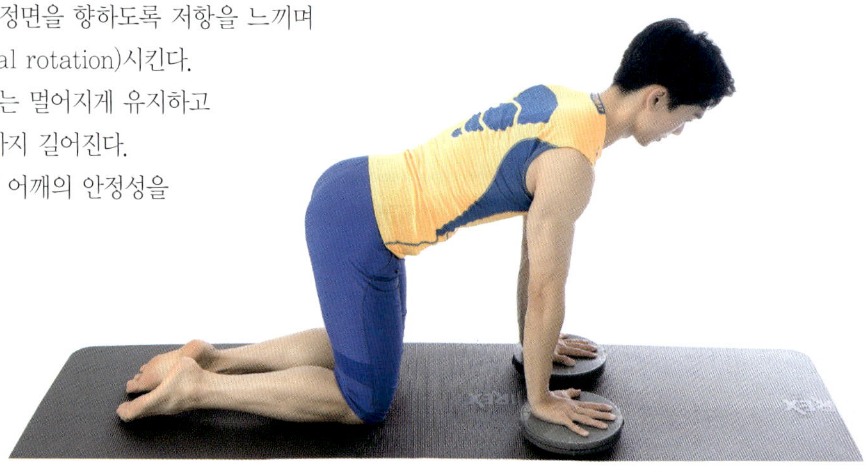

Movement

Variation

디스크가 없는 경우 손으로 바닥을 밀어내듯 누르며 위팔뼈의 회전을 느낀다. 이 동작이 잘 되면 한 팔을 가쪽돌림시킨 상태에서 사선 앞으로 뻗는다. 팔꿈치가 바닥 방향을 향하도록 유지하며 손을 바닥에서 살짝 들어올린다.

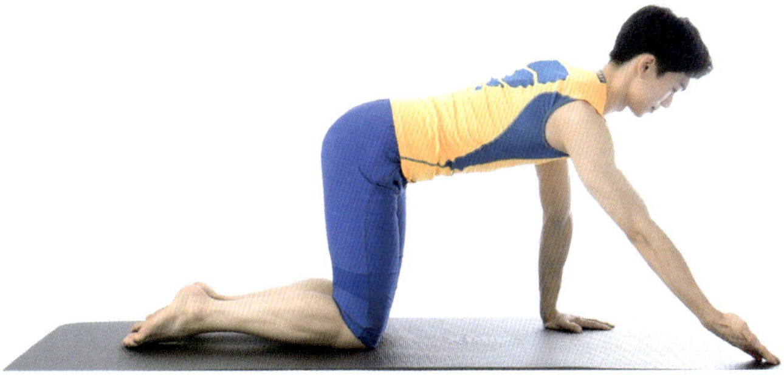

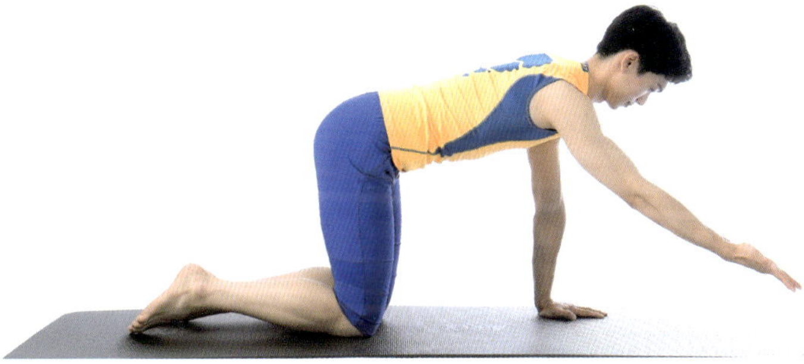

Variation

Teaching Tip

- 어깨뼈 사이의 간격과 등척추의 위치가 일정하게 유지될 수 있도록 손으로 어깨뼈 사이를 잡아주고 동작을 한다.

09 Long Stretch / Down Stretch

9-1 Long stretch

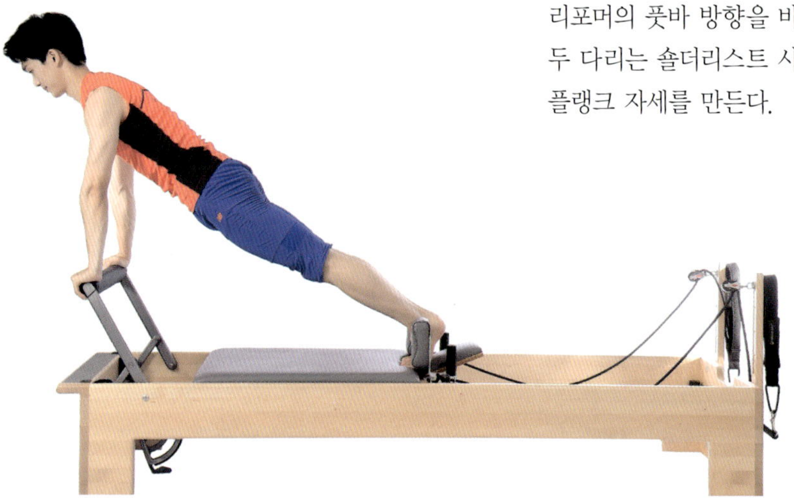

Starting position

◂ **Starting position**

리포머의 풋바 방향을 바라보고 두 손은 풋바, 두 다리는 숄더리스트 사이에 두고 플랭크 자세를 만든다.

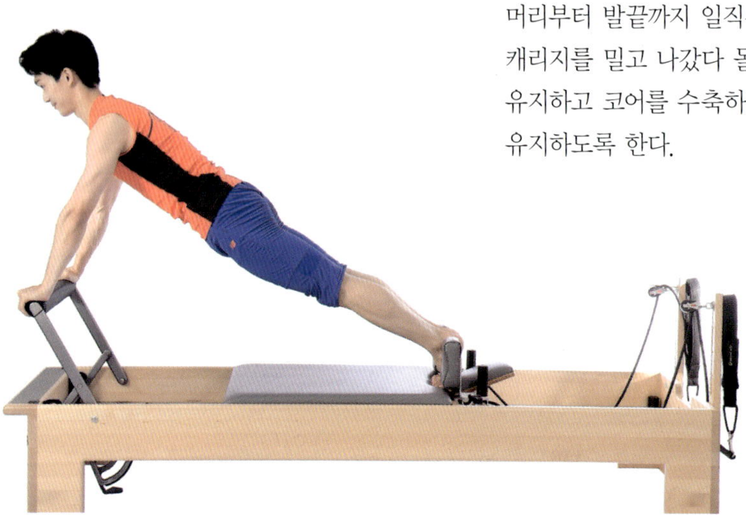

Movement

◂ **Movement**

머리부터 발끝까지 일직선이 되도록 유지하며 캐리지를 밀고 나갔다 돌아온다. 어깨의 안정성을 유지하고 코어를 수축하여 몸의 위치를 온전히 유지하도록 한다.

Variation

플랭크 자세가 힘들다면 무릎을 캐리지에 두고 상체의 움직임에만 집중할 수 있다.

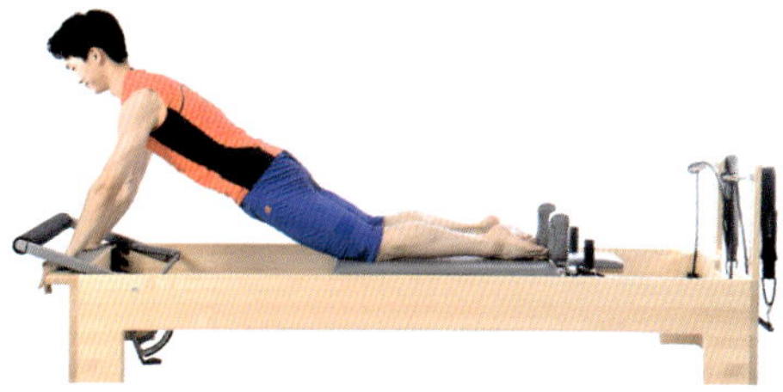

숏박스 세팅

1) 팔꿈치를 접어 박스에 지지하고 무릎은 골반 밑에 둔 Quadruped 자세를 만든다. 자세를 그대로 유지한 상태에서 두 팔을 밀어 캐리지를 밀고 나갔다 돌아온다.

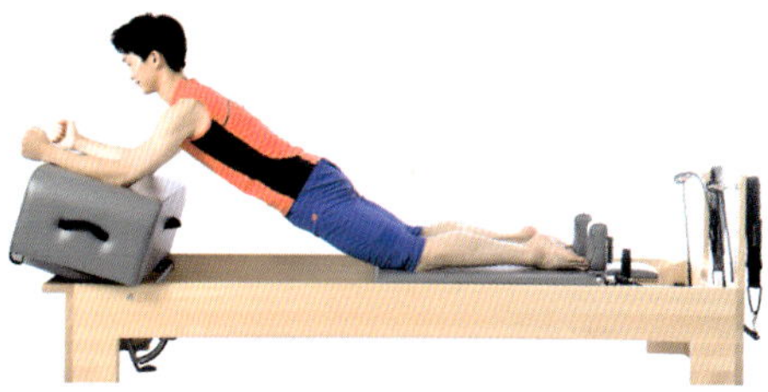

2) 팔꿈치를 접어 박스에 지지하고 무릎을 캐리지에 둔 상태에서 캐리지를 밀고 나간 상태에서 상체의 움직임에만 집중한다.

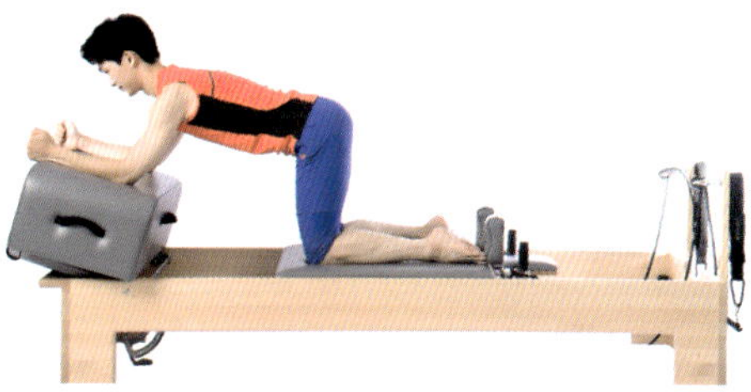

3) 팔꿈치를 접어 박스에 지지하고 플랭크 자세를 만든다. 복부의 힘을 유지하며 캐리지를 밀고 나갔다 돌아온다.

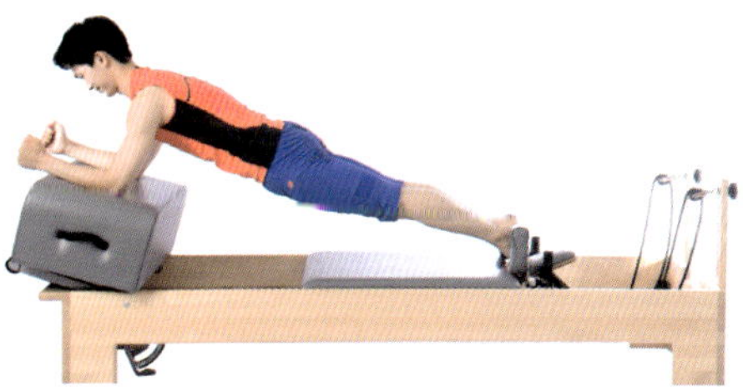

Variation

Teaching Tip

V 어깨뼈의 안정성을 유지할 수 있도록 어깨뼈에 손을 터치해준다. 몸의 자세를 유지할 수 있는 범위 내에서 캐리지가 나가도록 캐리지의 위치를 제한해 준다.

9-2 Down Stretch

✲ 허리뼈와 골반의 안정성이 잘 유지되고 허리의 통증이 없는 경우 등근육을 함께 강화하기 위해 등척추의 폄(extension)을 추가한 Down Stretch 동작을 할 수 있다.

◂ Starting position

리포머의 풋바 방향을 바라보고 두 손은 풋바, 두 다리는 각각 숄더리스트에 두고 무릎을 굽혀 체중을 골반쪽에 둔다.

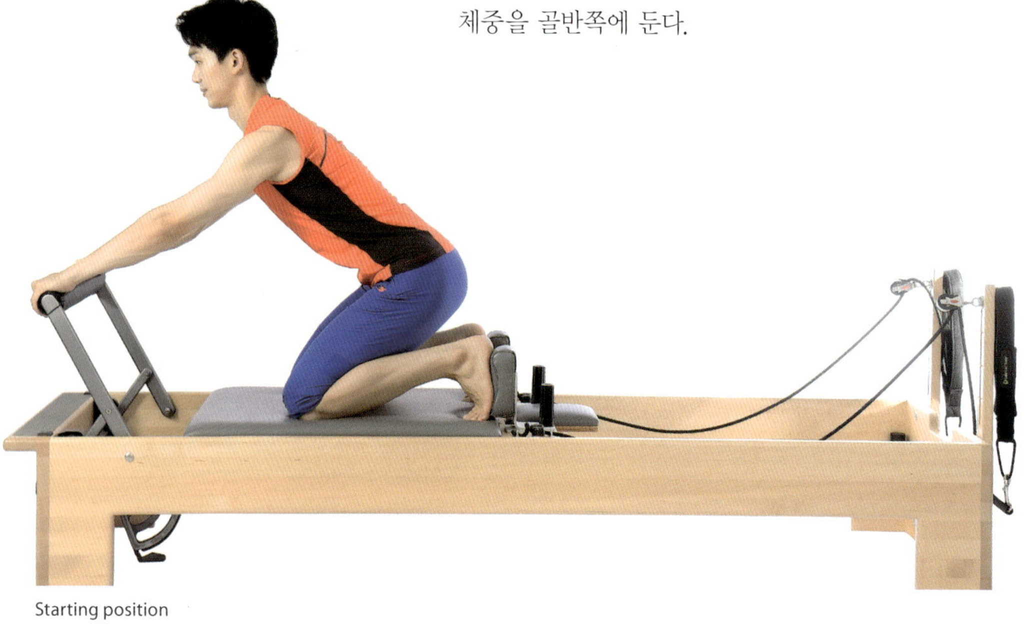

Starting position

▾ Movement

상체의 위치는 그대로 유지한 채 캐리지를 밀고 나간다. 척추를 폄(extension)시킨 상태를 유지한 채 캐리지를 홈으로 가지고 온다. 이때 복부의 힘으로 허리에 무리가 가지 않도록 한다. 척추 커브를 유지한 상태로 캐리지를 밀고 나갔다 돌아오기를 반복한다.

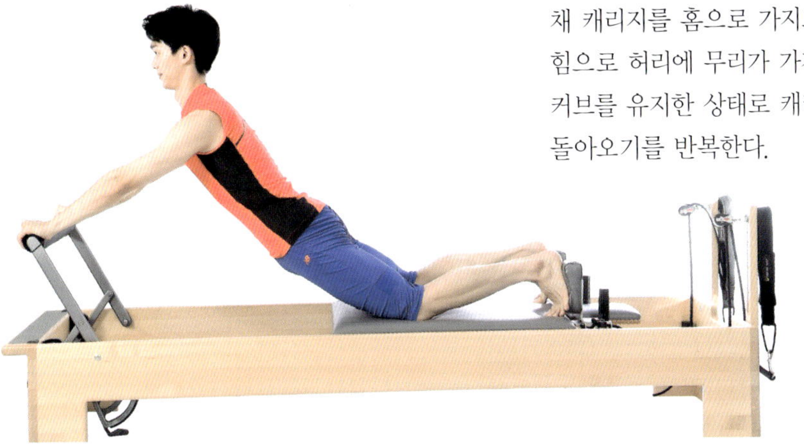

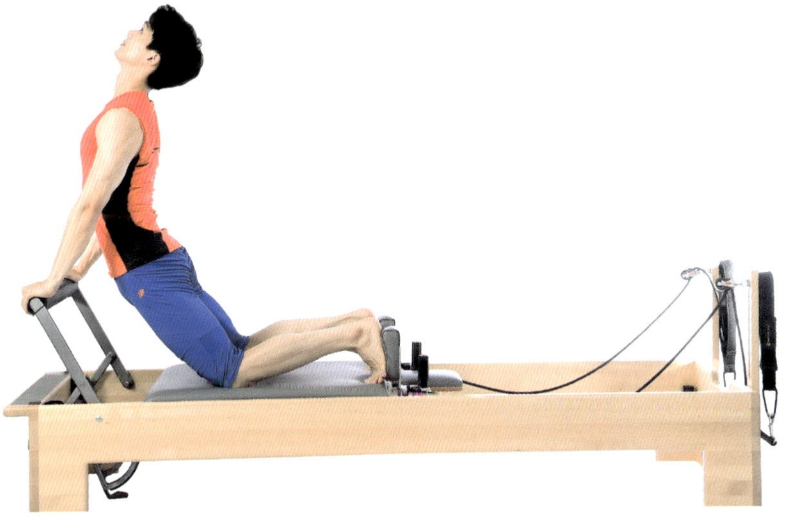

Movement

Teaching Tip

V 척추의 커브를 유지할 수 있도록 복부와 둔부의 힘을 지속적으로 체크한다. 시선의 위치를 고정해 주어 척추가 늘어난 각도를 유지할 수 있도록 한다.

⑩ External Rotation / Serve A Tray

10-1 External Rotation

▸ **Starting position**

손에 저항밴드를 잡고 바르게 앉는다.

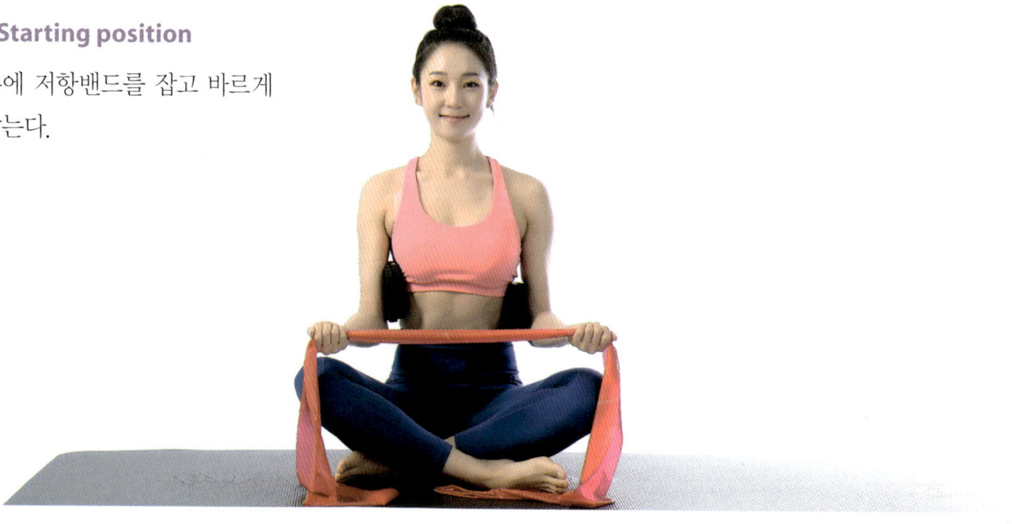

Starting position

◂ **Movement**

위팔뼈의 위치는 그대로 두고 돌림(rotation)시켜 밴드의 저항을 느낀다. 이때 가슴 앞은 넓어지고 어깨가 긴장되지 않도록 한다. 약한 강도에서 여러 번 반복한다.

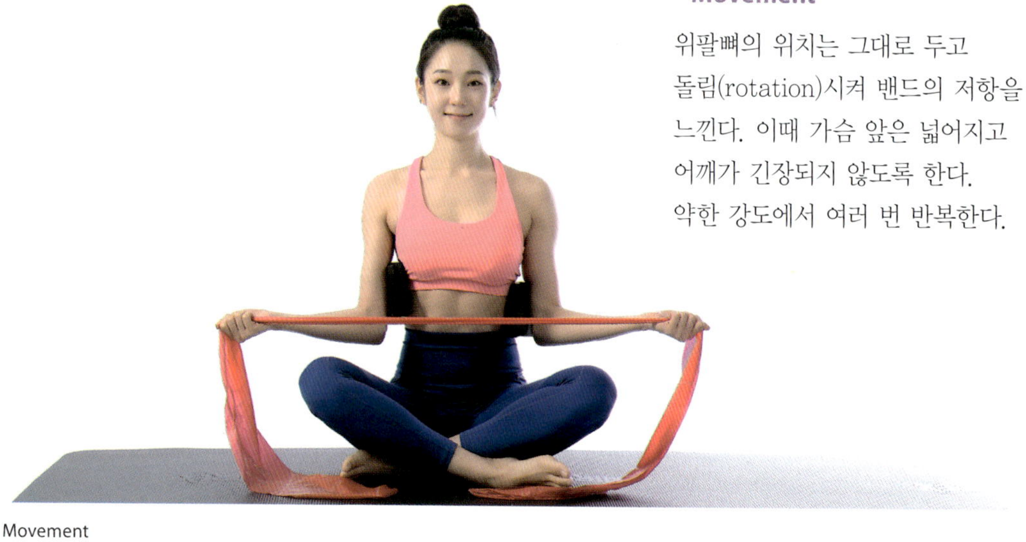

Movement

Variation

리포머 스트랩 방향을 보고 앉아 상체는 그대로 두고 위팔뼈를 돌림(rotation)시켜 스트랩을 당긴다. 이때 가슴 앞은 넓어지고 어깨가 긴장되지 않도록 한다. 잘 된다면 두 팔을 90도로 벌림(abduction)시켜서도 해본다.

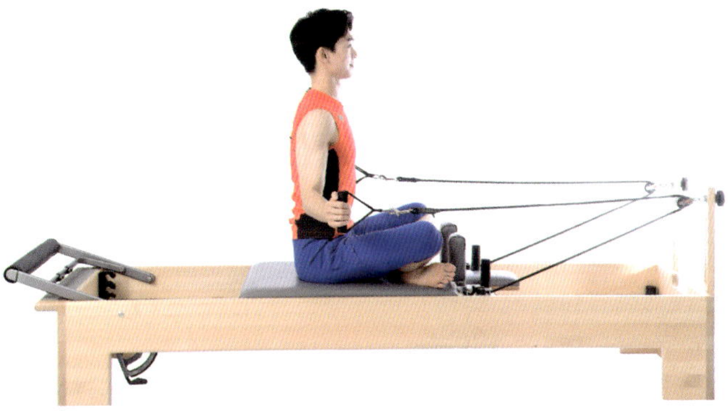

캐딜락 가장 약한 스프링으로 동작을 진행한다. 한 팔 혹은 두 팔을 함께 할 수 있다. 잘 된다면 두 팔을 90도로 벌림시켜서도 해본다.

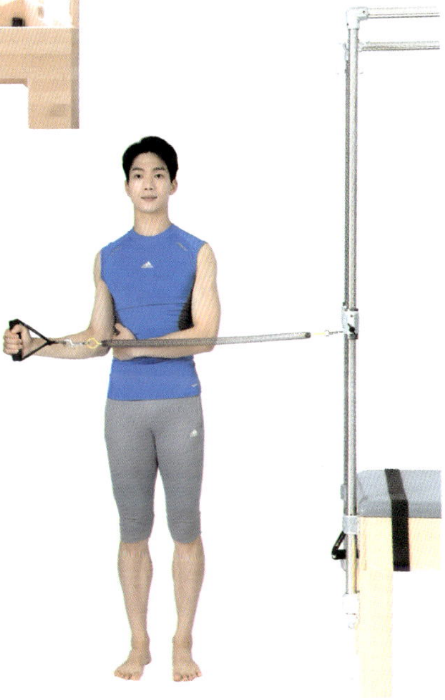

Variation

Teaching Tip

- 몸과 팔 사이의 간격이 일정하게 유지될 수 있도록 수건이나 미니매트를 접어 팔과 몸 사이에 넣어 고정시켜 준다.

10-2 Serve a tray

✻ 어깨의 안정성이 잘 지켜지는 상태라면 가슴 쪽 근육을 함께 강화시키기 위하여 Serve a tray을 추가할 수 있다.

▾ Starting position

풋바 방향을 바라보고 앉아 두 손은 핸들을 잡고 팔꿈치를 접는다.

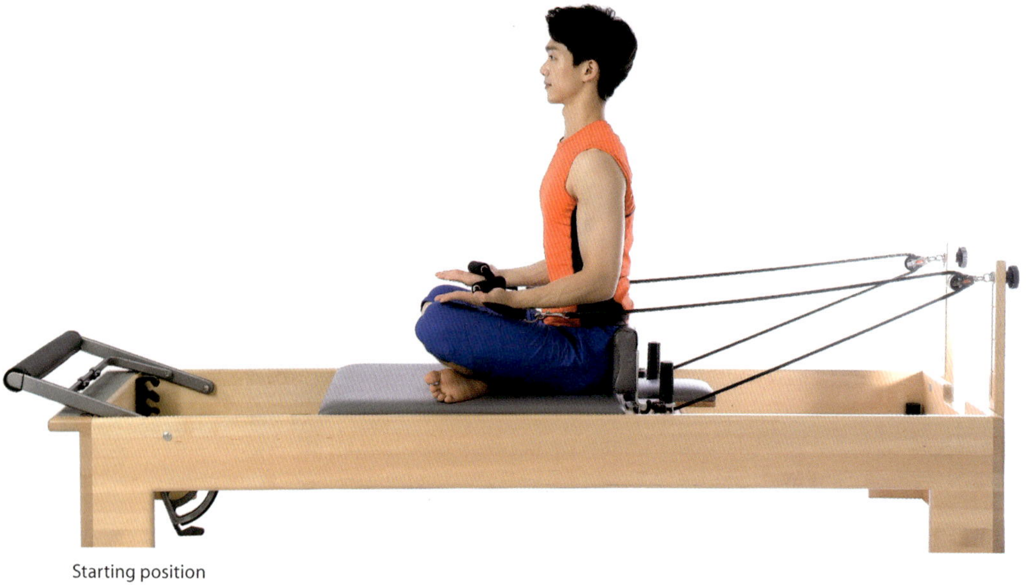

Starting position

▸ **Movement**

팔꿈치가 바닥을 본 상태를 유지하며 두 팔을 정면으로 뻗는다. 어깨의 안정적인 위치를 그대로 유지하며 두 팔을 옆으로 열었다가 다시 시작 자세로 돌아온다. 이때 가슴 앞은 넓어지고 어깨가 긴장되지 않도록 한다.

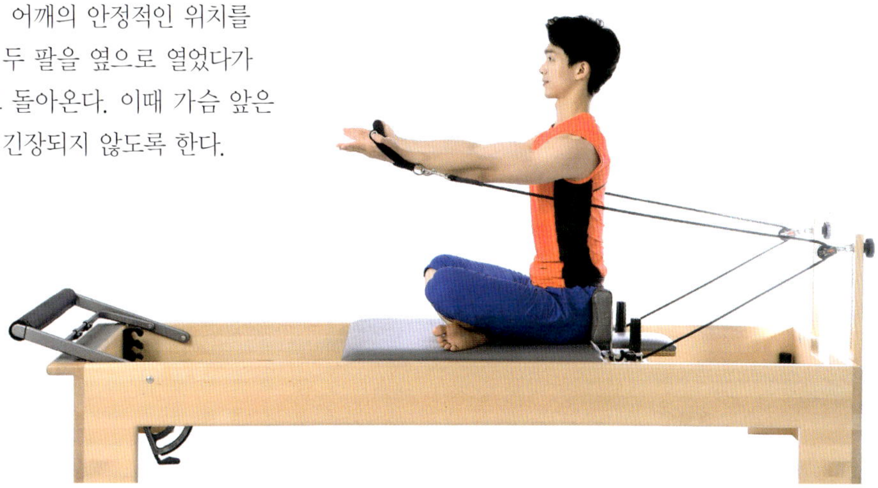

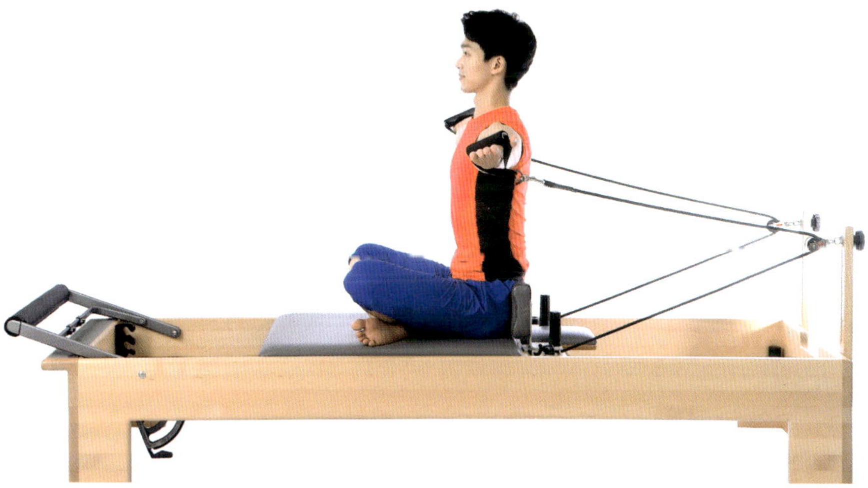

Movement

Teaching Tip

V 팔의 위치에 따라 어깨가 움직이지 않도록 시작 자세에서의 어깨의 위치가 그대로 유지하도록 집중한다.

⑪ Scapula Mobility / Seated Front

11-1 Scapula Mobility

Elevation & Depression

▾ **Starting position**

캐딜락에 엎드려 푸쉬 스로우바를 손으로 잡는다.

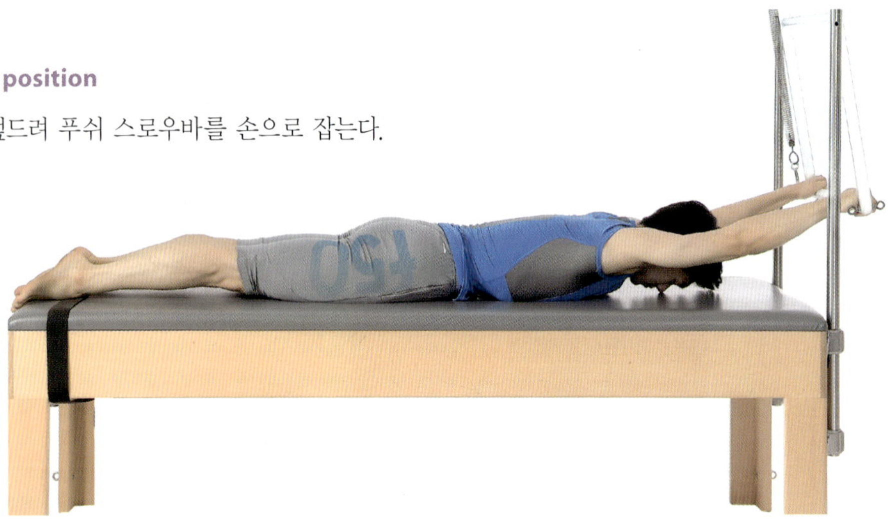

Starting position

▾ **Movement**

팔꿈치를 편 상태에서 어깨를 귀까지 끌어올렸다가 끌어내리기를 반복한다. 이때 어깨뼈 사이의 간격이 좁아지지 않도록 한다.

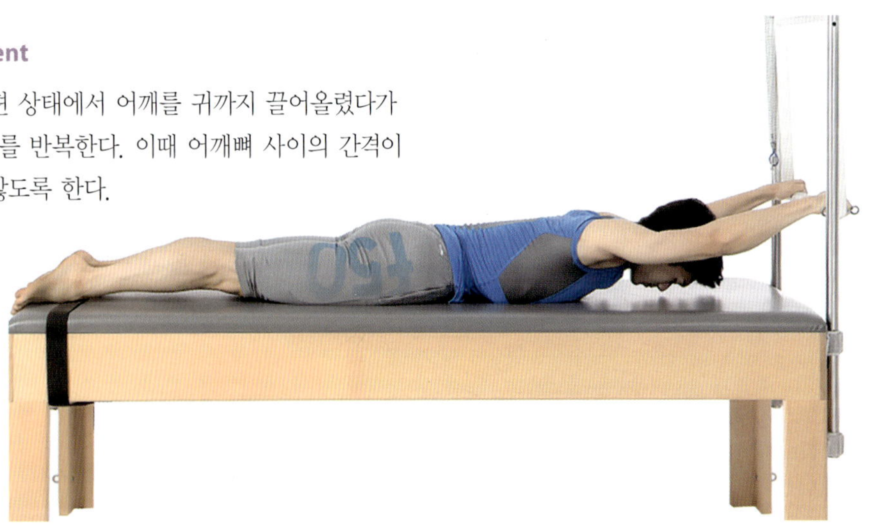

Movement

Variation

리포머 롱박스 세팅
롱박스에 엎드려 풋바를 잡고 동작을 할 수 있다.

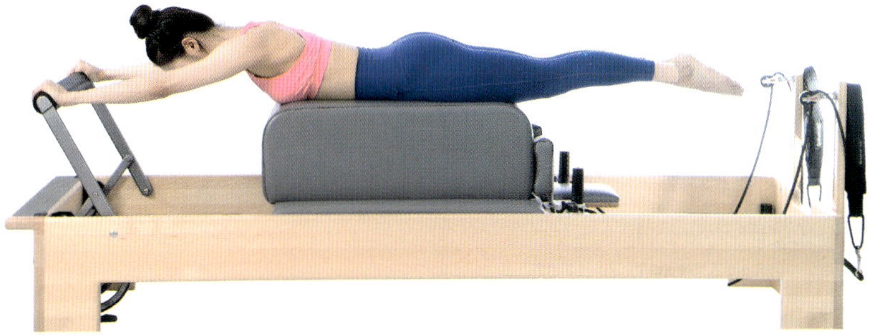

체어 체어 앞에 박스를 두고 앉아 두 손으로 페달을 잡고 동작을 할 수 있다.

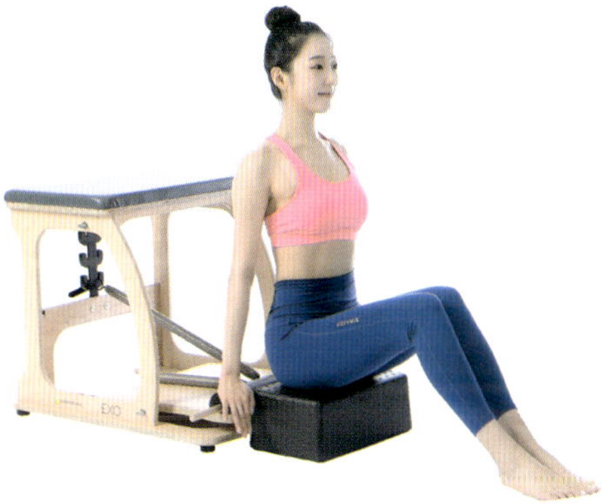

롤러 기구가 없는 경우 폼롤러 위에 두 팔을 올리고 엄지손가락이 천장 방향을 향하도록 하여 동작을 할 수 있다.

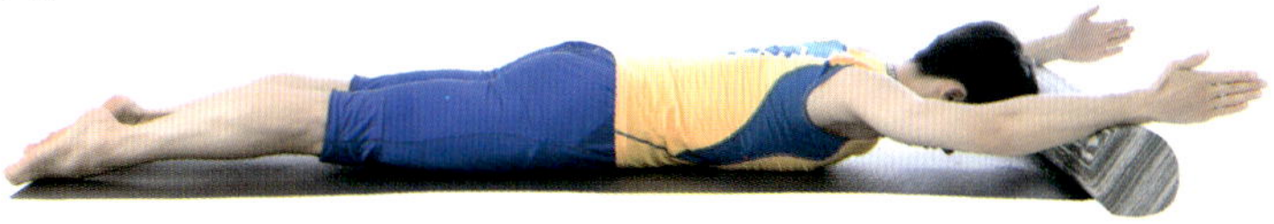

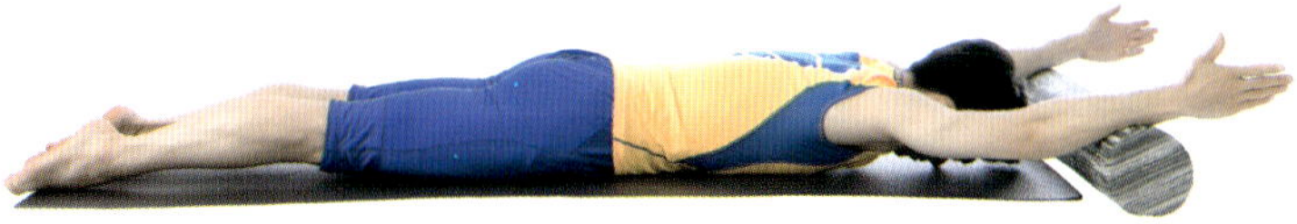

Variation

Protraction & Retraction

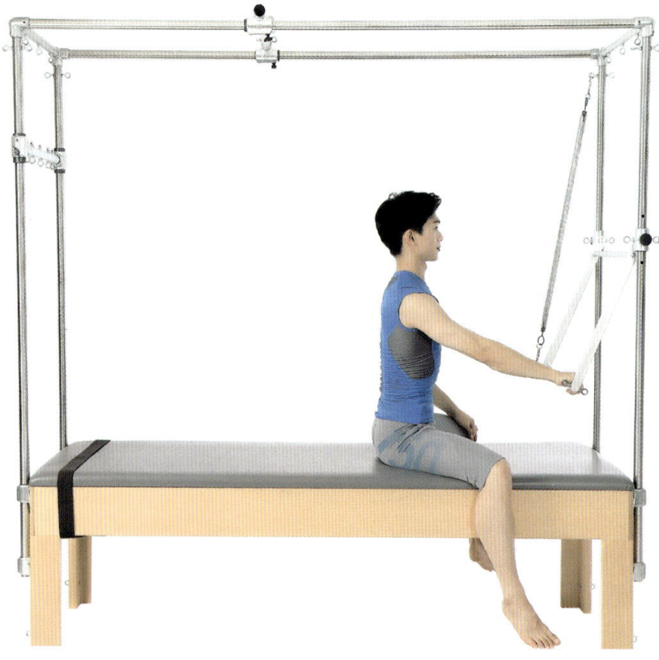

Starting position

▸ **Starting position**

캐딜락에 두 다리를 말을 타는 듯이 앉아 한 손으로 푸쉬 스로우바를 잡는다. 상체의 자세가 유지될 수 있도록 가벼운 스프링을 사용한다.

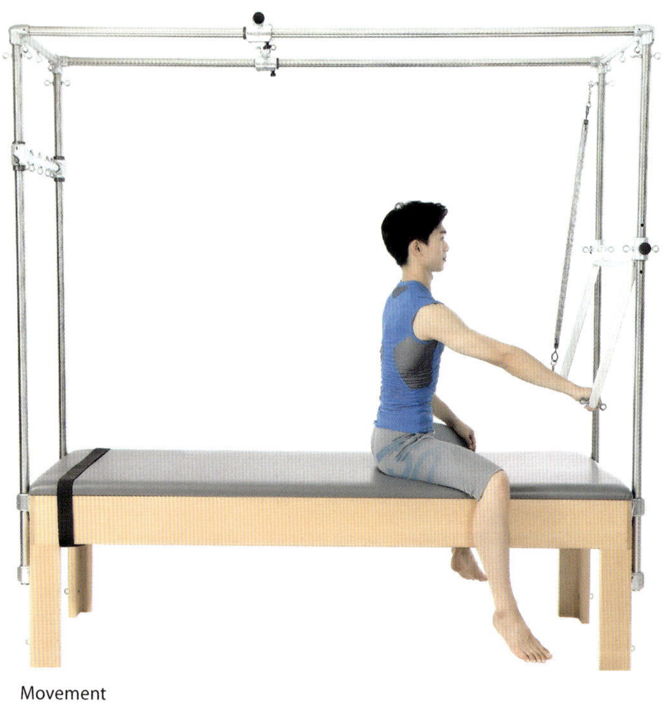

Movement

▸ **Movement**

상체의 위치는 그대로 유지한 상태에서 어깨뼈를 앞으로 밀고 나갔다 들어오기를 반복한다. 어깨가 올라가지 않고 정면으로 밀고 나갈 수 있도록 집중한다.

Variation

리포머 롱박스 세팅
플랫폼에 앉아 박스를 밀어내며 동작을 할 수 있다.

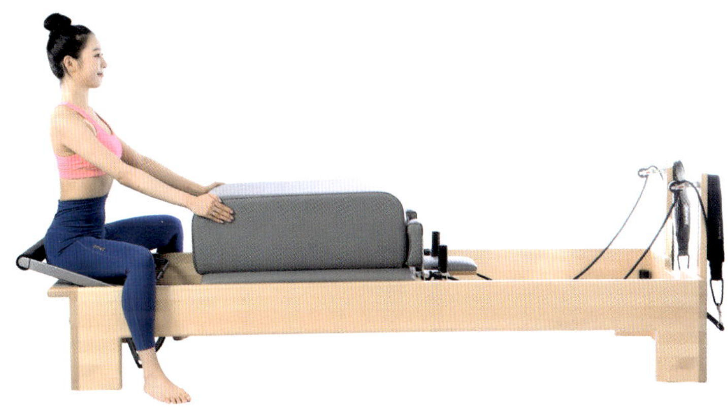

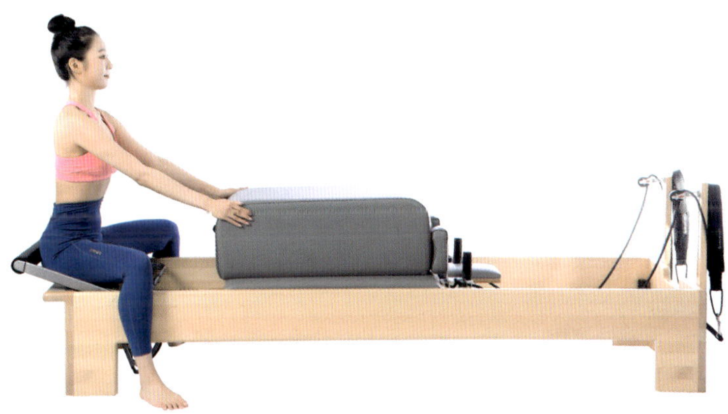

Variation

Teaching Tip

V 위팔뼈가 아니라 어깨뼈가 움직임을 리드할 수 있도록 한다.

11-2 Seated front

✻ 어깨의 안정성이 잘 지켜지는 상태라면 척추의 가동성을 향상시키기 위하여 Seated front와 Cat 동작을 추가할 수 있다.

▾ Starting position

캐딜락의 수직프레임에 두 다리를 닿게 하여 앉아 허리를 곧게 세우고 두 손은 푸쉬 스로우바를 잡는다.

▾ Movement

상체의 위치는 그대로 유지한 상태에서 푸쉬 스로우바를 밀어내고 등의 위쪽이 늘어나도록 상체를 숙인다. 이때 어깨와 귀 간격은 그대로 유지하며 어깨뼈를 정면으로 밀어낸다고 생각한다.

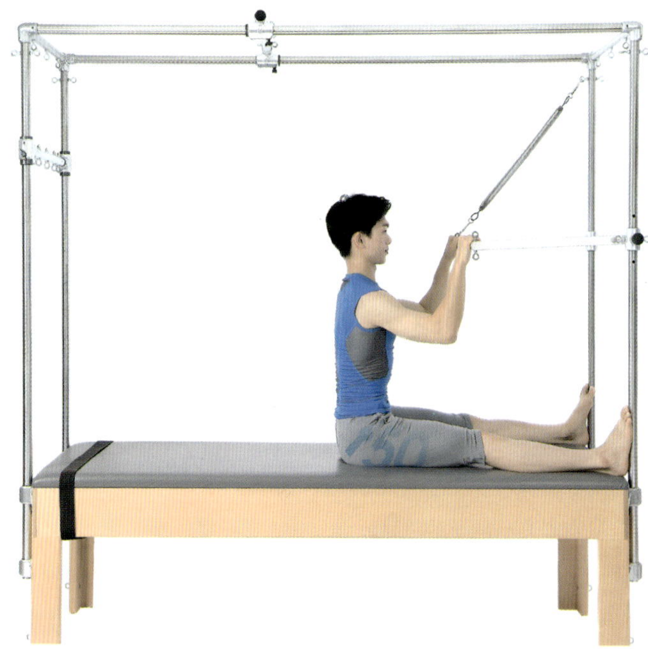

Starting position

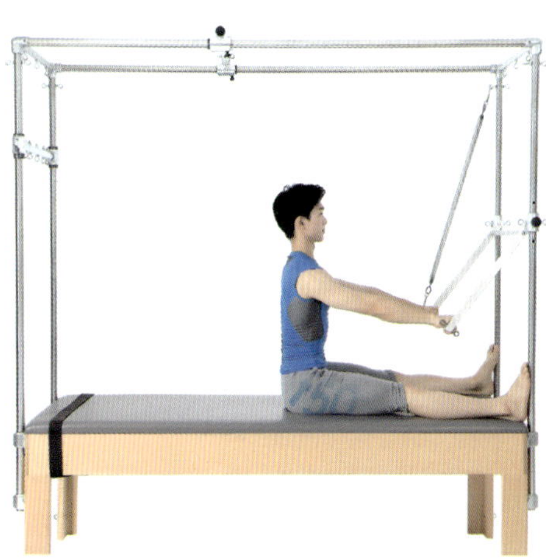

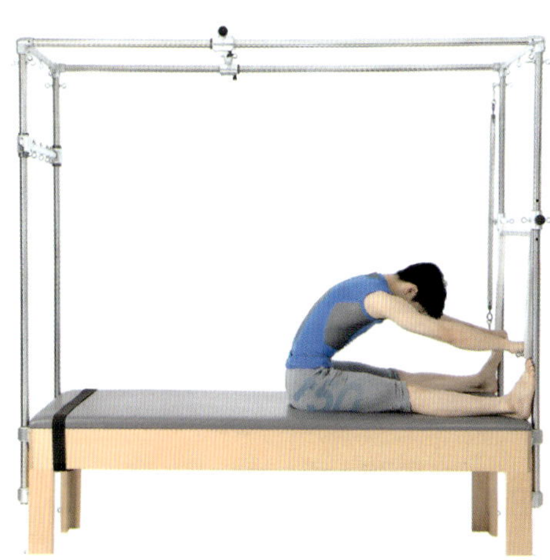

Movement

Variation

동작이 잘 되는 경우 말타듯이 앉아 척추를 둥글게 말아 내려갔다가 상체를 폄(extension)시키고, 다시 둥글게 말아 돌아오는 Cat 동작을 해본다.
동작의 난이도를 높이려면 무릎을 세워 앉아 닐링 포지션에서도 할 수 있다.

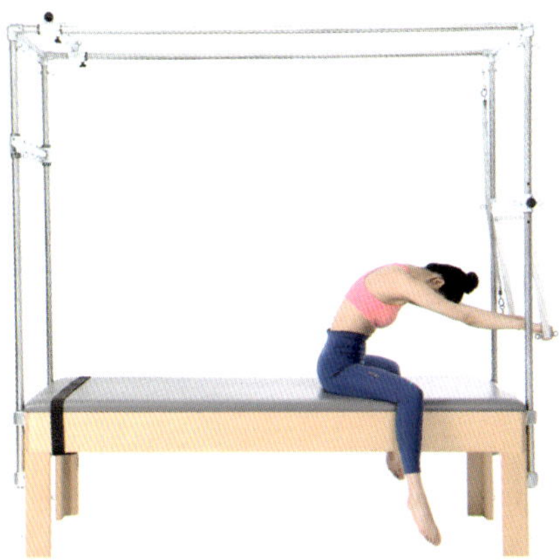

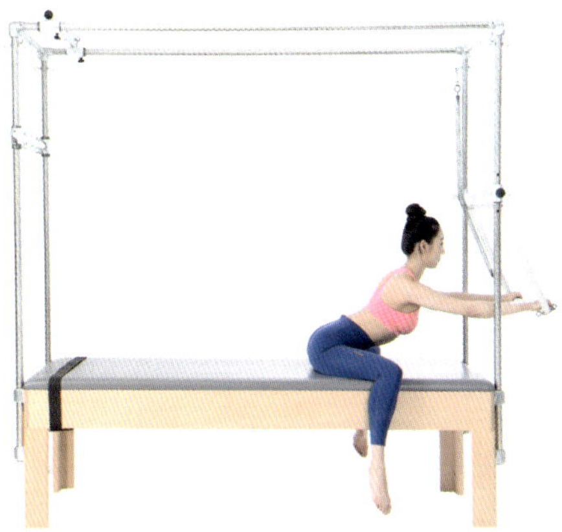

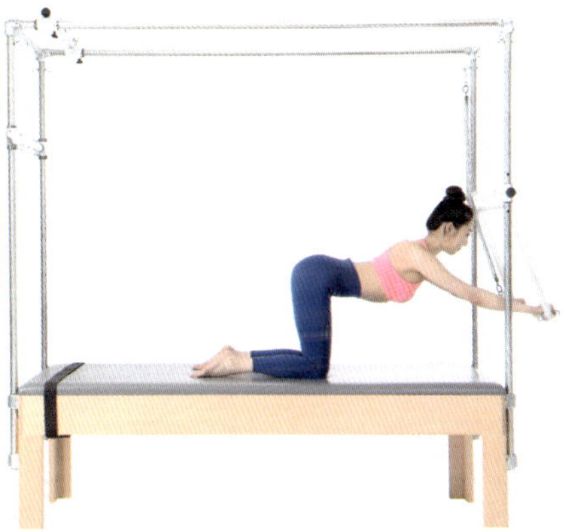

Variation

Teaching Tip

- ✓ 위팔뼈가 아니라 어깨뼈가 움직임을 리드할 수 있도록 한다.
- ✓ Cat 응용동작에서 상체가 펴될 때 어깨는 최대한 내 몸에 연결되어 있다고 생각하며 동작을 진행한다.

⑫ Y, T Pull / Swan Dive

12-1 Y, T Pull

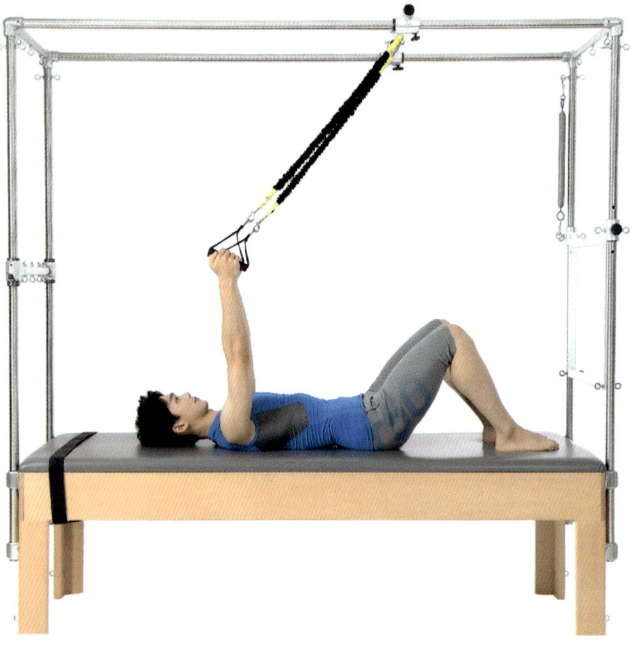

Starting position

▾ Starting position

캐딜락의 수평슬라이드에 저항밴드 혹은 스프링을 걸고 두 손으로 잡아준다.

▾ Movement

중간등세모근 핸들을 잡은 두 팔을 T자 모양으로 바닥까지 내린다. 이때 두 손은 엄지손가락이 바닥을 향하도록 한다.

아래등세모근 핸들을 잡은 두 팔을 머리 위 사선 방향으로 들어올려 Y자 모양으로 바닥까지 내린다.

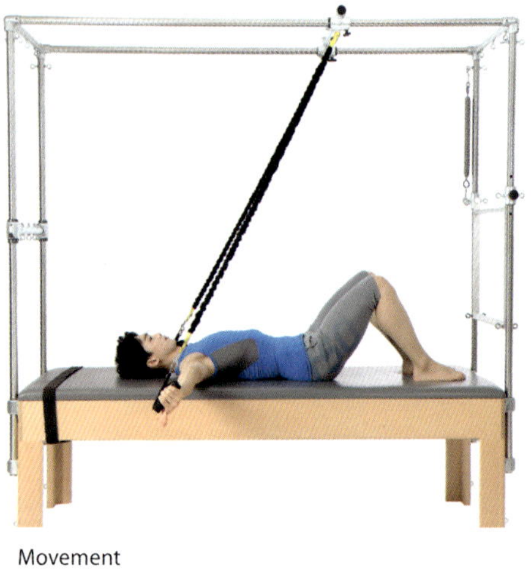

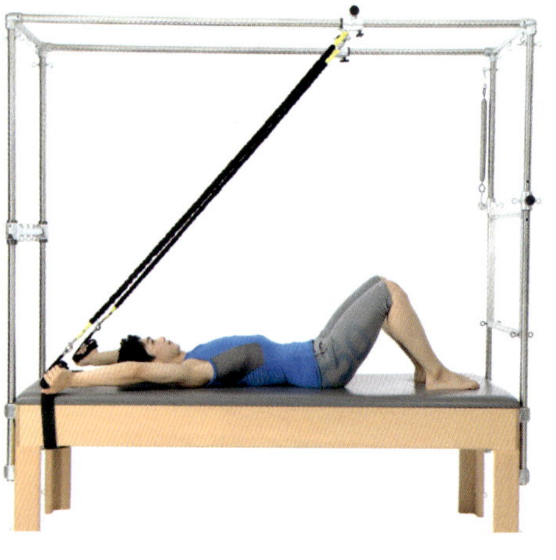

Movement

Variation

리포머 페이싱 스트랩

시팅 포지션에서 두 손은 스트랩을 잡는다. 두 팔을 T자 모양으로 만들며 스트랩을 당긴다. Y자 모양으로도 해본다.

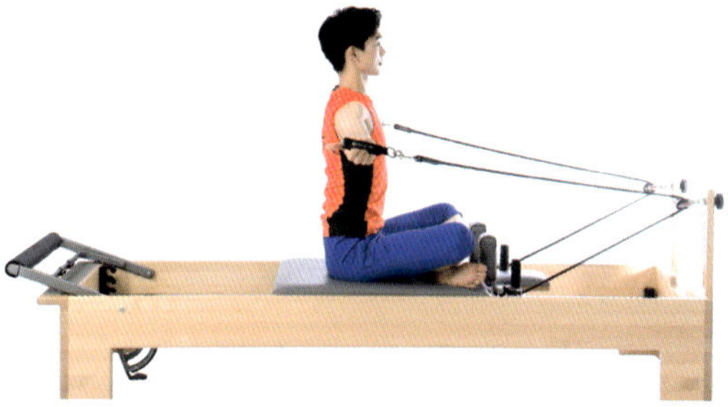

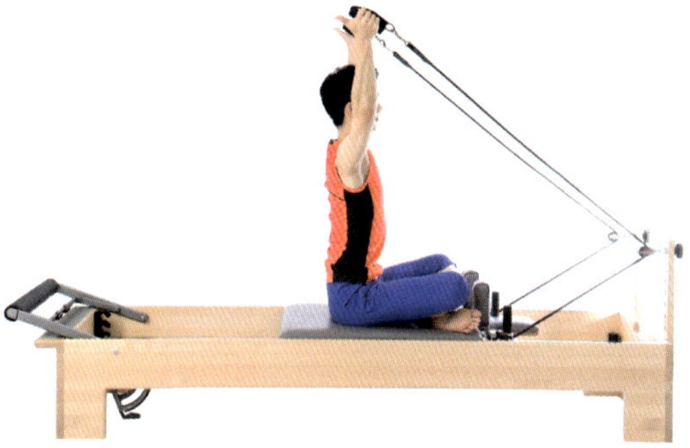

베럴 무릎을 접어 허벅지가 베럴을 밀며 머리부터 꼬리뼈까지 일직선이 되게 척추를 신장시켜 멈춘다. 그 상태에서 엄지손가락이 천장을 향하도록 하고 T자 모양으로 들어올린다. Y자 모양으로도 들어올려 본다.

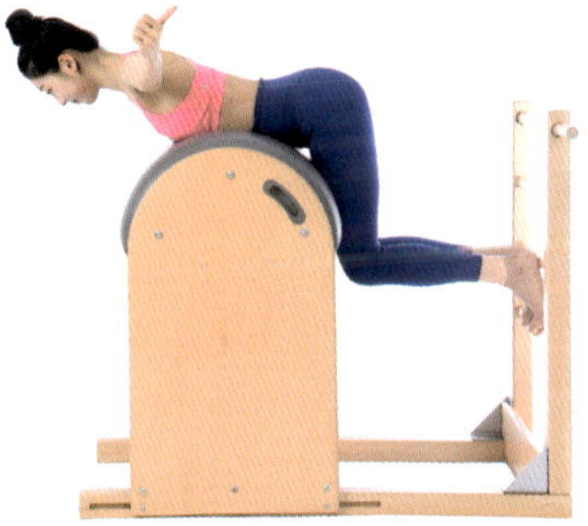

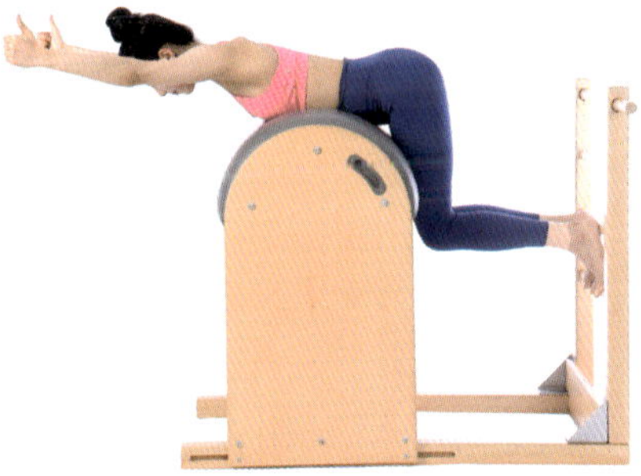

Variation

Teaching Tip

V 위등세모근이 과하게 긴장되지 않도록 어깨뼈를 가라앉힌다는 느낌으로 동작을 지도하며 어깨뼈를 눌러 팔을 당기는 느낌을 먼저 손으로 잡아준다.

12-2 Swan dive

✻ 어깨의 안정성이 잘 지켜지는 상태라면 몸의 뒤쪽 근육을 더 강화시킬 수 있도록 Swan dive 동작을 추가할 수 있다.

▾ **Starting position**

리포머에 아크를 두고 엎드려 두 손은 풋바를 잡는다.

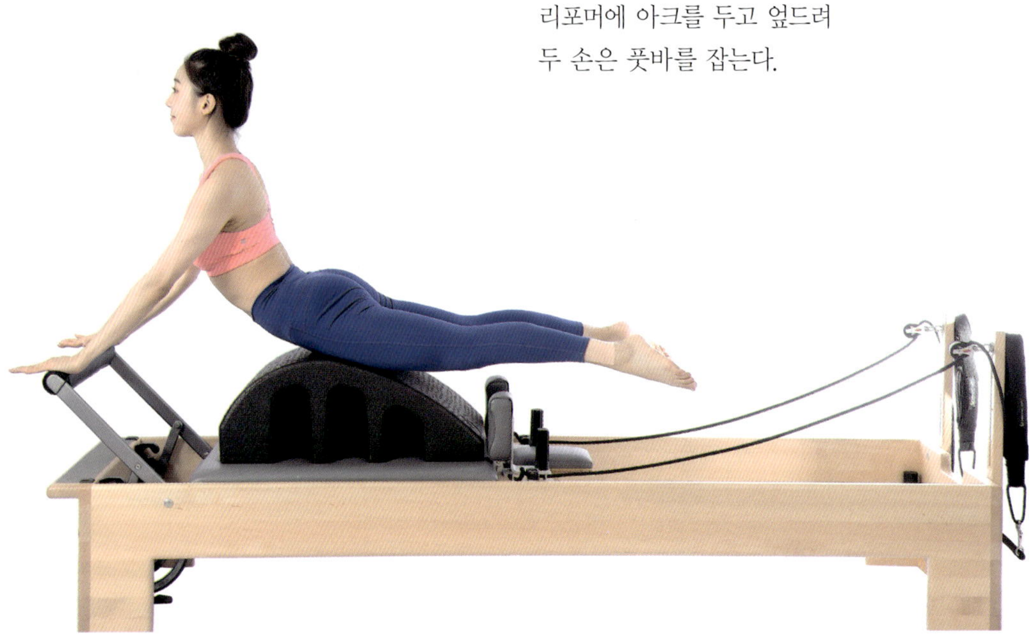

Starting position

▾ **Movement**

두 팔은 어깨뼈를 가라앉힌다는 느낌으로 풋바를 밀어내며 다리를 끌어올리고 제자리에 돌아오며 상체를 끌어올린다. 이때 상체의 폄(extension) 각도는 그대로 유지한다.

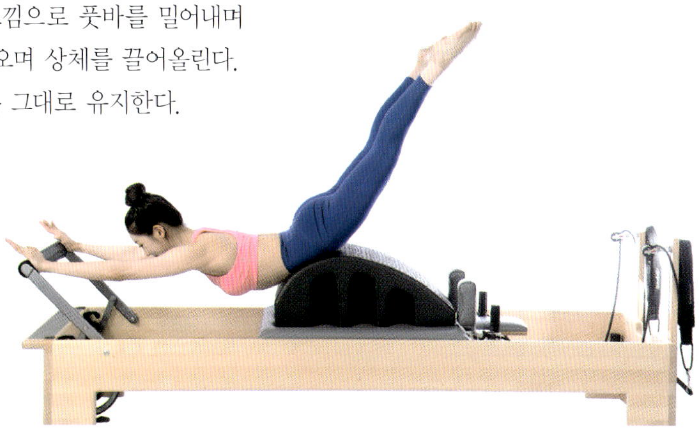

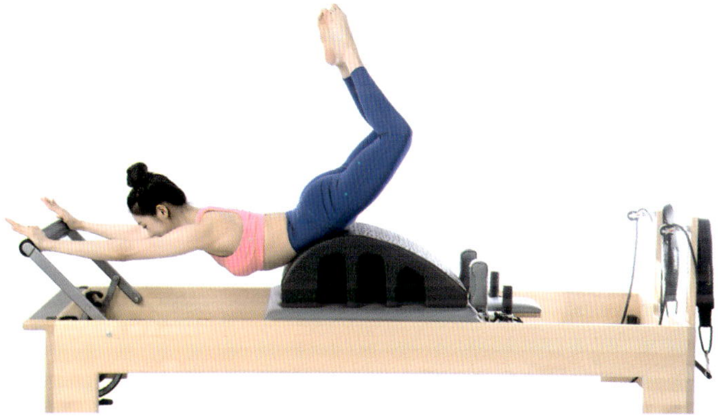

Variation

Variation

리포머 그래스호퍼

아크를 그대로 세팅한 상태에서 스완 다이브 자세로 내려간다. 그 상태에서 무릎을 굽혀 네 번 교차하고 다리를 뻗으며 세 번 교차 후 제자리에 올라온다.

Teaching Tip

∨ 스완 다이브 자세를 내려갈 때 어깨뼈의 위치는 안정적으로 가라앉도록 손으로 함께 방향을 잡아준다.

⑬ Pulling Strap

▾ **Starting position**

리포머에 롱박스를 세팅하고 스트랩 방향으로 엎드린다. 두 손은 스트랩을 잡아준다.

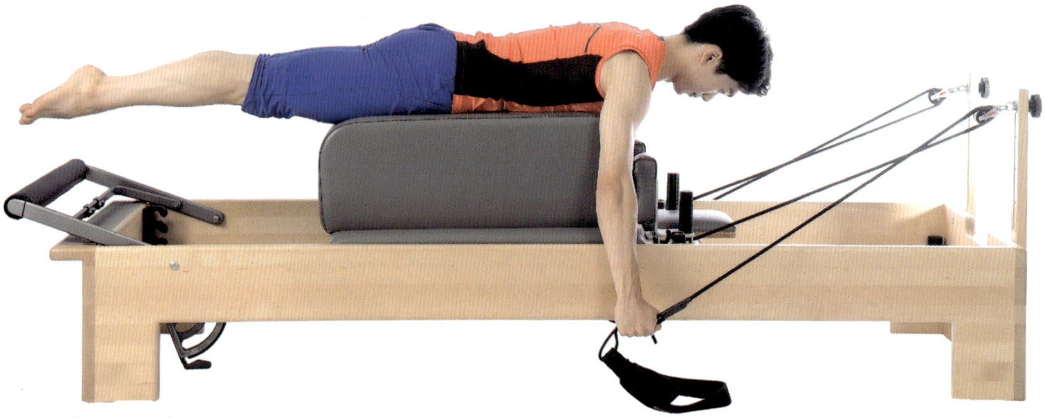

Starting position

▸ **Movement**

스트랩을 당겨 두 손을 골반까지 가지고 온다.
동작이 잘 된다면 두 팔을 T자 모양을 만들어 당기기도 해준다.

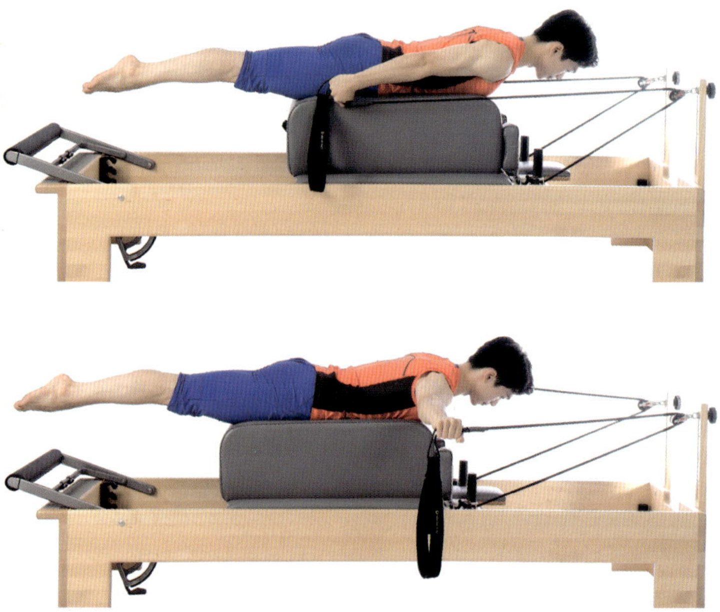

Movement

Variation

리포머 어깨의 안정성이 잘 지켜지고 허리에 통증이 없다면 스트랩을 당기며 상체를 펌(extension)시킨다.

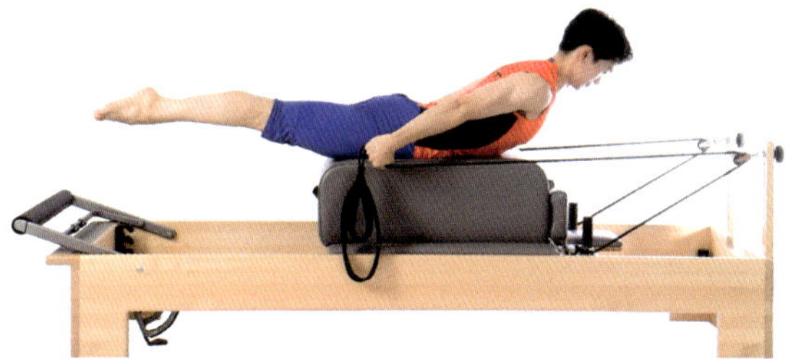

캐딜락 어깨 아래 손목, 골반 아래 무릎이 오도록 한다. 한손으로 핸들을 잡고 골반까지 당긴다. 팔꿈치만 접었다가 펴며 위팔세갈래근에 집중하여 움직이고, 넓은등근이 자극되도록 T자 모양으로 강화도 해본다.

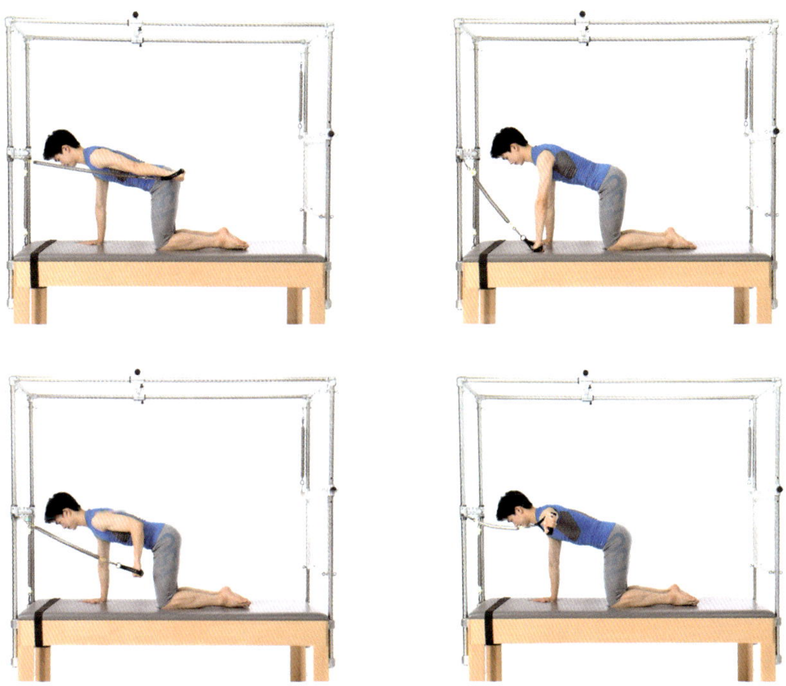

Variation

Teaching Tip

V 어깨의 안정성을 지킨 상태에서 팔만 움직일 수 있도록 한다.

⑭ Rowing Front

Sitting tall

▾ **Starting position**

풋바를 바라보고 앉아
두 손은 스트랩을 잡고 팔꿈치를 굽힌다.

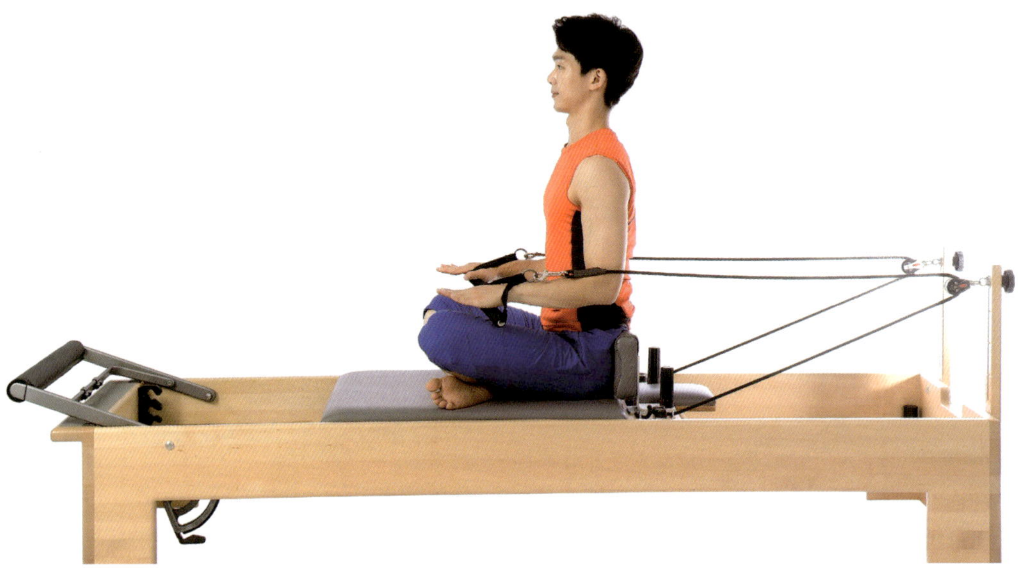

Starting position

▾ **Movement**

두 손을 정면으로 뻗었다가 두 팔을 안쪽돌림(internal rotation) 하며 캐리지 쪽으로 내렸다가 상체의 위치를 유지하며 원을 그린다.

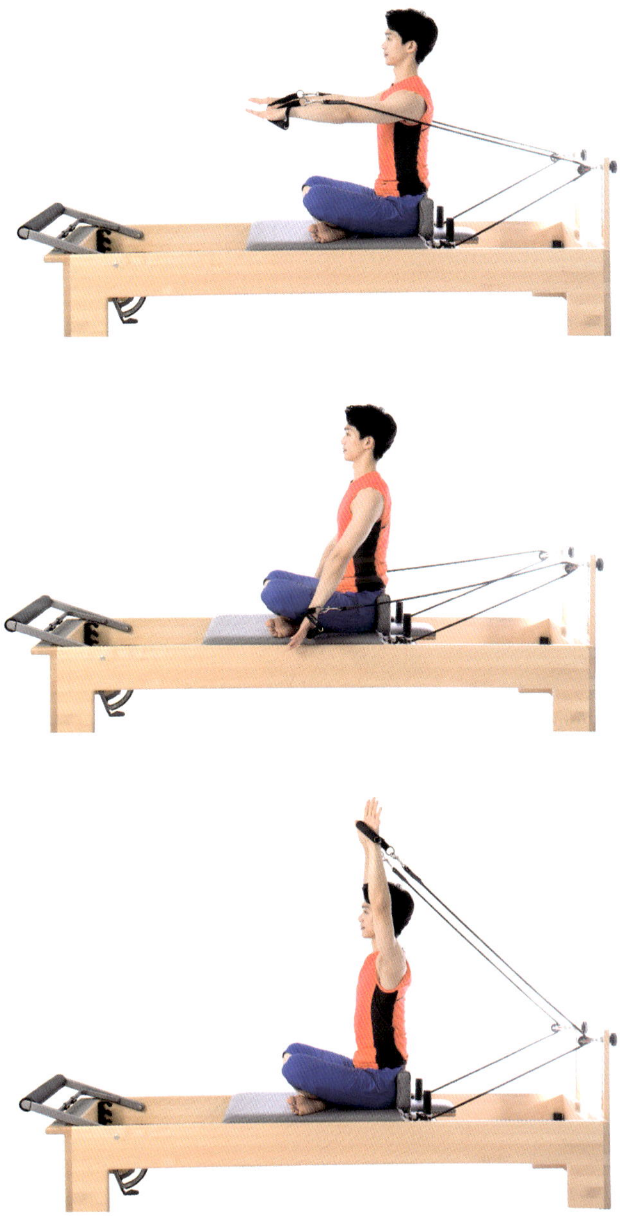

Movement

Bending Down

▾ Starting position

풋바를 바라보고 앉아 두 손은 스트랩을 잡고 손등을 바닥에 둔다.

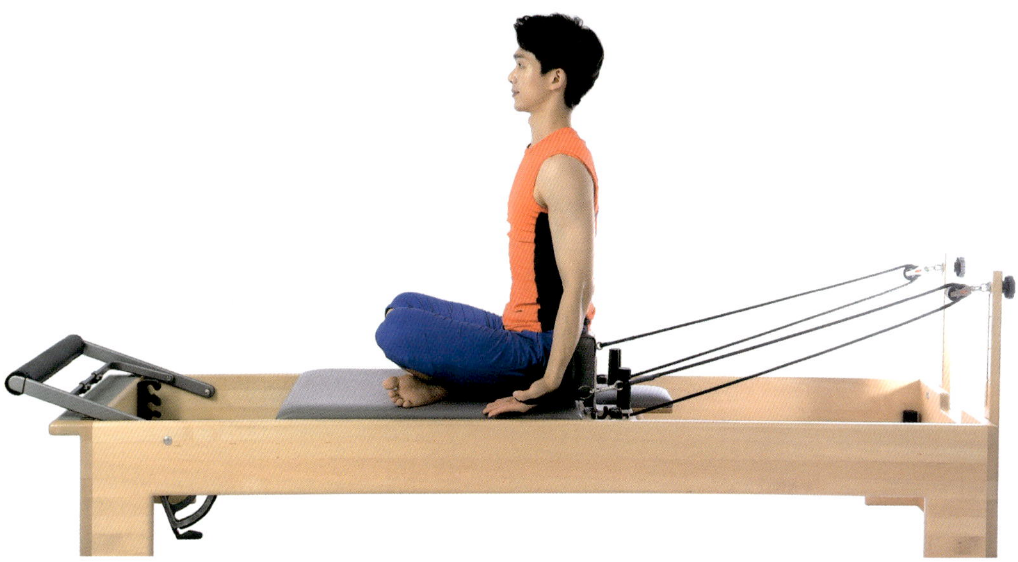

Starting position

▾ **Movement**

두 팔을 정면으로 뻗으며 상체를 앞으로 숙였다가 곧게 세우고 두 팔을 안쪽돌림(internal rotation)하여 캐리지 쪽으로 내렸다가 상체의 위치를 유지하며 원을 그린다.

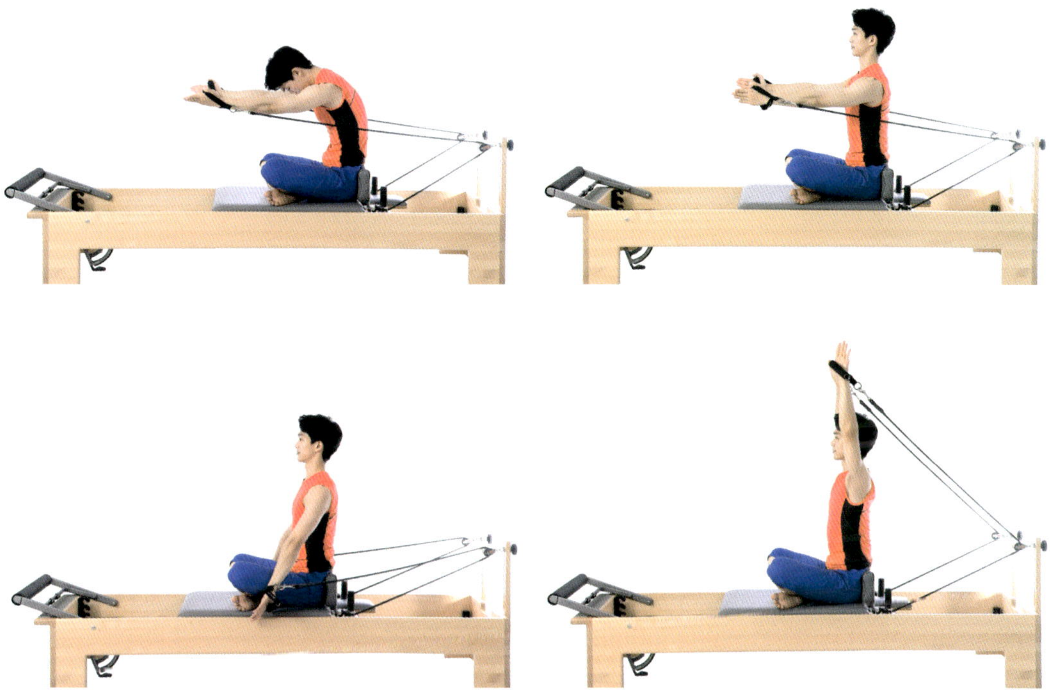

Movement

Teaching Tip

V 어깨의 불편함이 없는지 체크한 후 모든 면으로 팔이 움직일 수 있도록 체크한다. 저항을 가지고 하기 힘들다면 맨몸으로도 해본다.

⑮ Thoracic Mobility

Rotation

▾ **Starting position**

옆으로 누워 위쪽 다리는 무릎을 직각으로 굽혀
롤러에 올려두고 아래쪽 다리는 쭉 뻗는다.
아래쪽 손은 가슴 앞으로, 윗손은 천장 방향으로 뻗는다.

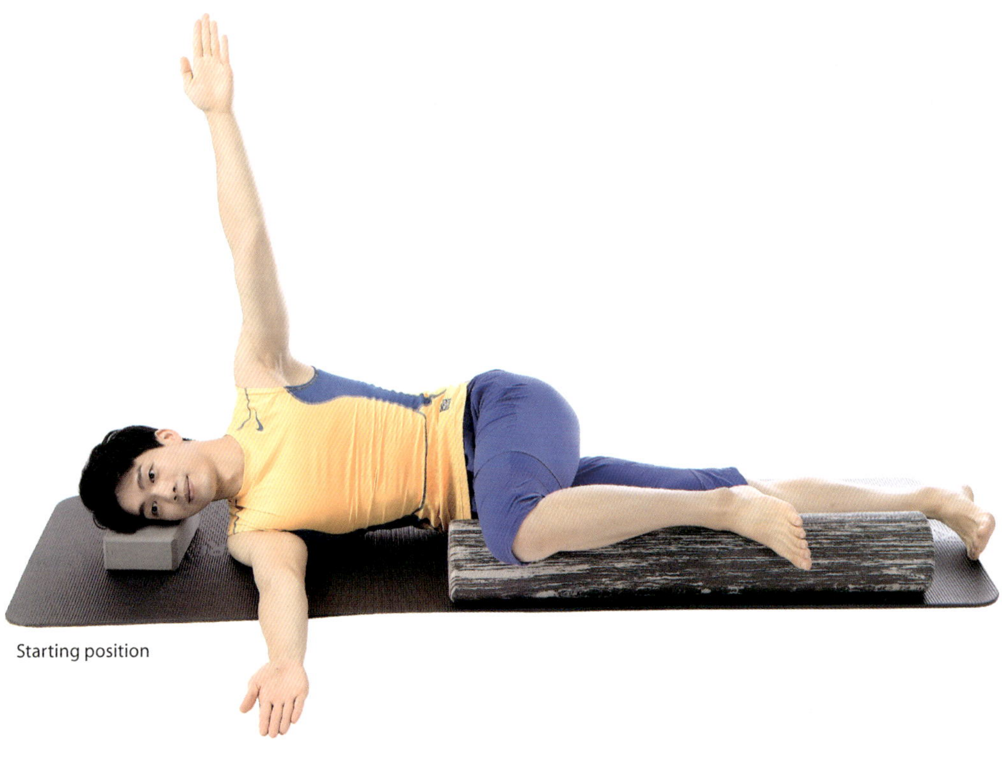

Starting position

▾ **Movement**

천장으로 뻗어 올린 손은 등척추와 함께 돌림(rotation)하여 어깨와 손등이 바닥에 닿도록 가슴을 열어준다. 이때 골반은 고정하고 손을 Y자 모양이 되도록하여 엄지손가락이 바닥을 향하게 한다.

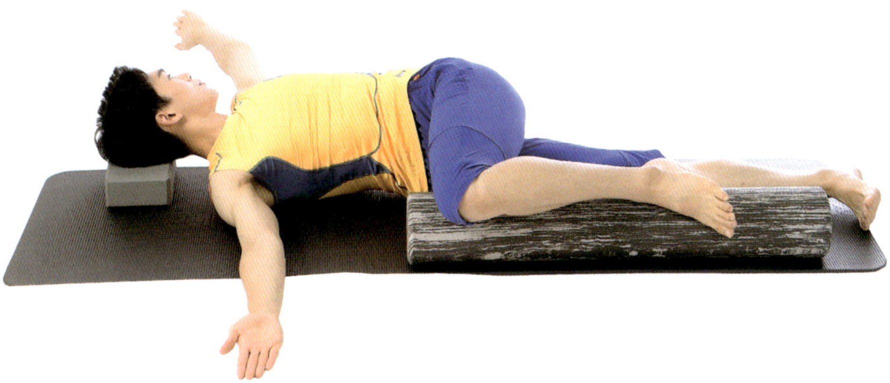

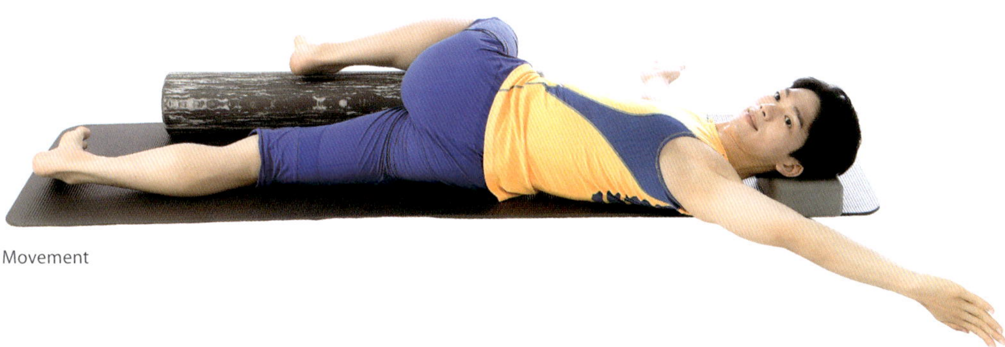

Movement

Variation

팔의 위치가 불편할 경우 손을 머리 뒤에 깍지를 끼거나 가슴 앞에 둔 상태에서 등척추의 움직임에만 집중한다.

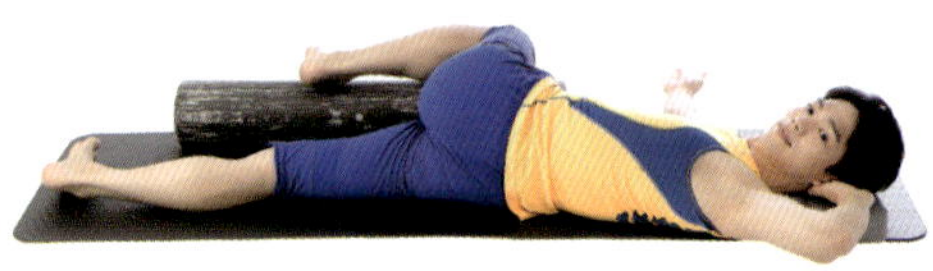

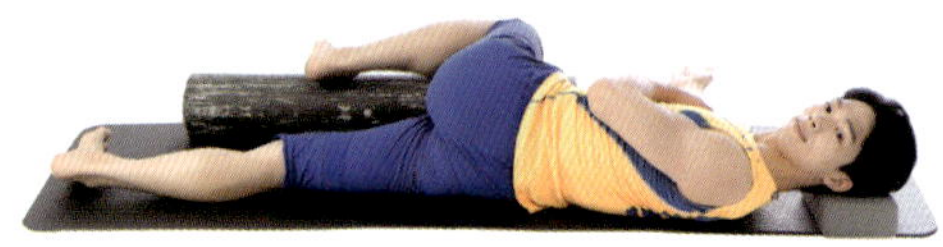

미니 스완

가슴 앞에 공을 두고 두 손을 W자로 바닥에 두고 엎드린 상태에서 손과 함께 등척추를 폄(extension)시켜 들어올린 후 몸을 돌림(rotation)시킨다.

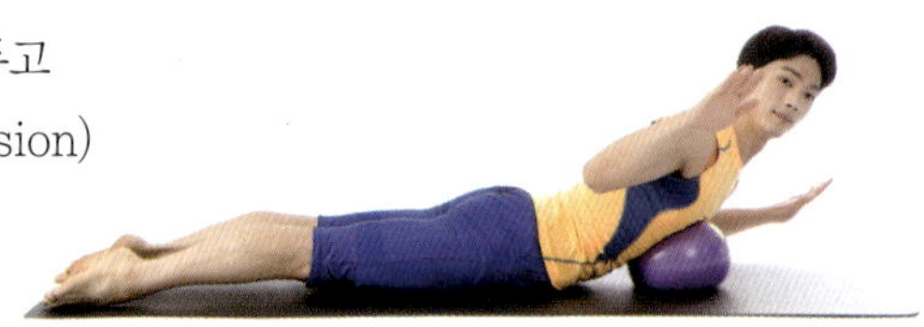

리포머 시팅

롱박스를 세팅한 후 플랫폼에 앉은 상태에서 한 손은 박스의 중앙에 두고 박스를 밀어내며 상체를 반대쪽을 돌림시킨다.

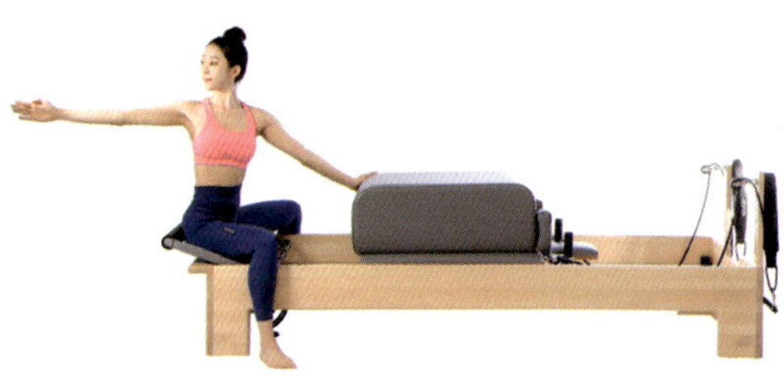

리포머 프론 풋워크

롱박스를 세팅한 후 엎드려 누워 두 발은 풋워크를 하며 상체를 들어올린다. 그리고 돌림시킨다.

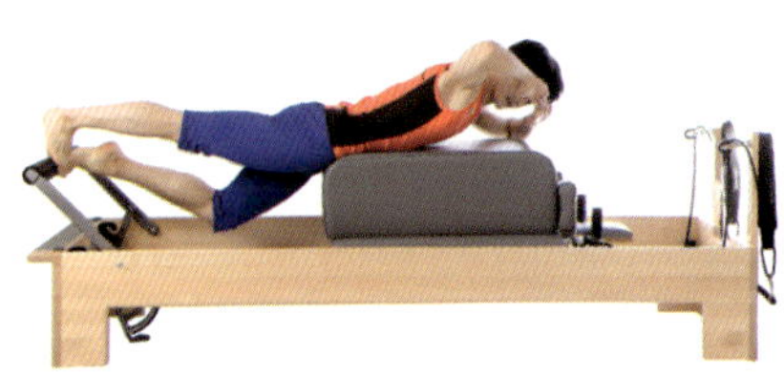

캐딜락

캐딜락에 박스를 두고 엎드려 두 발로 박스를 밀어주며 상체를 폄시킨다. 손과 함께 몸을 들어올린 후 돌림시킨다.

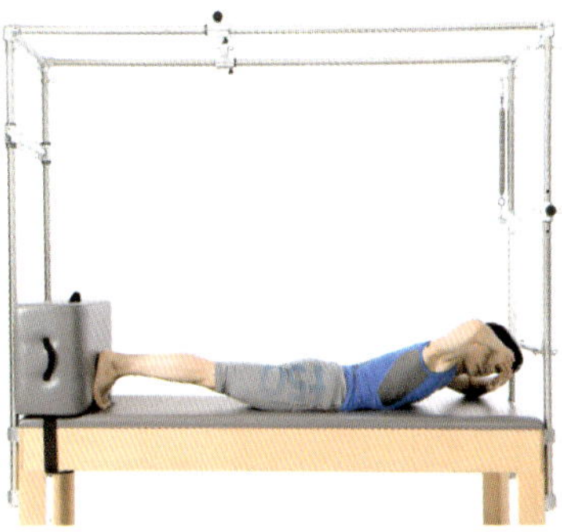

캐딜락 스완

두 손은 스프링의 핸들을 잡은 후 엎드려 누워 미니 스완 자세를 한 후 한쪽 팔꿈치를 굽히며 상체를 돌림시킨다.

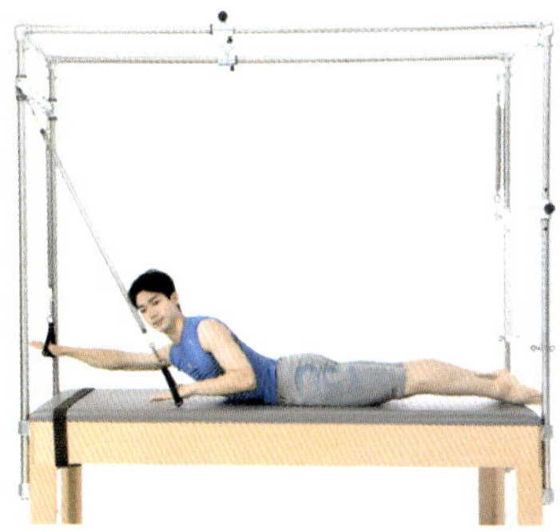

캐딜락 시팅

푸쉬 스로우바를 한손으로 잡고 어깨뼈를 밀어내며 상체를 반대쪽으로 돌림시킨다.

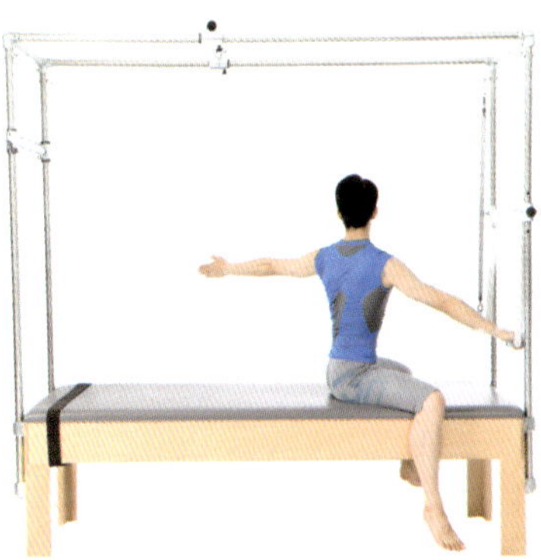

체어

체어 앞에 박스를 두고 앉아 두 스플릿 페달로 분리시킨 후 한쪽 팔꿈치는 굽히고 한 쪽 팔꿈치는 펴서 밀어내며 밀고 있는 페달 방향으로 몸을 돌림시킨다.

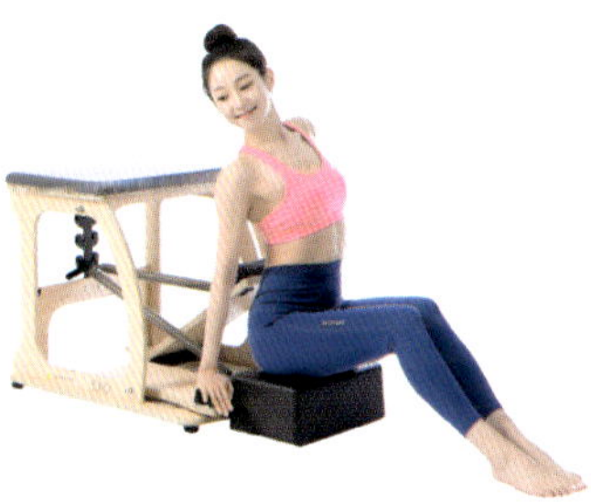

베럴

베럴에 엎드려 상체를 일직선으로 끌어올린 후 골반은 고정하고 상체만 돌림시킨다.

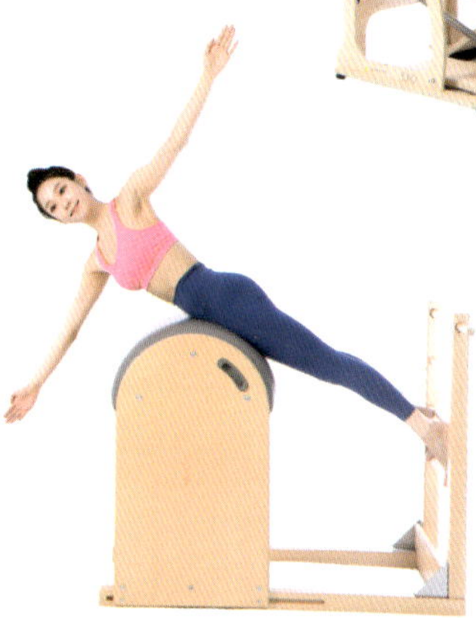

Variation

Extension

▾ Starting position

매트에 엎드려 누워 두 손은 W자를 만든다.

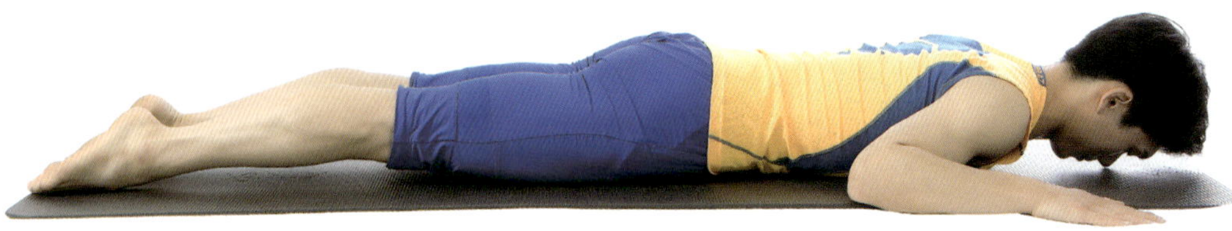

Starting position

▾ Movement

복부와 엉덩이에 힘을 주어 머리와 가슴을 천천히 폄(extension)시켜 들어올린다. 두 손은 바닥을 밀어내고 있는다.

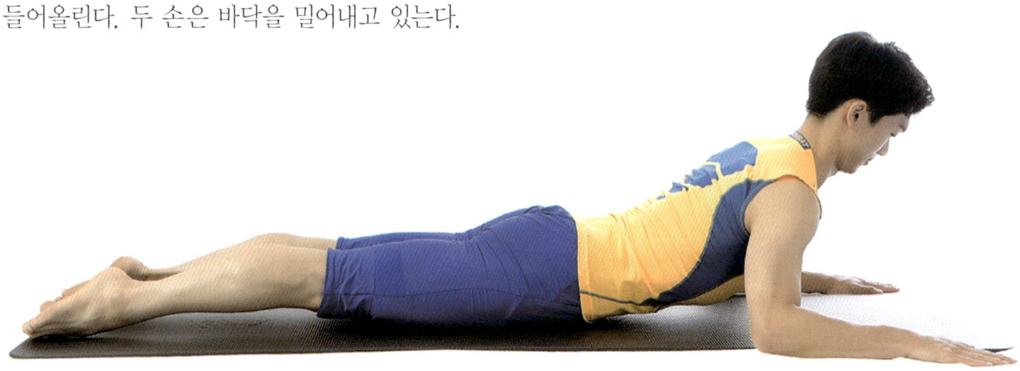

Movement

Variation

공

가슴으로 공을 누르며 등척추가 펴되는 것을 느낀다. 손은 바닥을 누르며 해보고 손을 함께 들어올리면서도 해본다.

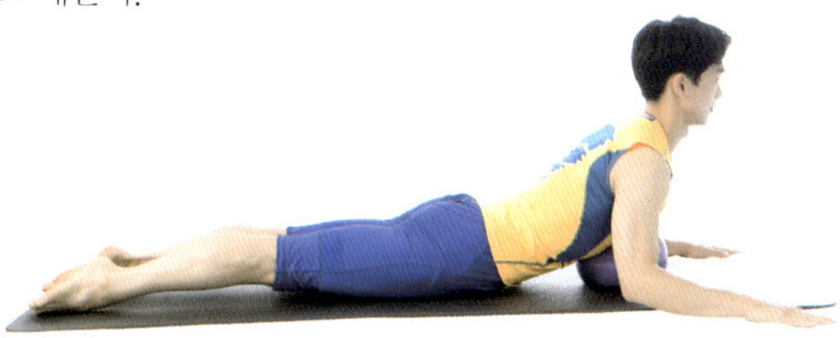

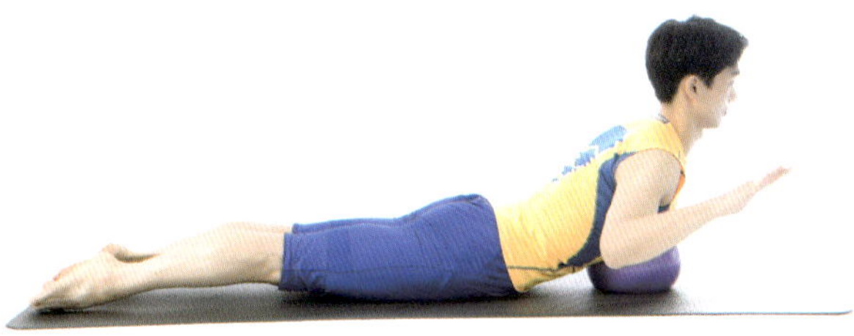

리포머

롱박스를 세팅하여 두 팔은 손과 팔꿈치가 모두 풋바에 닿게 엎드려 두 팔로 풋바를 누르며 등척추를 펴시킨다.

리포머 프른 풋워크

롱박스를 세팅한 후 엎드려 누워 두 발은 풋워크를 하며 상체를 들어올린다.

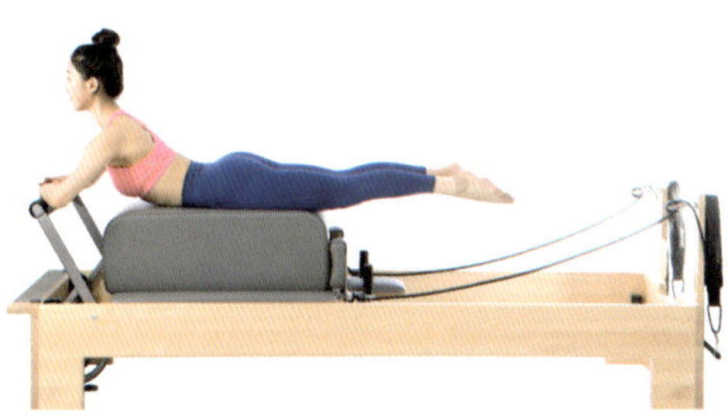

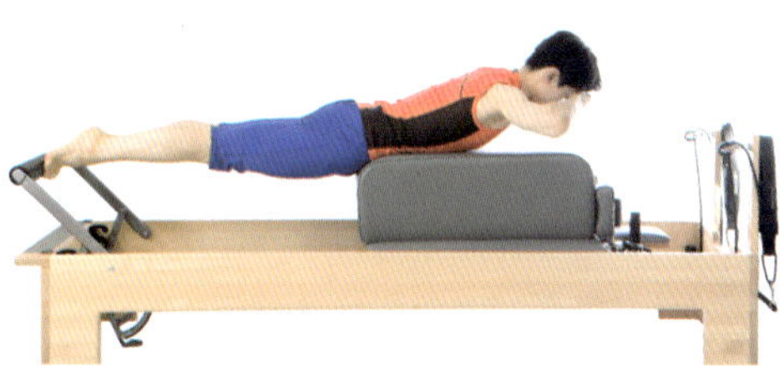

캐딜락

캐딜락에 박스를 두고 엎드려 두 발로 박스를 밀어주며 상체를 폅시킨다.
손은 바닥을 누르며 해보고 손을 함께 들어올리면서도 해본다.

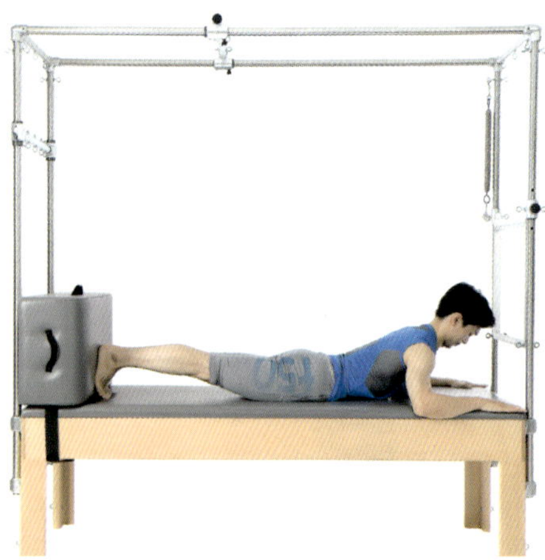

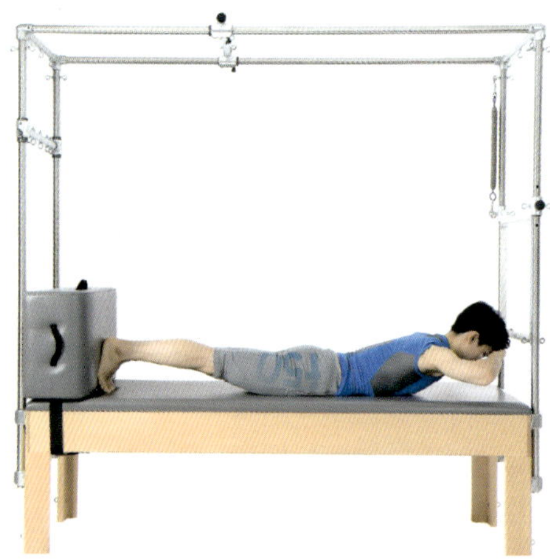

캐딜락 스완

두 손은 스프링의 핸들을 잡은 후
엎드려 누워 미니 스완 자세를 한다.

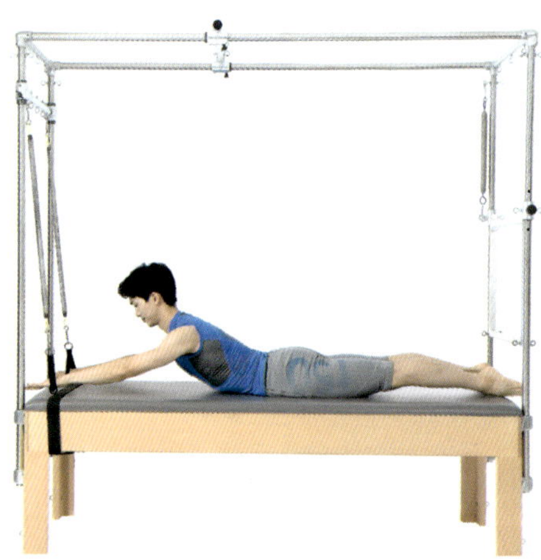

체어

체어 앞에 박스를 두고 앉아 두 손으로
페달을 밀어 내리며 상체를 펴시킨다.

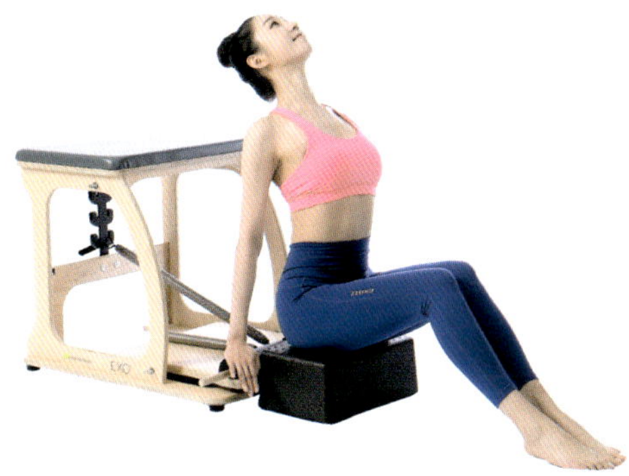

체어 스완

체어의 페달에 손을 두고 바닥에 엎드려 누워
페달을 누르며 상체를 펴시킨다.

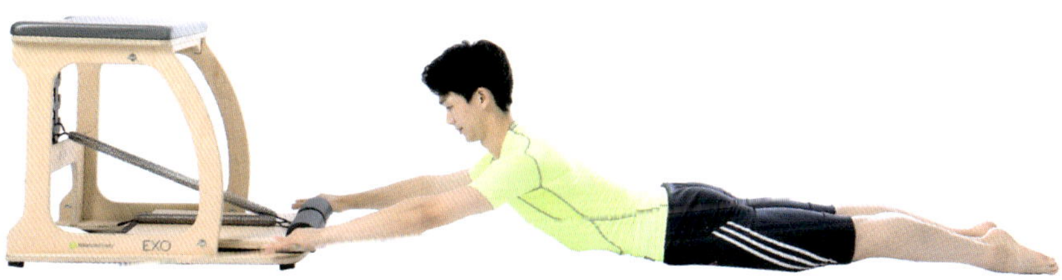

Variation

Teaching Tip

V 머리부터 순서대로 폄이 될 수 있도록 한다. 허리에 힘이 들어가지 않도록 한다.

V 돌림(rotation)을 할 때는 골반의 위치를 최대한 유지시키도록 한다.

01 Psoas Massage

02 Heel Slide

03 Tiny Step

04 Pelvic Stabilization

05 Leg Spring Supine

CHAPTER 8
허리 재활필라테스 프로그램

06 Double Leg Pump

07 Leg Pump Supine

08 Side Leg Foot Work

09 Kneeling Abdominal

10 Single Leg Knee Stretch

11 Double Leg Knee Stretch

01 Psoas Massage

▾ Starting position

한쪽 엉덩관절 아래에 공을 깔고
바닥에 엎드린다.

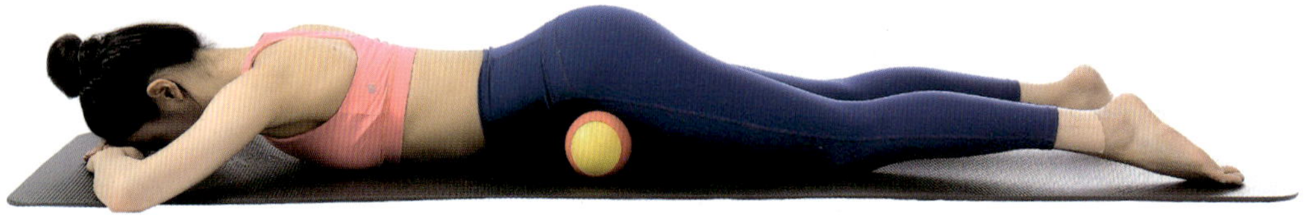

Starting position

▸ Movement

편안하게 호흡하면서 볼을 상하좌우로 움직인다. 편안하게 마사지하며 근육이 타이트하게 느껴지는 부위에 볼을 집중적으로 굴려준다.

Teaching Tip

V 너무 단단하지 않은 볼을 사용한다. 마사지하는 부위에 통증이 심해지면 멈추도록 한다.

02 Heel Slide

▾ Starting position

Supine 자세로 천장을 보고 바르게 눕는다.

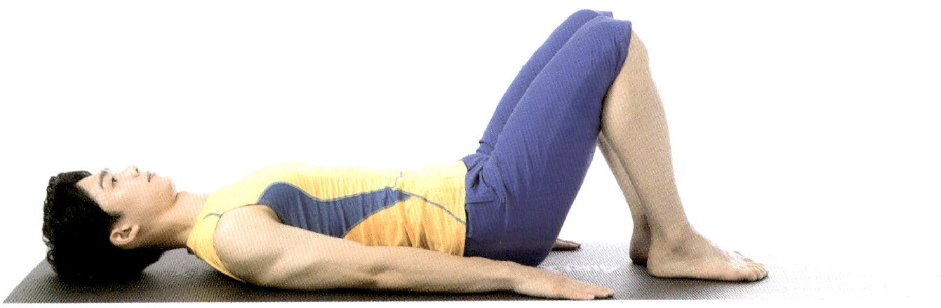

Starting position

▾ Movement

코어를 수축하며 몸의 안정성을 유지한 채 한쪽 다리를 길게 뻗는다. 호흡을 하며 몸이 흔들리지 않게 조절하여 제자리로 돌아온다. 반대쪽도 반복한다.

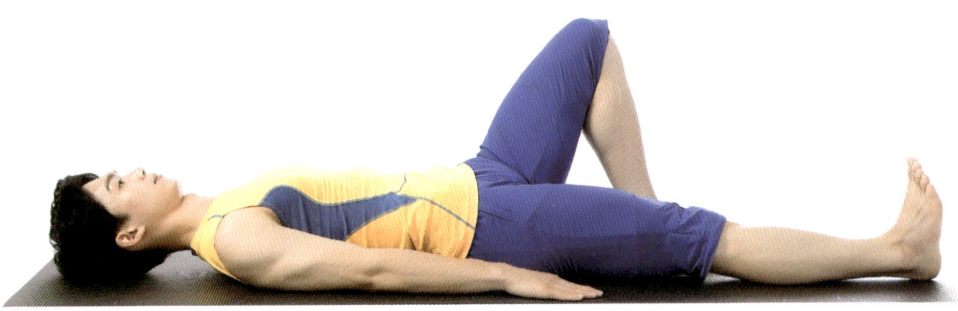

Movement

Variation

캐딜락 푸쉬 스로우바를 하이 포지션에 세팅하고 두 발을 뻗어 스로우바에 올린다. 코어를 수축하며 몸의 안정성을 유지한 채 푸쉬 스로우바를 밀어 내리며 다리를 아래쪽으로 뻗었다가 제자리에 돌아온다.

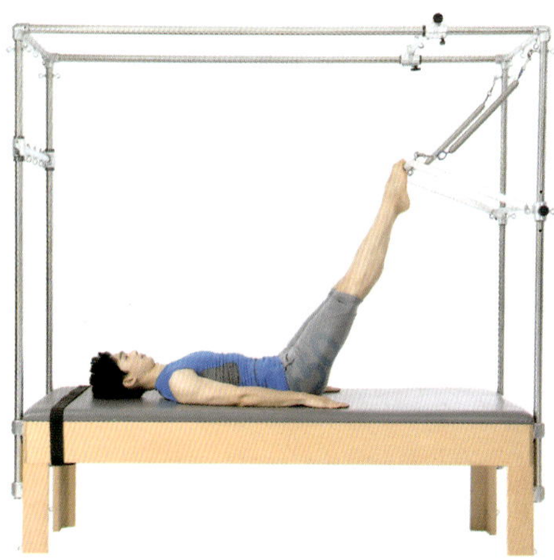

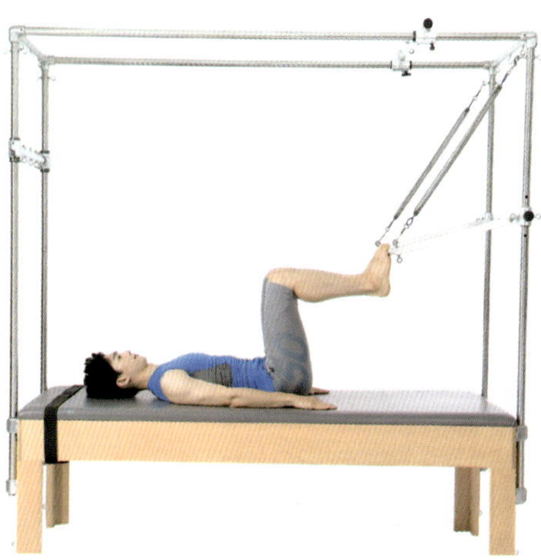

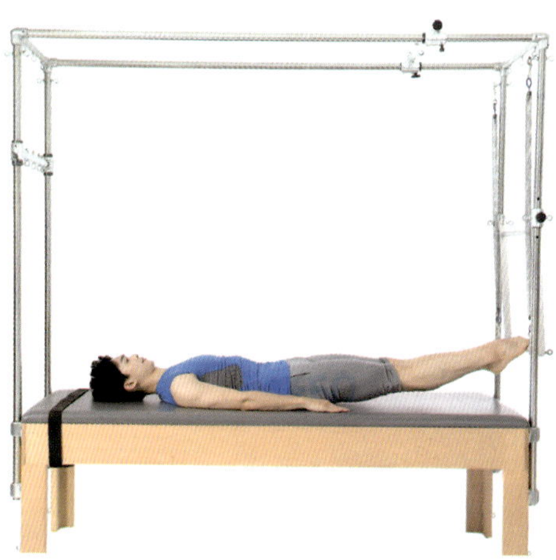

롤러 롤러에 두 발을 올린 상태에서 한쪽 다리는 체어 포지션을 하며 반대쪽 다리는 롤러를 굴려 뻗어준다. 이때 코어를 수축하여 몸의 안정성을 유지한다.

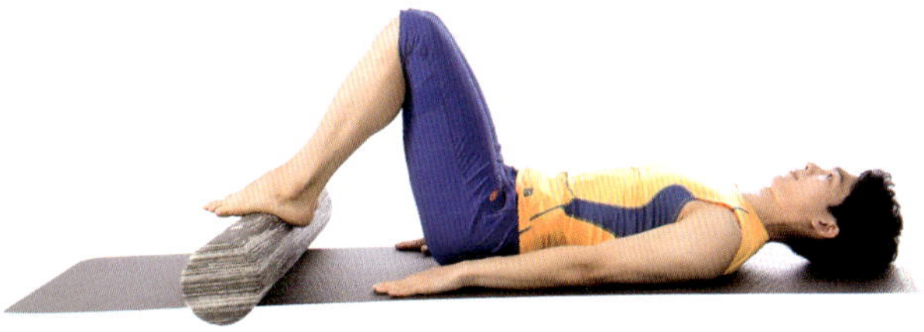

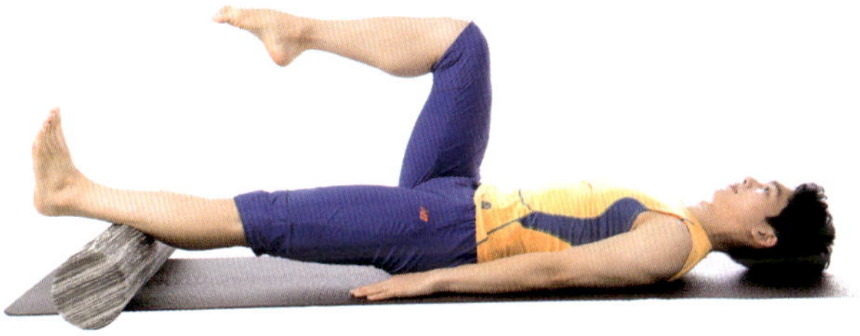

Variation

Teaching Tip

∨ 허리뼈, 골반이 움직이지 않도록 본인이 허리 밑에 손을 넣어 허리의 압력을 느끼며 동작을 진행할 수 있다.

⓪③ Tiny Step

▾ Starting position

롤러 위에 Supine 자세로 천장을 보고 바르게 눕는다. 코어에 힘을 유지하며 몸의 위치는 그대로 유지한 채 한쪽 다리씩 무릎을 굽혀 90도로 들어올린다.

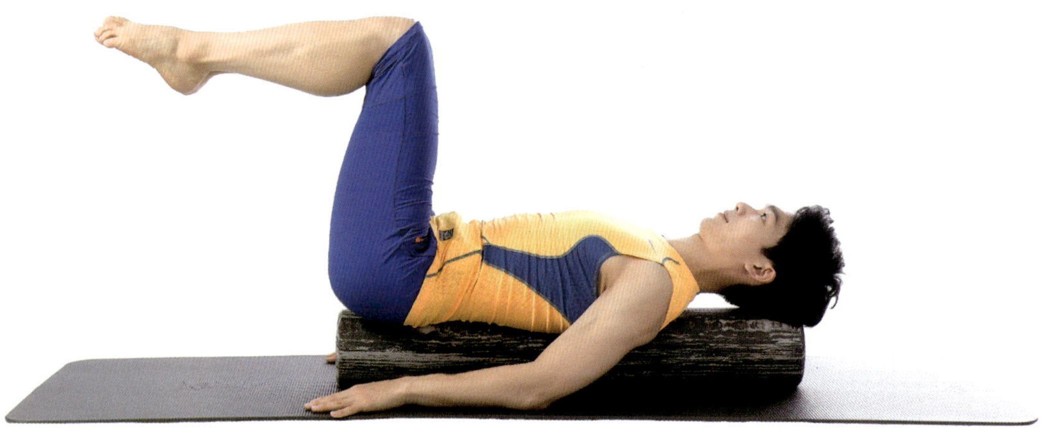

Starting position

▾ **Movement**

허리와 골반의 위치가 흔들리지 않도록 체어 포지션에서 한쪽 다리씩 허벅지를 밀어 발끝을 바닥으로 내려준다. 이때 무릎의 각도는 그대로 유지한다.

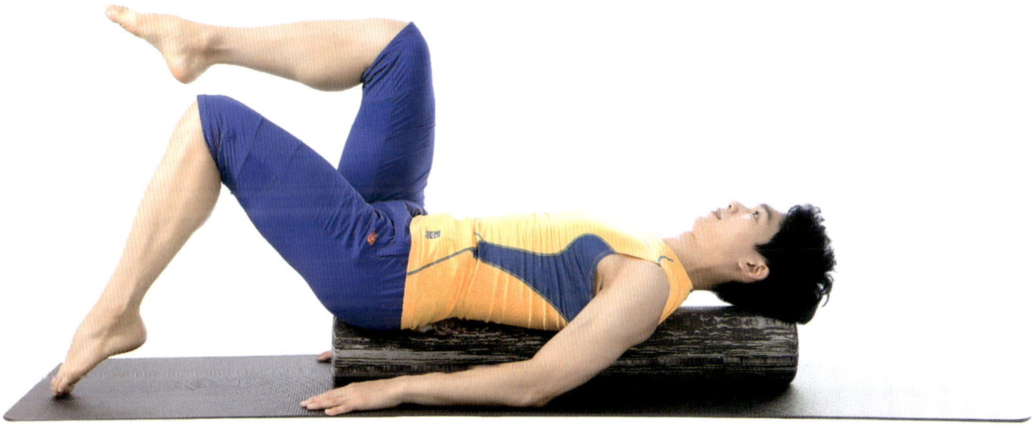

Movement

Teaching Tip

∨ 허리뼈, 골반이 움직이지 않도록 허리 공간의 변화 없이 동작을 진행할 수 있다. 롤러 위에서의 동작이 불안하다면 매트에 누워 동작을 할 수 있다.

04 Pelvic Stabilization

▾ Starting position

Supine 자세로 천장을 보고 바르게 누워 두 다리는 체어 포지션으로 들어올린다.

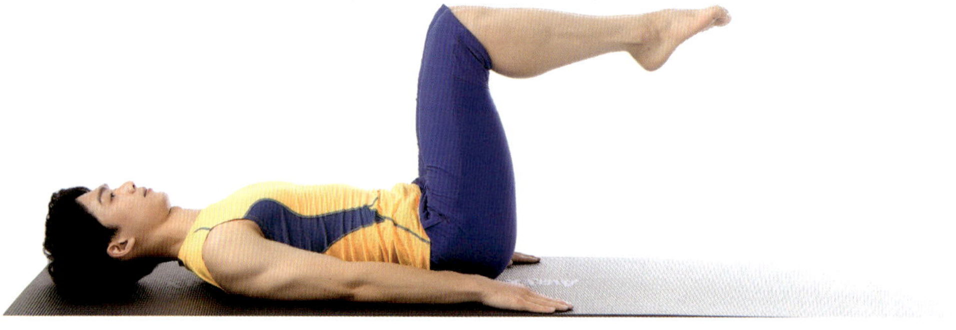

Starting position

▾ Movement

코어를 수축하며 몸의 안정성을 유지한 채 양쪽 허벅지를 바깥쪽으로 밀어준다. 역시 호흡을 하며 몸이 흔들리지 않게 조절하여 제자리로 돌아온다.

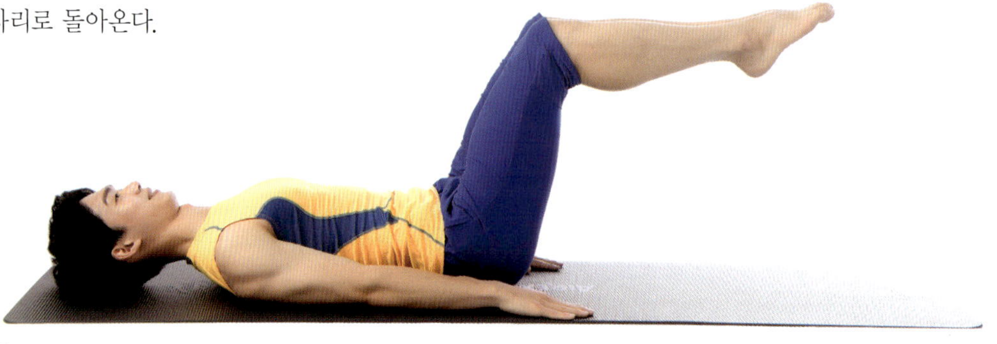

Movement

Variation

리포머 양쪽 허벅지에 스트랩을 걸고 체어 포지션을 한 후 동작을 할 수 있다.

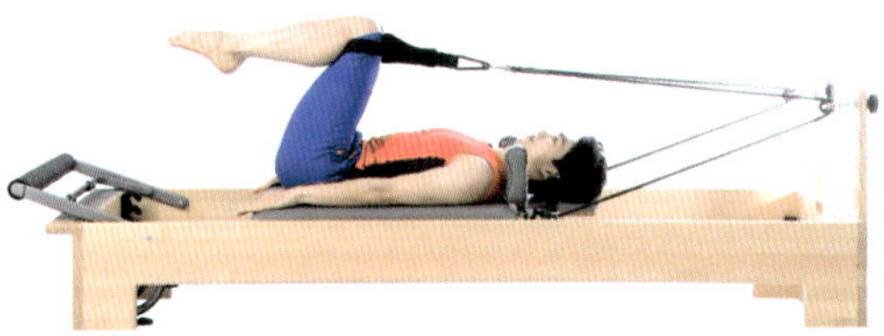

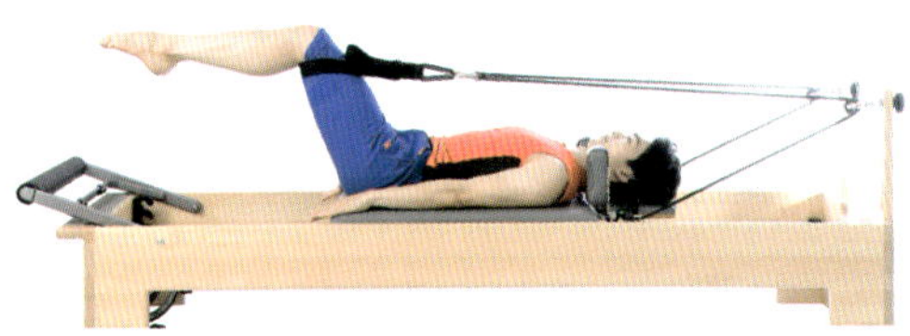

캐딜락 캐딜락에 누워 양쪽 허벅지에 스트랩을 걸어 동작을 할 수 있다.

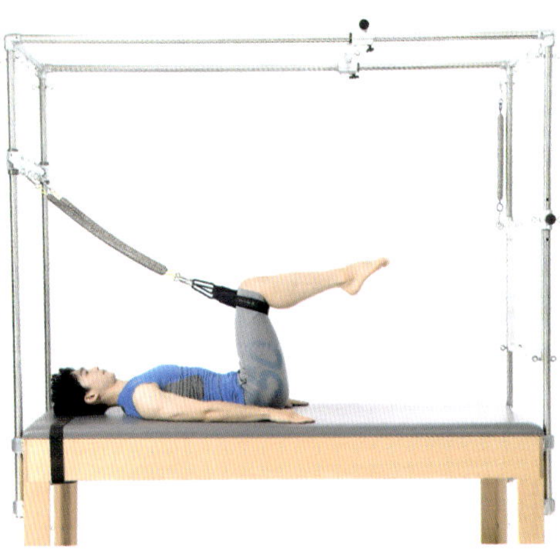

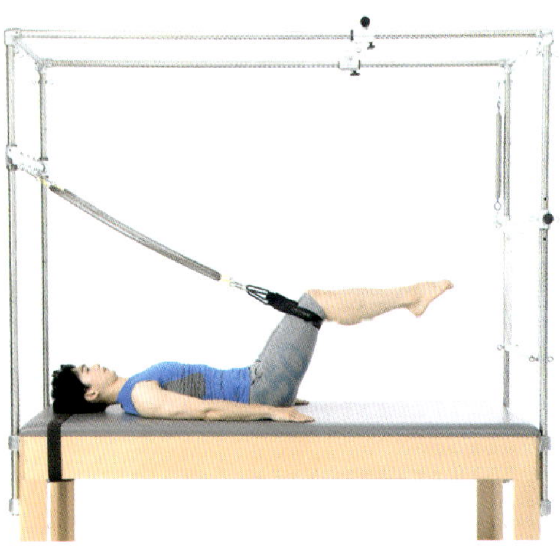

Variation

Teaching Tip

V 허리뼈, 골반이 움직이지 않도록 본인이 허리 밑에 손을 넣어 허리의 압력을 느끼며 동작을 진행할 수 있다.

05 Leg Spring Supine

(캐딜락, 리포머)

▾ Starting position

캐딜락 수직 슬라이드에 스프링을 걸어 스트랩을 세팅하고 한쪽 다리만 스트랩에 걸어 Supine 자세로 눕는다.

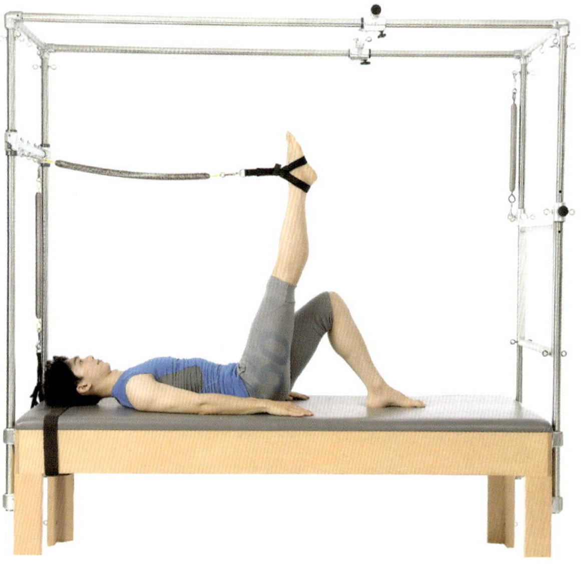

Starting position

▾ Movement

지지하는 다리의 모음근을 강하게 수축시키고 스트랩 쪽 다리를 바닥으로 밀어내렸다가 제자리로 돌아온다. 복부에 힘을 주고 허리와 골반의 위치는 그대로 유지한 채 힙에서 다리의 움직임을 조절하도록 한다.

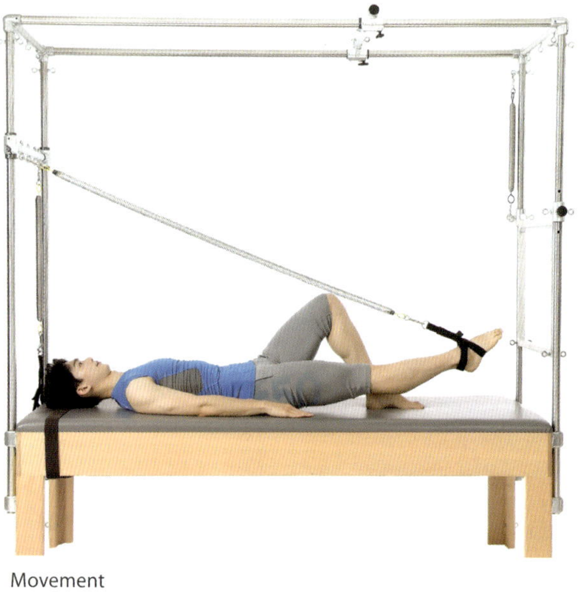

Movement

Variation

리포머 Supine 자세로 누워 한쪽 다리에만 스트랩을 걸고 반대쪽 다리는 체어 포지션을 한다. 스트랩을 건 다리만 움직이며 이때 골반과 허리의 위치는 그대로 유지하도록 한다.

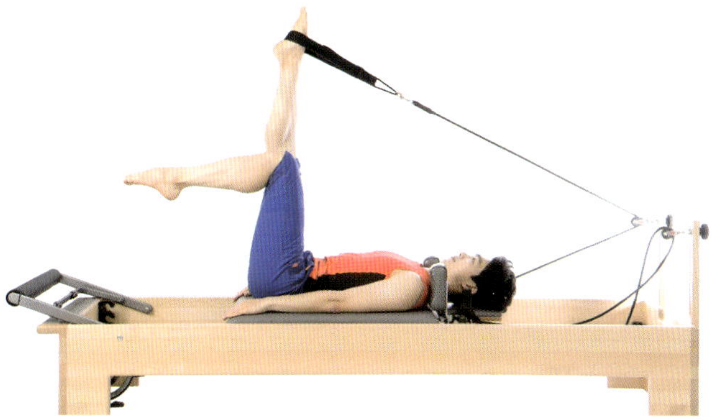

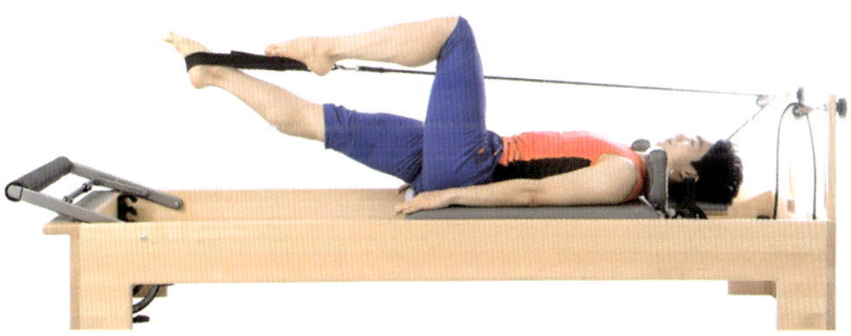

Variation

Teaching Tip

∨ 지지하는 다리의 무릎 안쪽을 손으로 밀어 저항하는 느낌을 준다.

06 Double Leg Pump

▾ **Starting position**

체어에 바르게 앉아 두 발의 뒤꿈치를 페달에 올려둔다. 두 손은 체어의 측면을 살짝 잡고 척추가 흔들리지 않도록 코어를 수축시킨다.

▾ **Movement**

코어를 수축시키며 두 다리로 페달을 밀어낸다. 이때 골반과 허리가 흔들리지 않는 범위 내에서 천천히 다리를 움직이도록 한다.

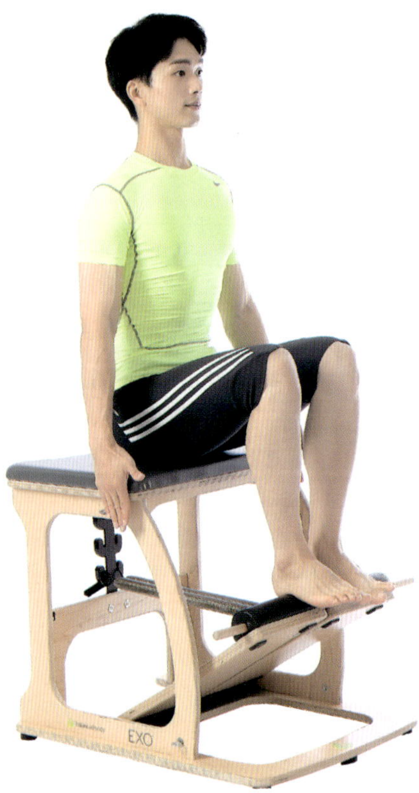

Starting position

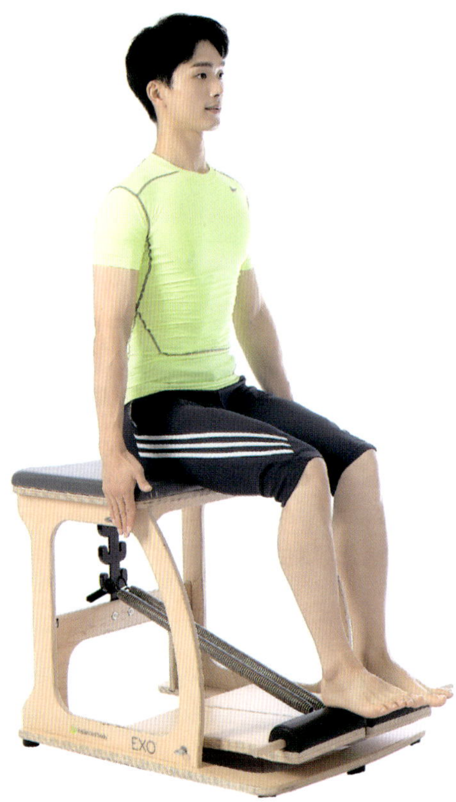

Movement

Variation

체어 발의 포지션을 다양하게 바꿀 수 있다.

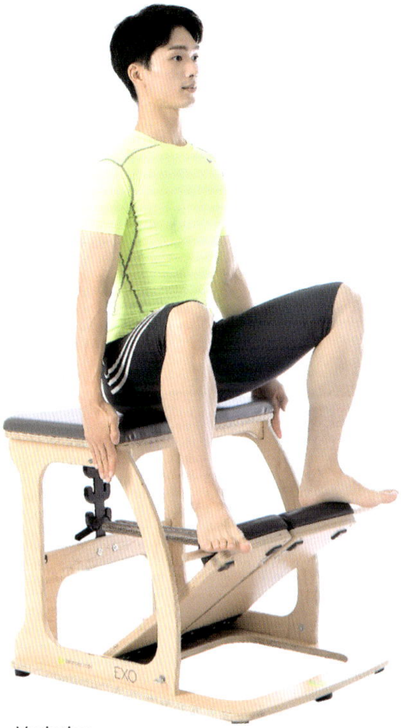

Variation

Teaching Tip

V 페달을 움직일 때 몸이 흔들리지 않도록 손으로 허리나 척추라인을 살짝 터치해준다.

07 Leg Pump Supine

▾ Starting position

체어 앞에 바르게 누워 두 발을 체어의 페달 위에 올려준다. 이때 체어가 흔들리지 않도록 체어 밑에 매트를 깔아 고정해준다.

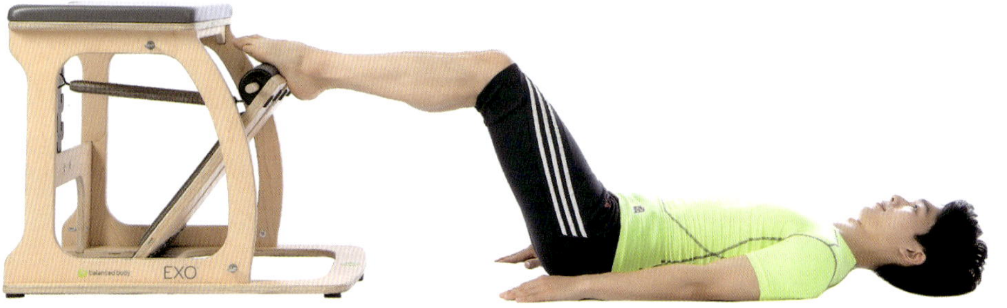

Starting position

▾ Movement

코어를 수축시키며 두 다리로 페달을 밀어낸다. 이때 골반과 허리가 흔들리지 않는 범위 내에서 천천히 다리를 움직이도록 한다.

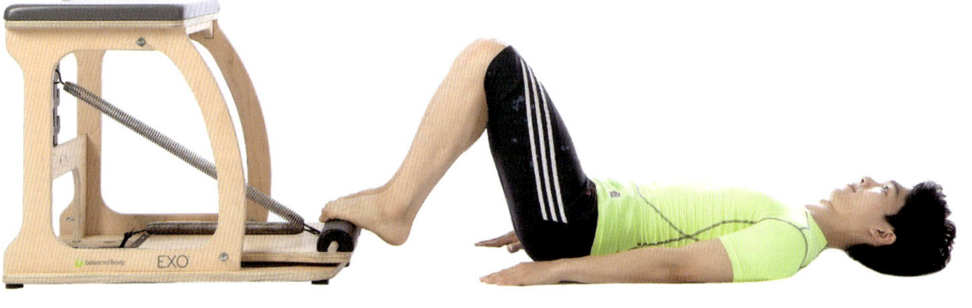

Movement

Variation

체어 페달을 누른 상태에서 몸의 안정성을 유지하며 한쪽 다리를 체어 포지션으로 들어올린다.

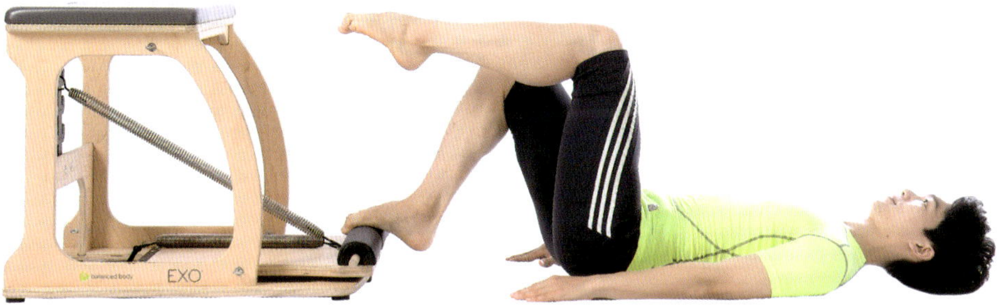

Variation

Teaching Tip

V 페달을 움직일 때 몸이 흔들리지 않도록 본인의 손을 허리 아래에 넣어주고 허리 아래쪽 공간이 유지되는지 집중한다.

08 Side Leg Foot Work

▾ Starting position

리포머 헤드리스트에 팔을 두고 옆으로 누워 한쪽 다리만 풋바 위에 올려둔다. 위쪽 팔로 숄더리스트를 밀어준다.

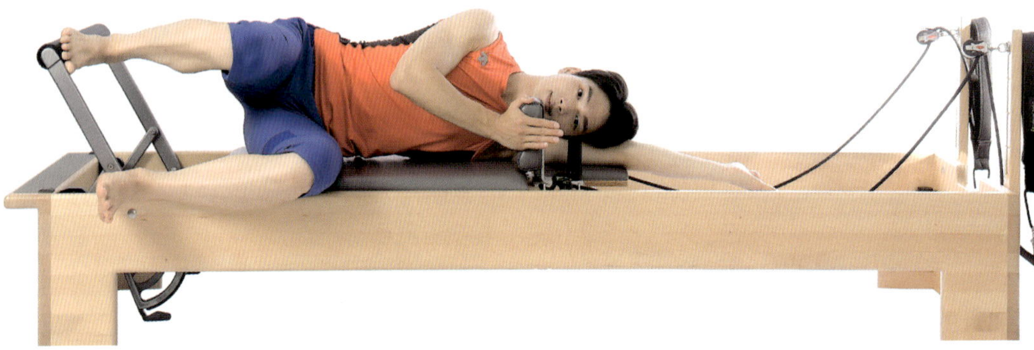

Starting position

▾ Movement

코어를 수축하여 허리와 골반의 위치는 고정하고 다리를 뻗었다 제자리로 돌아온다.
다리의 포지션은 다양하게 응용할 수 있다.

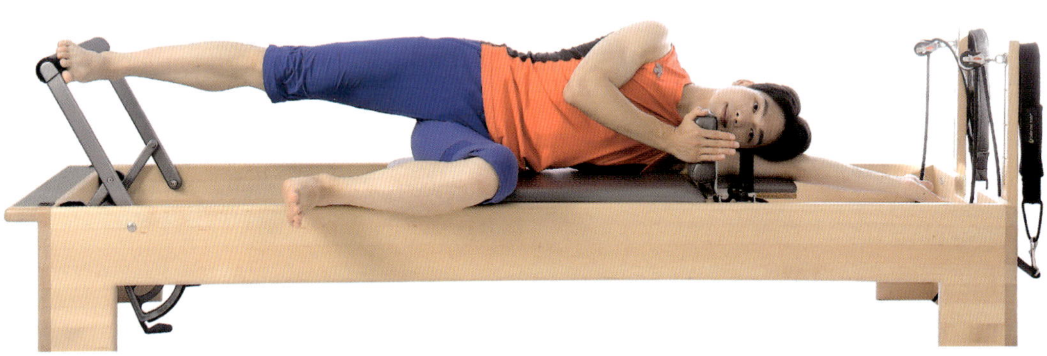

Movement

Variation

리포머 아크
아크에 옆으로 누워 풋워크를 할 수 있다.

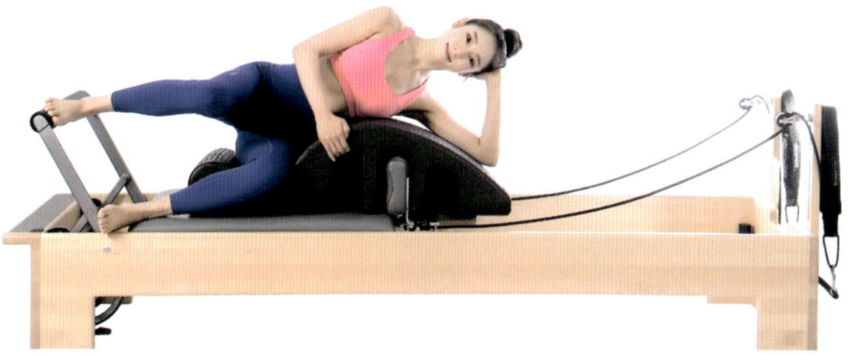

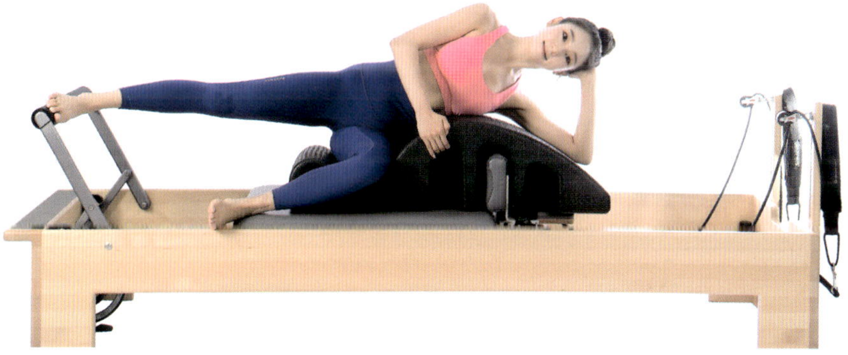

Variation

Teaching Tip

- 골반의 움직임이 없도록 골반을 잡아준다.
- 모음근의 사용을 증진시키려면 엄지발가락 쪽이 풋바를 강하게 누르도록 포지션을 취한다.

⓽ Kneeling Abdominal

▾ Starting position

스트랩 방향으로 Quadruped 포지션을 만든다. 어깨 밑에 손목, 골반 밑에 무릎이 일직선이며 무릎이 숄더리스트에 닿게 한다.

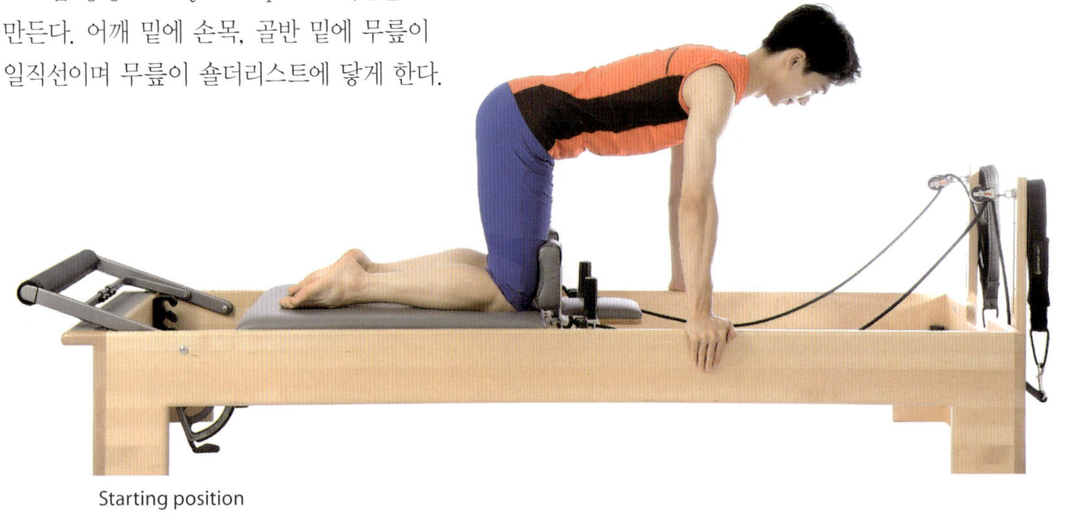

Starting position

▾ Movement

코어를 수축하여 허리와 골반의 위치는 고정하고 힙을 접어 다리를 가슴 쪽으로 가지고 온다. 척추는 곧게 유지하고 다리만 움직이도록 한다.

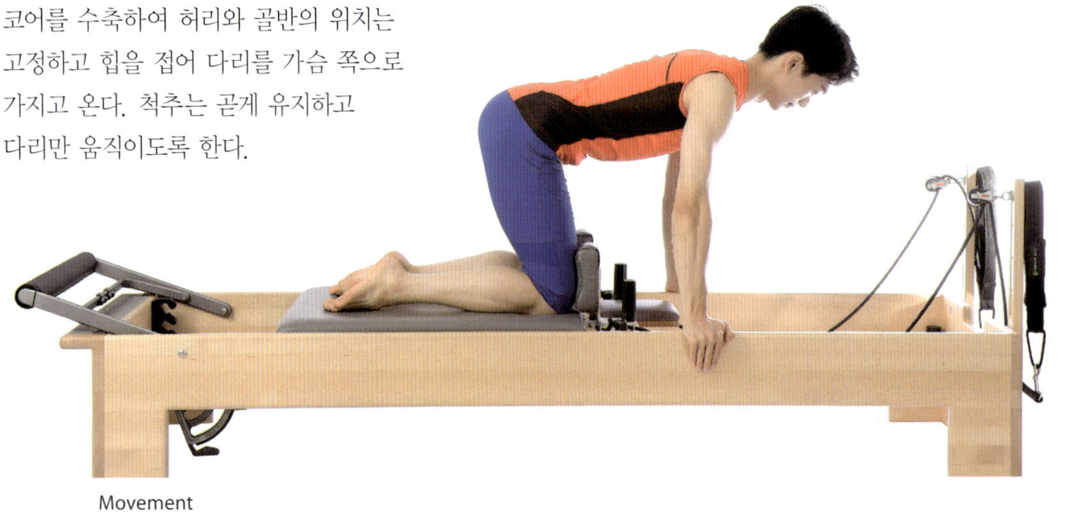

Movement

Variation

리포머 풋바 방향으로 Quadruped 포지션을 만든다. 스프링을 가볍게 걸어 천천히 캐리지를 밀고 나갔다가 코어를 수축하며 시작 자세로 돌아온다.

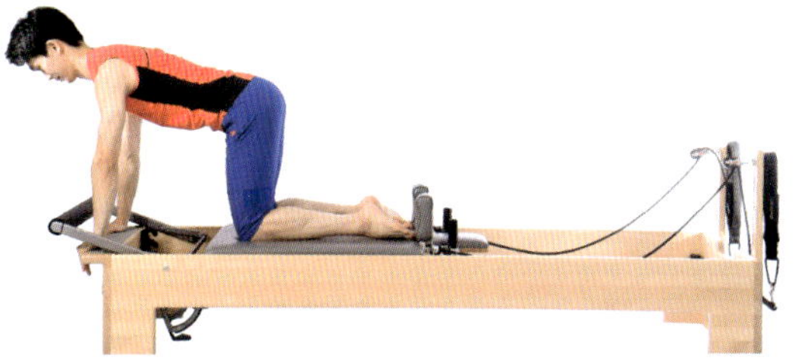

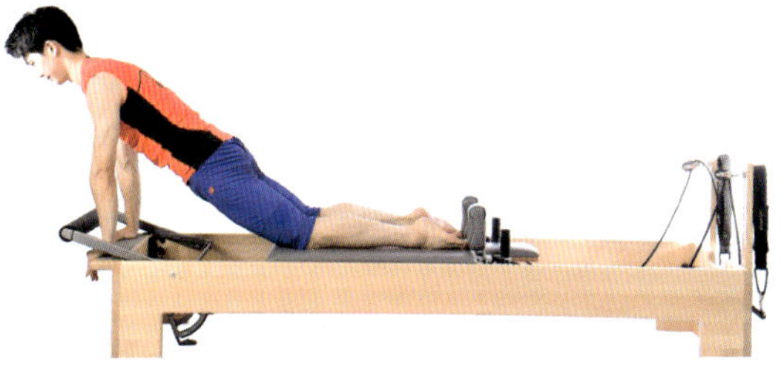

리포머 풋바 방향에 머리를 두고 Supine 자세로 누워 허벅지에 스트랩을 걸어준다. 두 다리를 체어 포지션을 만든 상태에서 코어를 수축하며 스트랩을 몸 방향으로 당겨준다.

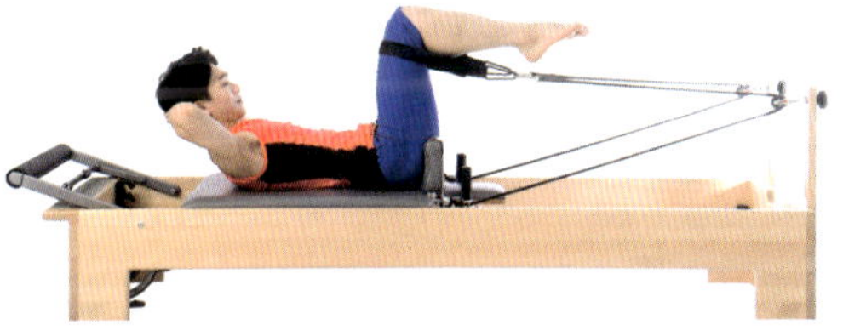

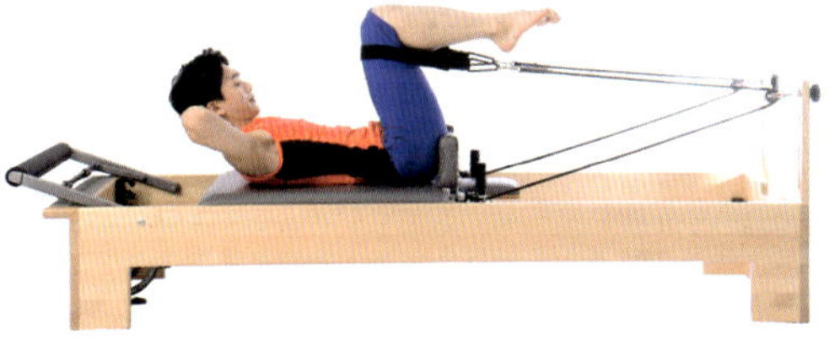

Variation

Teaching Tip

∨ 골반의 움직임이 없도록 하복부와 허리뼈 뒤 척주세움근에 손을 터치한다.

⑩ Single Leg Knee Stretch

▾ Starting position

두 손으로 리포머의 풋바를 잡고 한쪽 다리는 골반 아래에 두고 한 쪽 다리는 캐리지에 올려 발을 숄더리스트에 붙인다. 사선 방향의 Quadruped 포지션을 만든다.

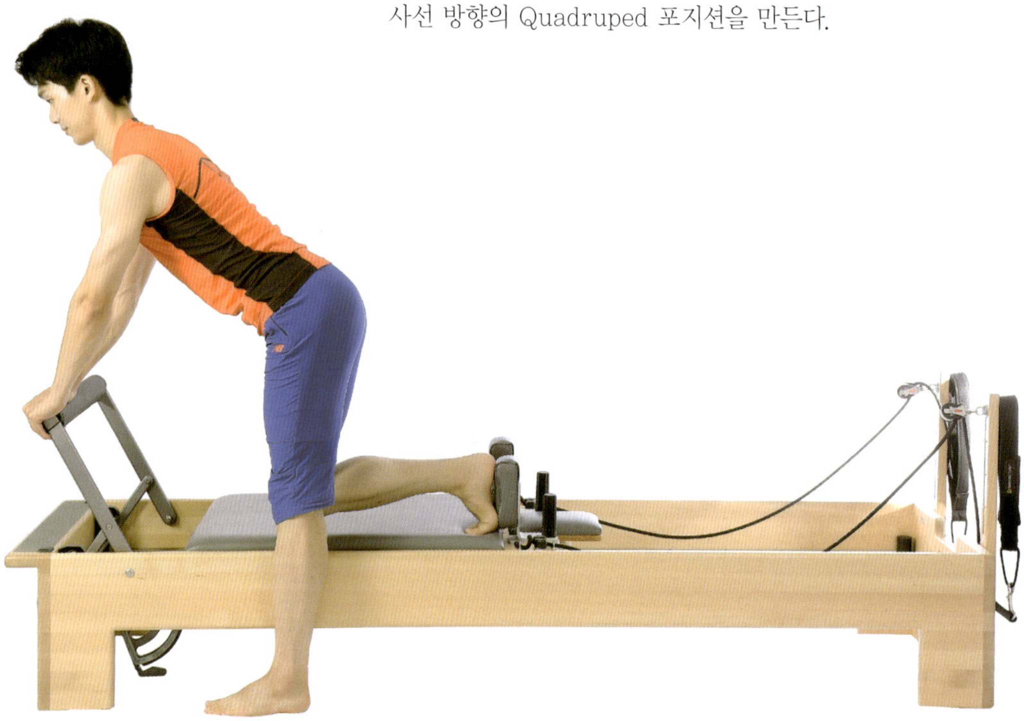

Starting position

▾ **Movement**

허리와 골반의 위치를 유지한 상태에서 하지 정렬을 지키며 캐리지를 밀고 나갔다가 돌아오기를 반복한다. 엉덩관절이 완전히 펴지고 접히도록 한다.

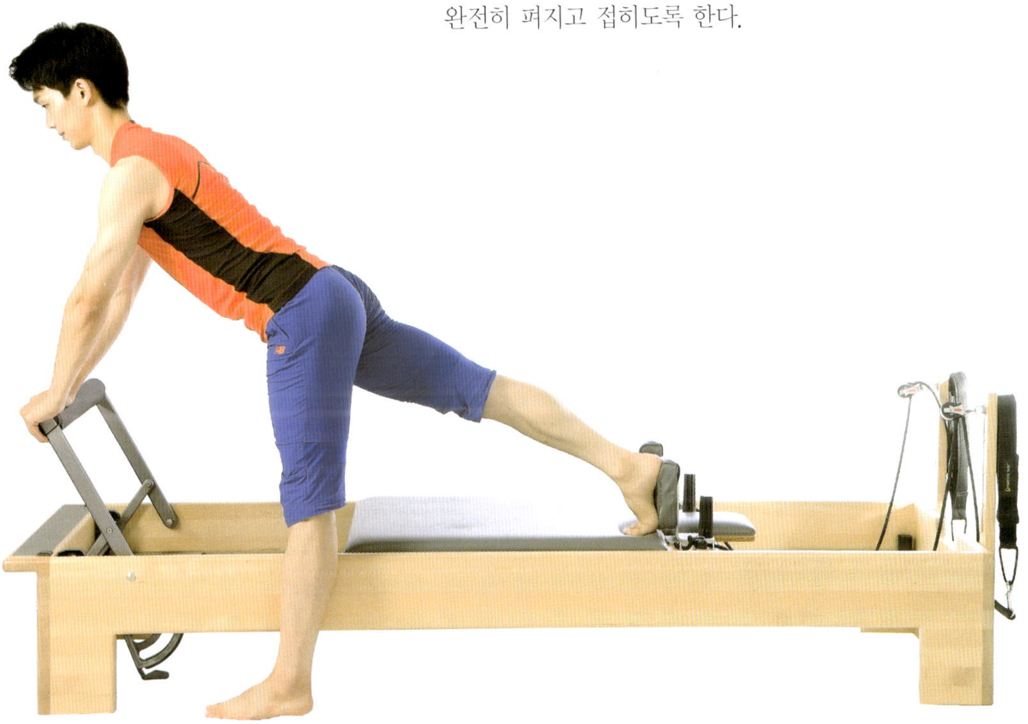

Movement

Teaching Tip

V 상체의 위치를 그대로 유지하며 엉덩관절의 움직임에만 집중한다.

⓫ Double Leg Knee Stretch

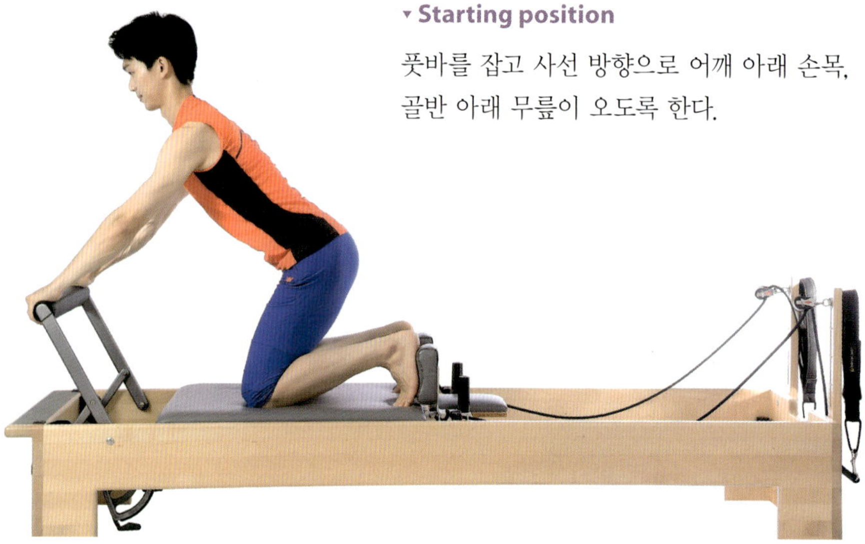

Starting position

▾ Starting position

풋바를 잡고 사선 방향으로 어깨 아래 손목, 골반 아래 무릎이 오도록 한다.

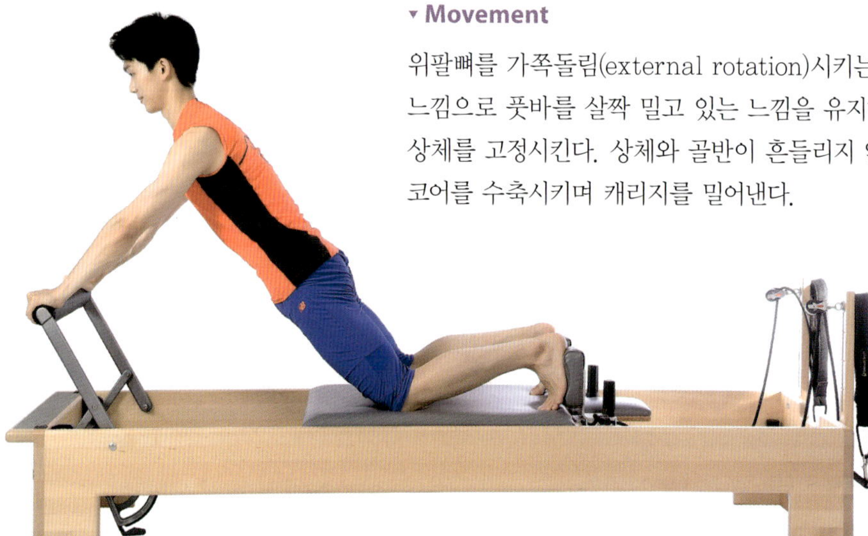

Movement

▾ Movement

위팔뼈를 가쪽돌림(external rotation)시키는 느낌으로 풋바를 살짝 밀고 있는 느낌을 유지하며 상체를 고정시킨다. 상체와 골반이 흔들리지 않도록 코어를 수축시키며 캐리지를 밀어낸다.

Variation

리포머 두 손은 풋바를 잡고 복부에 힘을 준 상태에서 무릎을 살짝 들어올려 플랭크 자세로 밀고 나간다.

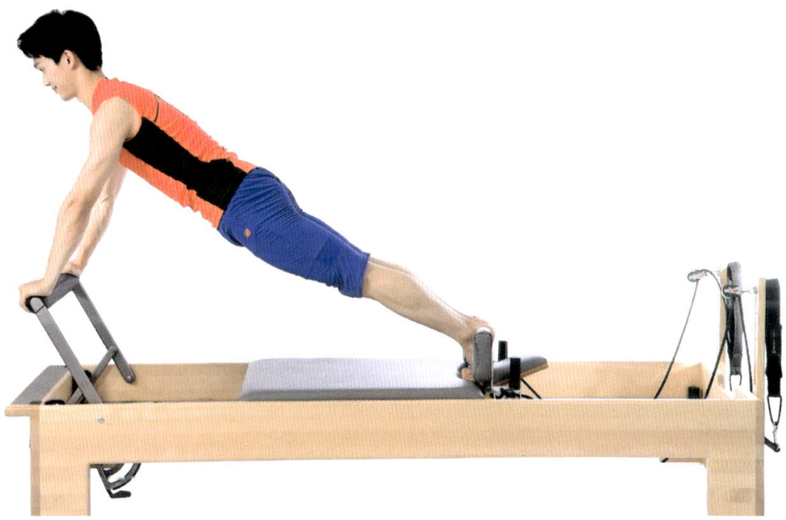

Variation

Teaching Tip

∨ 상체의 위치를 그대로 유지하며 엉덩관절의 움직임에만 집중한다.

01 Psoas Stretch

02 Lader Barrel Stretch

03 Heel Squeeze

04 Foot Work Supine

05 Foot Work Prone

CHAPTER 9
하지 재활필라테스 프로그램

06 Feet In Strap

07 Bridge / Pelvic Lift / Semi Circle

08 Single Leg Circle

09 Side Leg Series

10 Parakeet

11 Hip Deep Massage

01 Psoas Stretch

▾ Starting position

두 손으로 리포머의 풋바를 잡고 한쪽 다리는 프레임 끝자락에 두고 한 쪽 다리는 캐리지 위에 올려둔다. 프레임 쪽 다리의 무릎을 굽혀 양쪽 골반의 높이를 똑같이 맞추고 척추는 곧게 세운다.

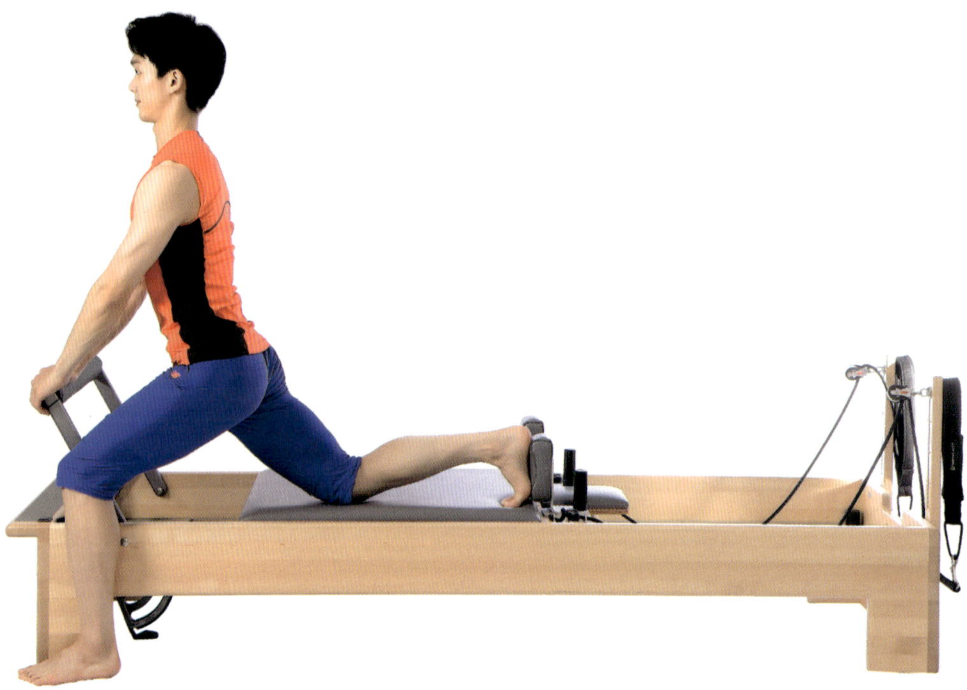

Starting position

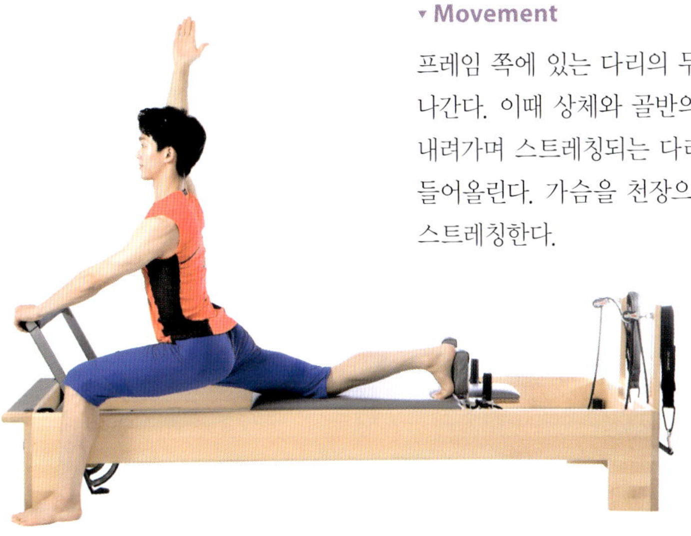

▾ **Movement**

프레임 쪽에 있는 다리의 무릎을 굽히며 캐리지를 밀고 나간다. 이때 상체와 골반의 위치를 유지한 상태에서 내려가며 스트레칭되는 다리와 같은 팔을 천장 방향으로 들어올린다. 가슴을 천장으로 뻗어 올려 상체도 함께 스트레칭한다.

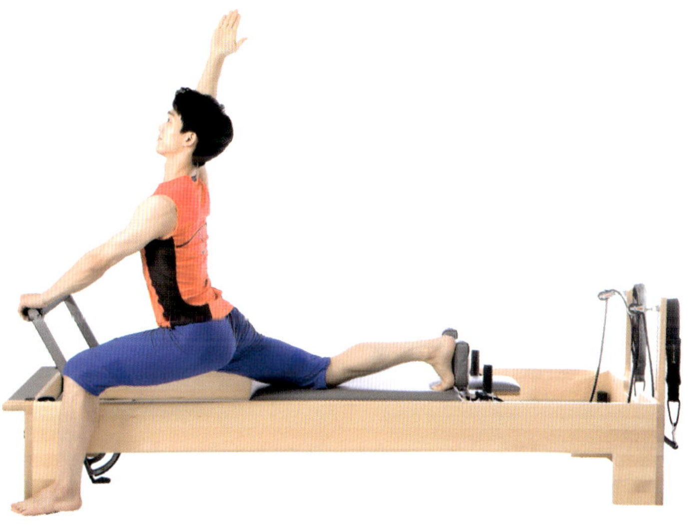

Movement

Teaching Tip

∨ 상체의 위치를 그대로 유지하며 힙 앞쪽이 충분히 늘어날 수 있도록 밀고 나가는 동안 충분히 호흡을 하며 기다린다.

02 Lader Barrel Stretch

▸ Starting position & Movement

Hamstring Stretch 다리를 정면으로 들어올리고 양쪽 골반의 높이를 똑같이 유지하며 상체를 앞으로 숙인다.

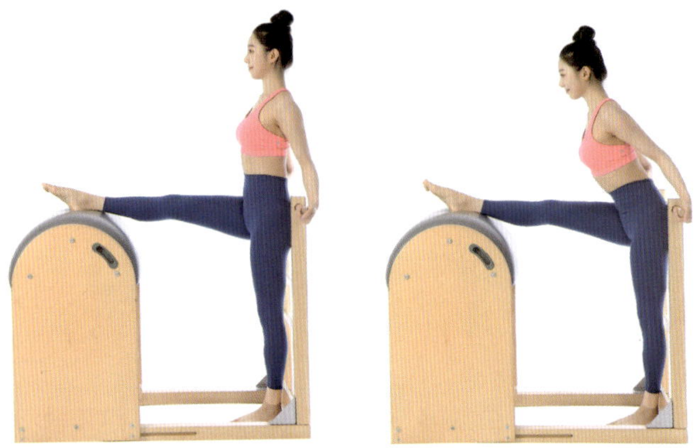

Adductor Stretch 다리를 옆으로 들어올리되 들고 있는 다리를 살짝 가쪽돌림(external rotation)시켜 골반의 높이를 똑같이 맞춘다. 상체는 다리 방향으로 숙인다.

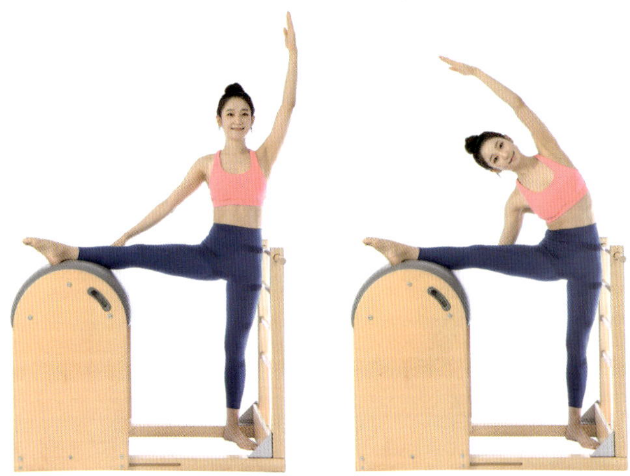

Quadriceps Stretch 베럴을 등지고 무릎을 굽혀 발등을 베럴에 올린 후 서 있는 다리의 무릎을 살짝 굽힌다. 꼬리뼈를 앞으로 말아올리는 느낌으로 골반을 밀어준다.

Piriformis Stretch 무릎을 굽혀 무릎과 발목이 일직선이 되도록 베럴에 올려두고 골반의 높이를 유지한 상태에서 상체를 앞으로 숙인다.

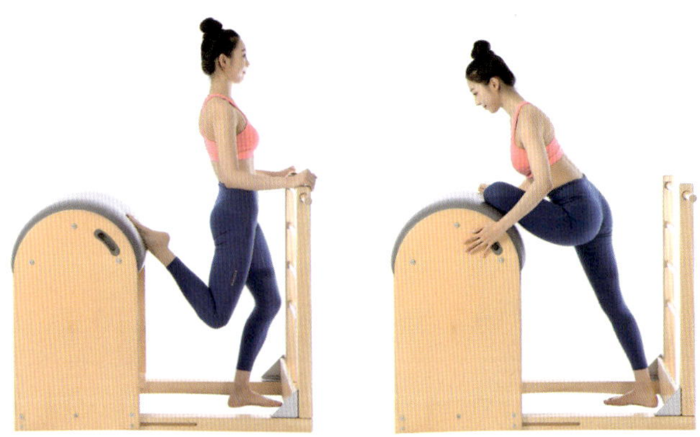

Starting position & Movement

Variation

캐딜락 Hamstring Stretch 1.

캐딜락의 푸쉬 스로우바를 로우포지션으로 세팅하고 타워 방향으로 눕는다. 허리 밑에 수건 혹은 얇은 매트로 서포트한다. 한쪽 다리는 무릎을 굽혀 세우고 반대쪽 다리는 푸쉬 스로우바를 밀어준다. 혹은 두 다리를 모두 푸쉬 스로우바에 두고 스트레치해도 좋다.

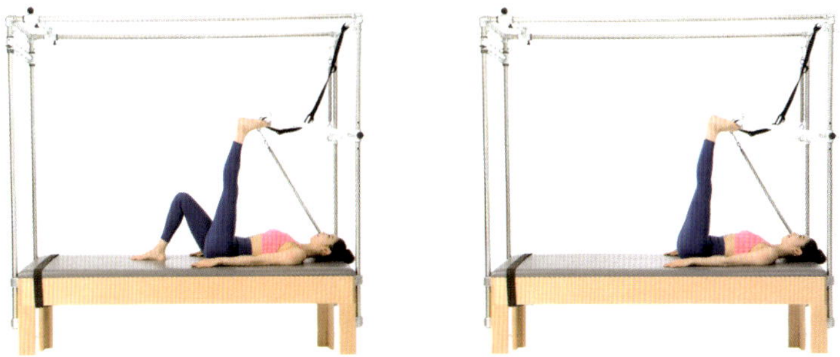

캐딜락 Hamstring Stretch 2.

캐딜락의 푸쉬 스로우바를 로우포지션으로 세팅하고 타워 방향으로 눕는다. 허리 밑에 수건 혹은 얇은 매트로 서포트한다. 한쪽 다리는 푸쉬 스로우바를 밀고 반대쪽 다리는 바닥으로 뻗어준다. 그 상태에서 바닥으로 뻗은 다리를 들어올렸다 내리기를 반복한다.

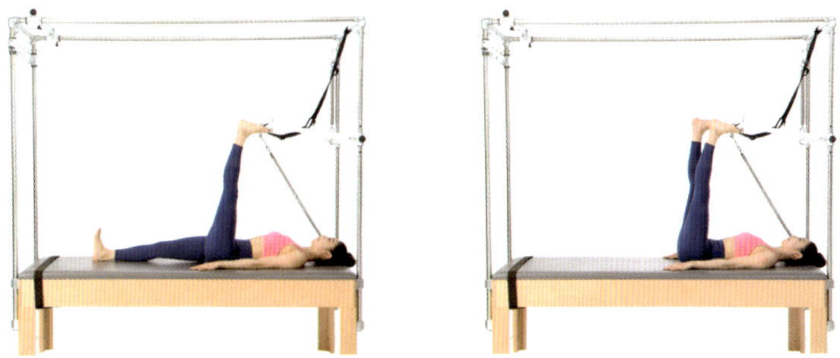

Variation

Teaching Tip

∨ 골반의 정렬을 정확하게 유지한 상태에서 진행할 수 있도록 관찰하고 피드백을 준다.

03 Heel Squeeze

▾ Starting position

두 손을 이마밑에 대고 Prone 자세로 눕는다. 양쪽 무릎을 굽혀 발을 발등굽힘하며 뒤꿈치를 서로 붙여준다.

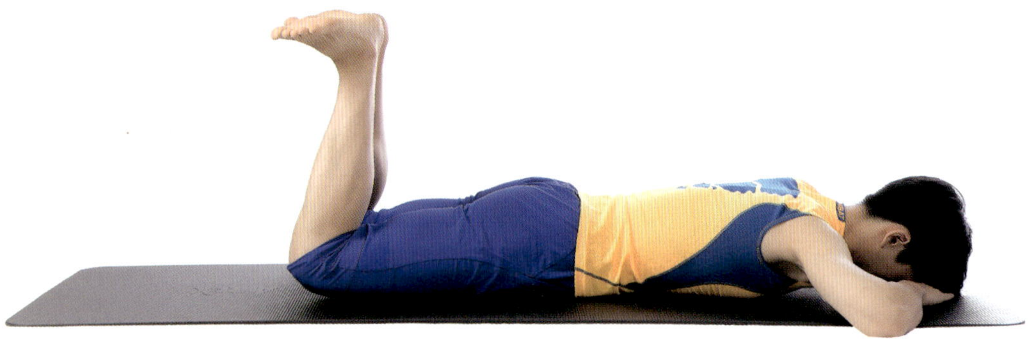

Starting position

▾ Movement

볼기근에 힘을 주고 뒤꿈치를 천장 방향으로 들어올렸다가 내려온다.

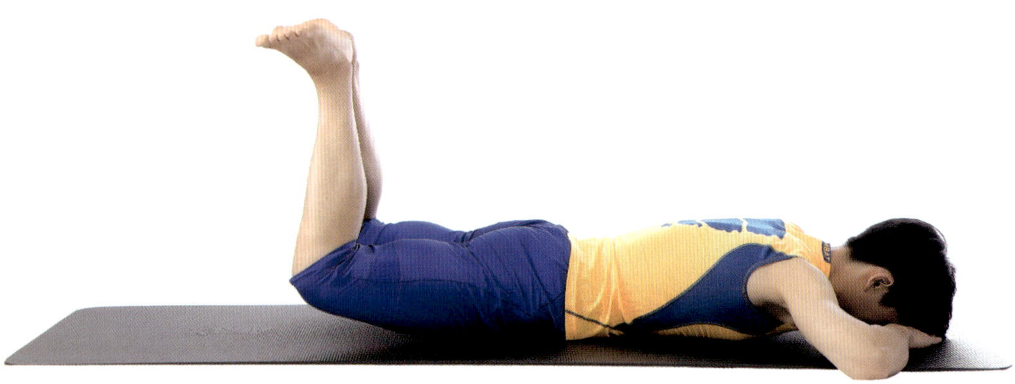

Movement

Variation

체어 두 다리는 페달 위에 두고 매트에 Supine 자세로 눕는다.
두 발을 붙인 상태에서 무릎을 턴아웃시켜 Frog 자세를
만들고 그 상태에서 페달을 바닥으로 내리며 Low bridge로
올라간다.

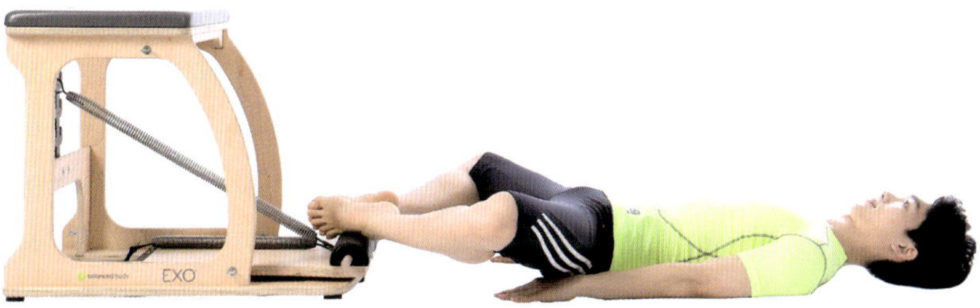

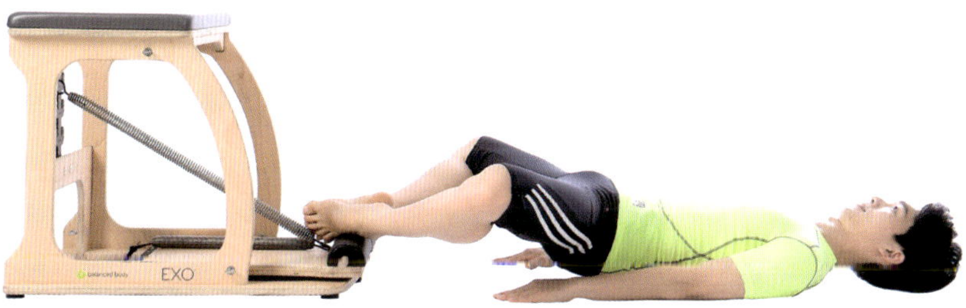

Variation

Teaching Tip

∨ 저항을 느낄 수 있도록 손을 뒤꿈치에 두고 밀어 올리도록 한다.

04 Foot Work Supine

▾ **Starting position**

리포머에 Supine 자세로 누워 두 다리는 풋바에 올린다.

heel 뒤꿈치

toe 발가락

arch 발중앙

1st 포지션 피자 한 조각 크기의 턴아웃

2nd 포지션 뒤꿈치가 풋바 양쪽 끝

internal rotation 두발이 풋바 바깥쪽, 허벅지를 턴인

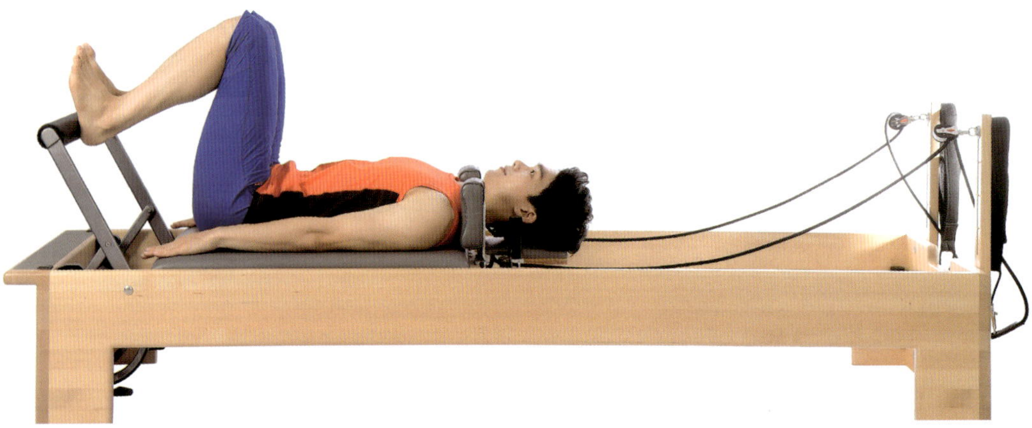

Starting position

▾ **Movement**

하지 정렬을 지키며 무릎을 폈다 굽히기를 반복한다. 골반의 중립을 유지하며 동작을 진행하고 돌아올 때 엉덩관절이 완전히 접히는 위치까지 끝까지 돌아온다.

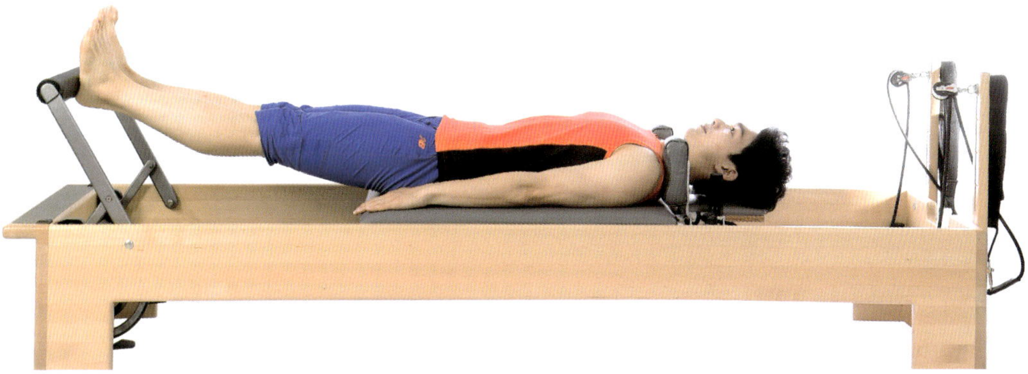

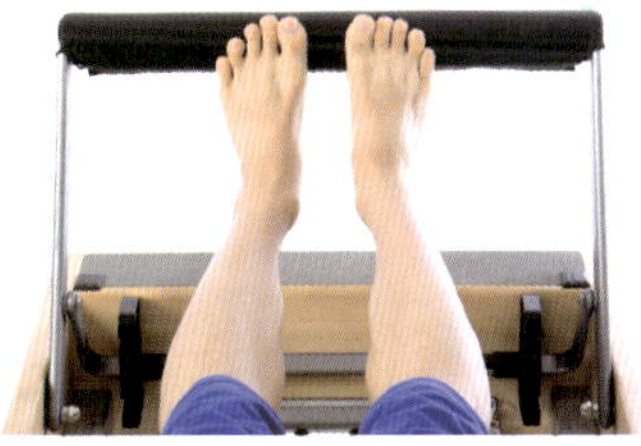

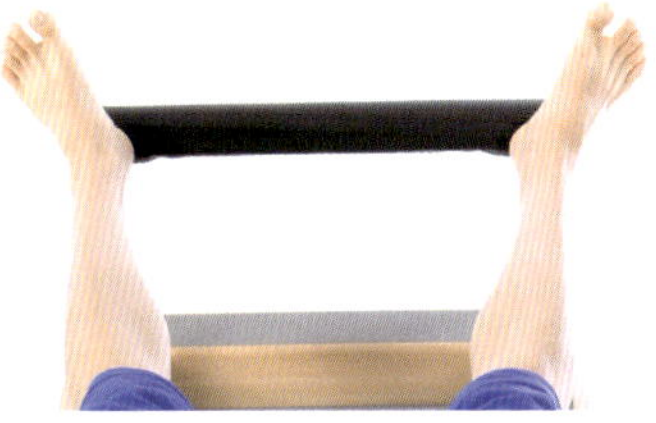

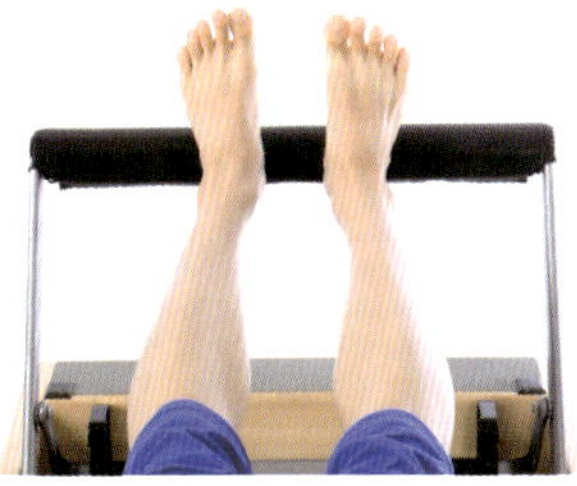

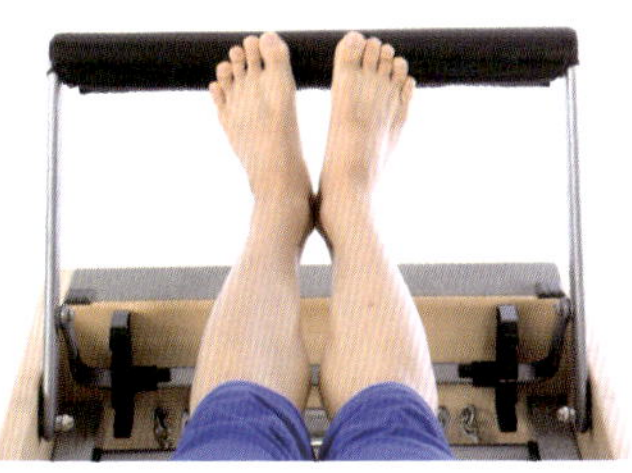

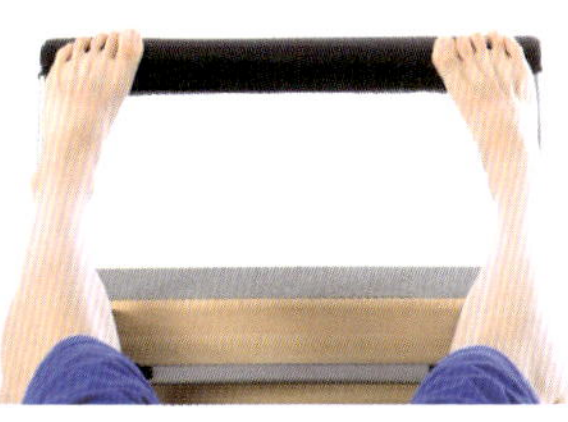

Variation

리포머 Single leg foot work

한쪽 다리를 체어포지션으로 하거나 천장으로 뻗은 상태에서 할 수 있다.

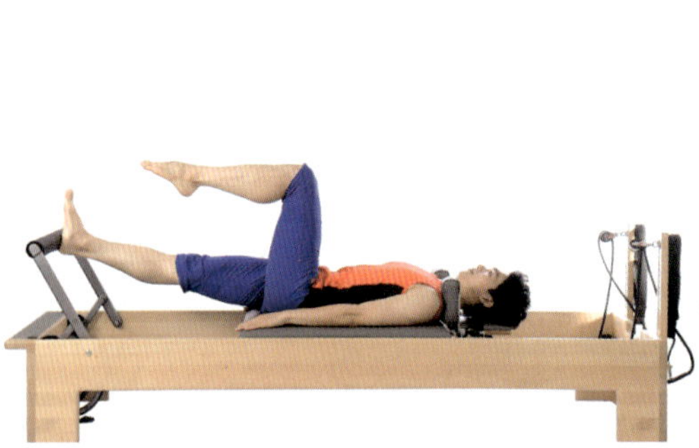

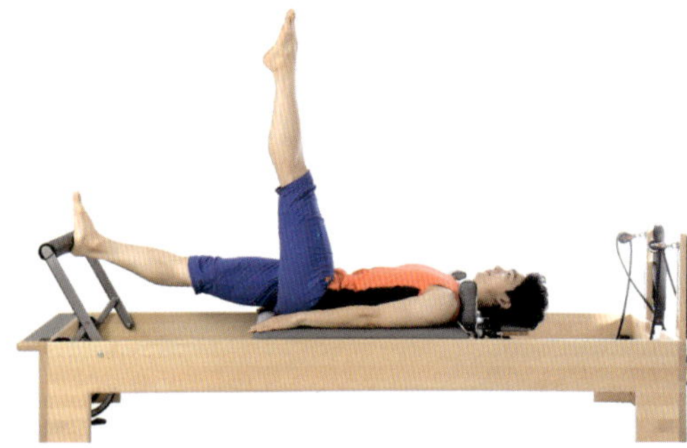

리포머 Jumping Board

발바닥으로 보드를 긁듯이 튕겨 점프를 할 수 있다.

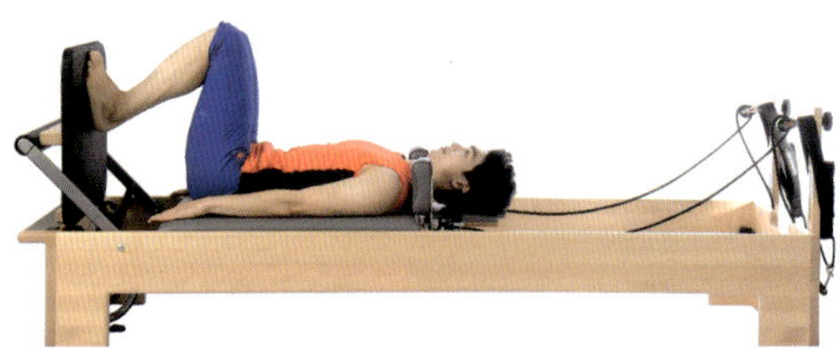

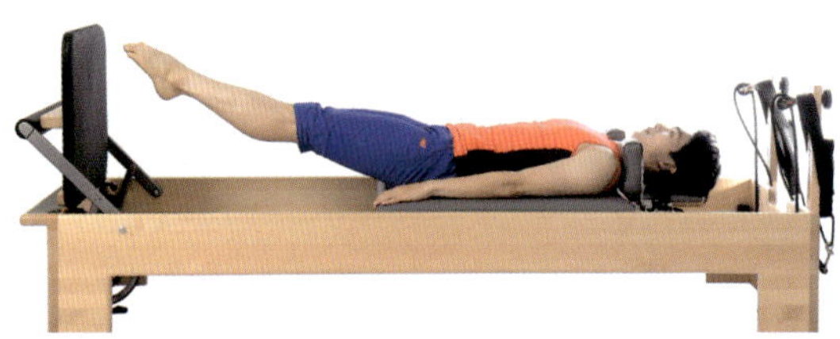

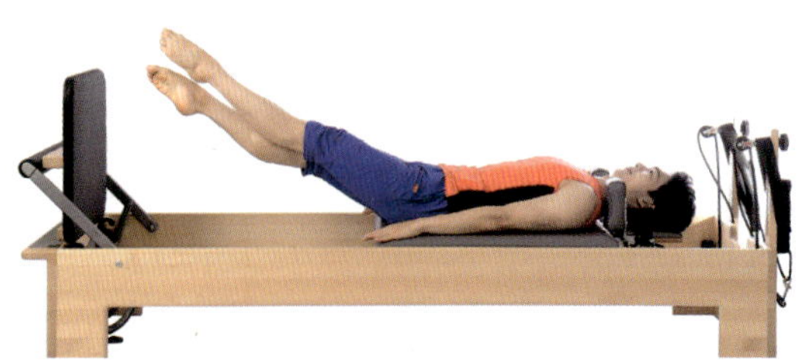

체어 두 발 혹은 한 발을 페달 위에 올리고 체어의 시트에 앉는다.
척추의 위치는 그대로 유지한 채 페달을 펌프하여 밀어내리고 돌아온다.

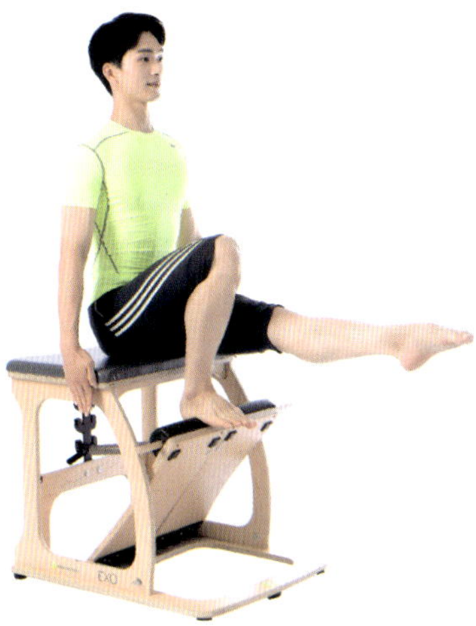

Variation

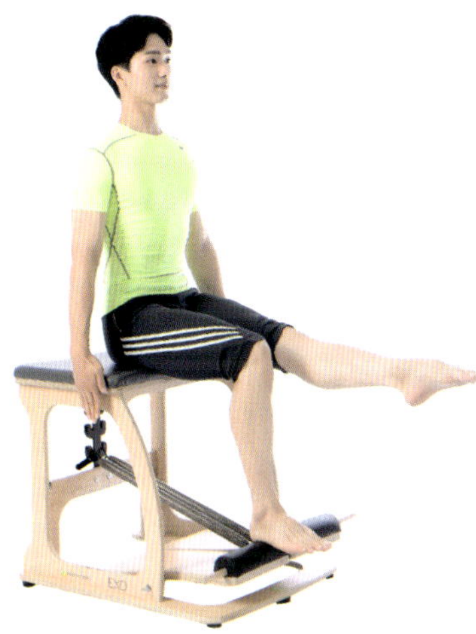

Teaching Tip

∨ 정확한 하지 정렬을 지키며 엉덩관절, 무릎, 발목이 모두 정확하게 접히고 펴지는지 확인한다.

05 Foot Work Prone

▾ Starting position

리포머 롱박스를 세팅하고 엉덩관절이 박스 끝자락에 닿도록 엎드려 두 발은 풋바에 올린다.

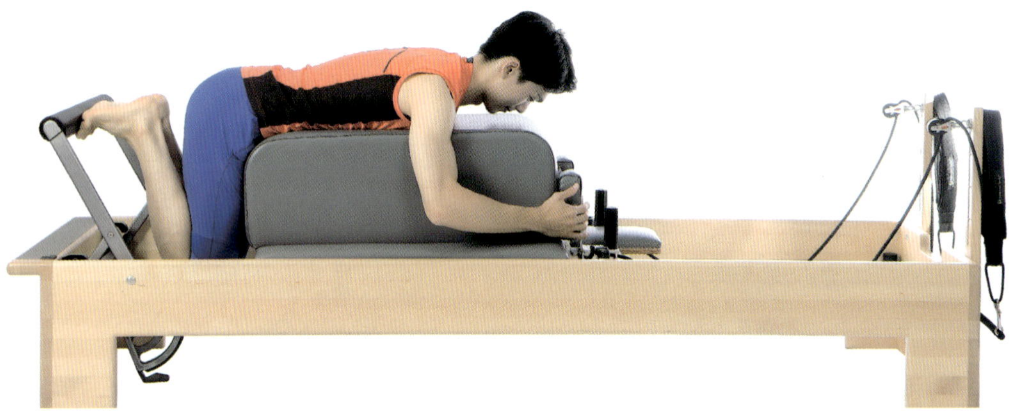

Starting position

▾ Movement

코어를 수축하여 허리와 골반의 위치는 고정하고 다리를 뻗었다 제자리로 돌아온다. 다리의 포지션은 다양하게 응용할 수 있다.

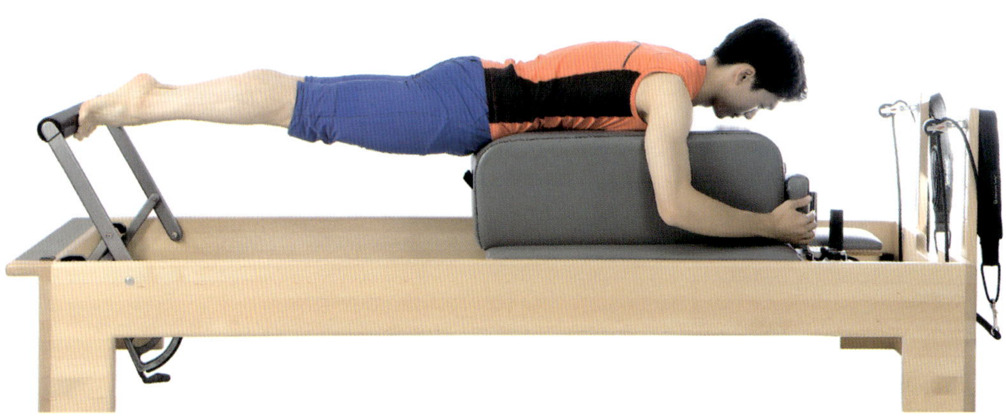

Movement

Variation

running in place

걷듯이 한 발은 뒤꿈치를
가라앉히고 한 발은 발등을
밀며 무릎을 굽힌다.
리드미컬하게 움직인다.

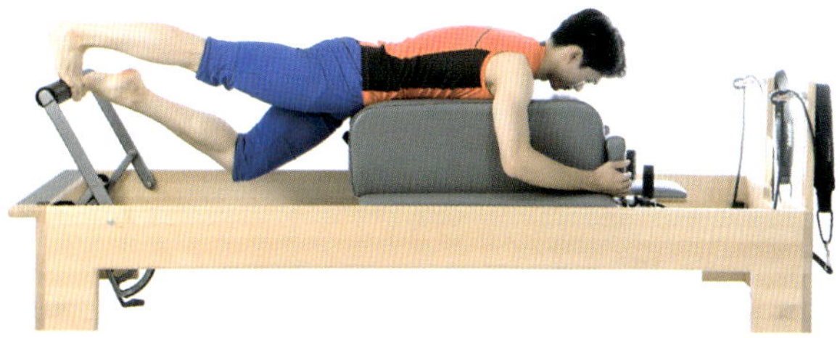

mini swan

두 손을 이마밑에 두고 상체를
폄(extension)한 상태에서
동작을 할 수 있다.

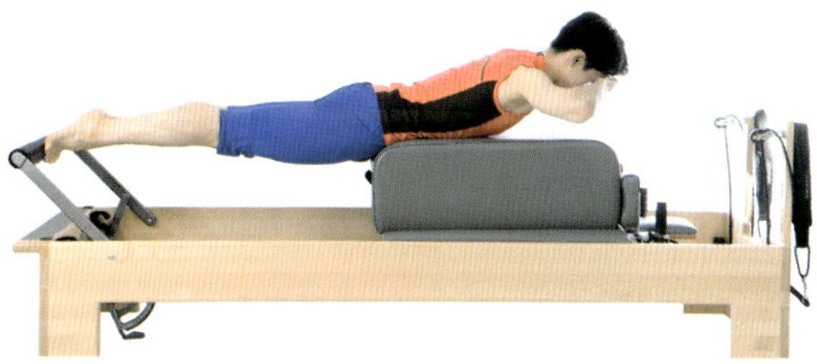

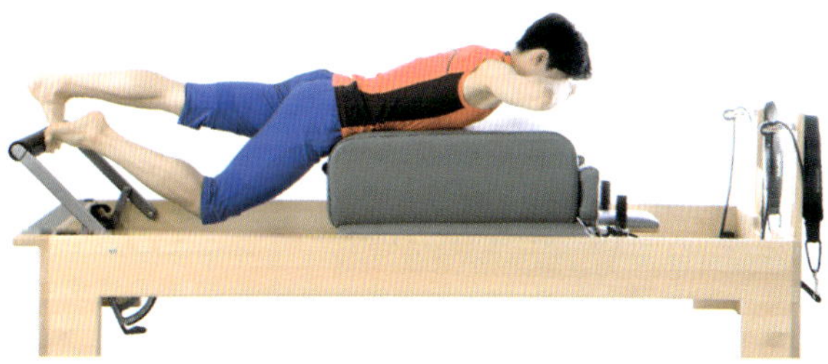

Variation

Teaching Tip

∨ 정확한 하지 정렬을 지키며 엉덩관절, 무릎, 발목이 모두 정확하게 접히고 펴지는지 확인한다.

06 Feet In Strap

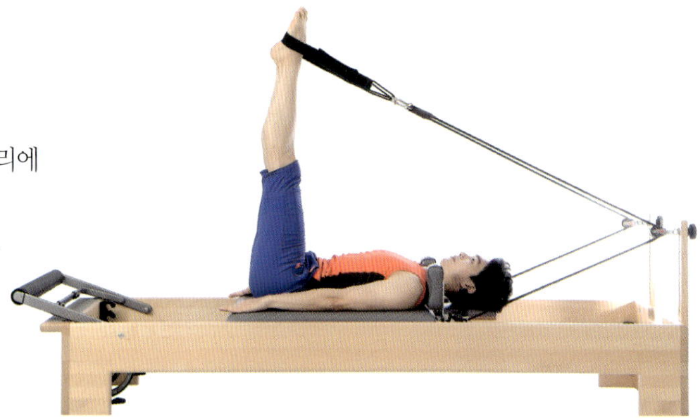

Starting position

▸ Starting position

리포머에 Supine 자세로 누워 두 다리에 스트랩을 걸어준다. 골반은 바닥에 중립 자세를 유지한 상태에서 발끝을 천장으로 곧게 뻗는다.

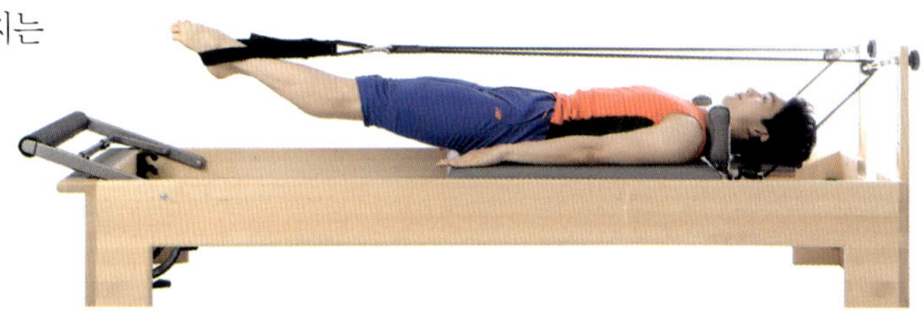

Movement

▸ Movement

복부에 힘을 주고 허리와 골반의 위치는 그대로 유지한 채 다리를 밀어내렸다 제자리로 돌아온다.
엉덩관절에서 다리의 움직임을 조절하도록 한다.

Variation

리포머 다리의 포지션을 턴아웃, 턴인, 11자 정렬을 지키며 다양하게 할 수 있다. 캐리지를 고정하고 두 다리를 옆으로 열었다 모으기도 할 수 있다.

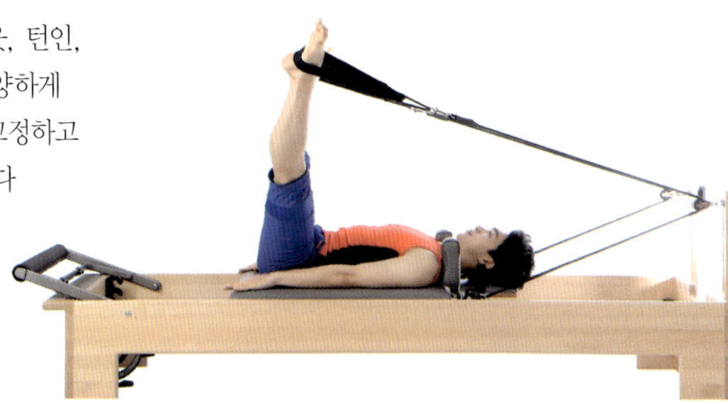

캐딜락 수평슬라이드에 스프링을 세팅한 후 두 다리를 스트랩에 걸어둔다. 허리와 골반의 위치는 그대로 유지한 채 다리를 바닥으로 내렸다 돌아온다. 한 발씩 할 수도 있다.

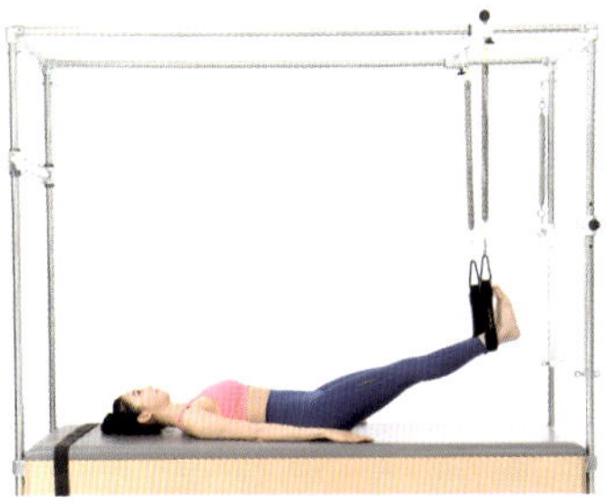

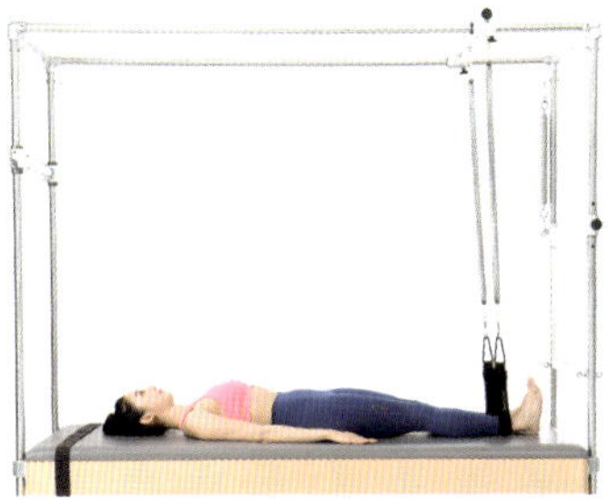

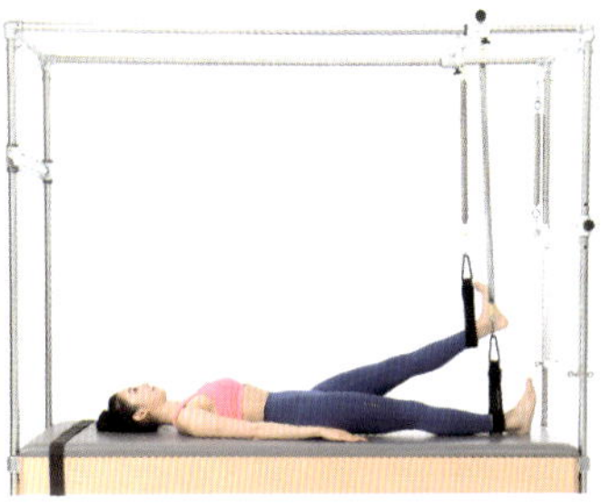

캐딜락 수직 슬라이드에 스프링을 세팅한 후 두 다리를 스트랩에 걸어둔다. 상체를 고정한 상태에서 다리만 밀어내렸다 돌아온다.

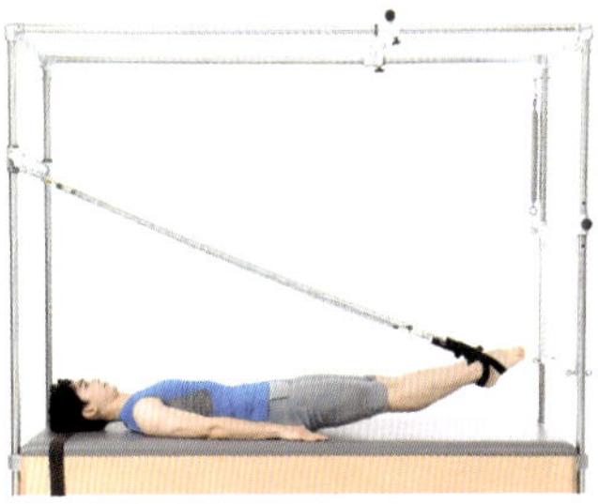

Variation

Teaching Tip

V 골반이 중립을 지킨 상태에서 다리만 움직이는 것에 집중하여 가동범위를 조절한다.

07 Bridge / Pelvic Lift / Semi Circle

7-1 Bridge

▾ Starting position

리포머에 Supine 자세로 천장을 보고 바르게 눕는다.
풋바에 두 다리를 올린다.

heel 뒤꿈치
toe 발가락
arch 발중앙
1st 포지션 피자 한 조각 크기의 턴아웃
2nd 포지션 뒤꿈치가 풋바 양쪽 끝

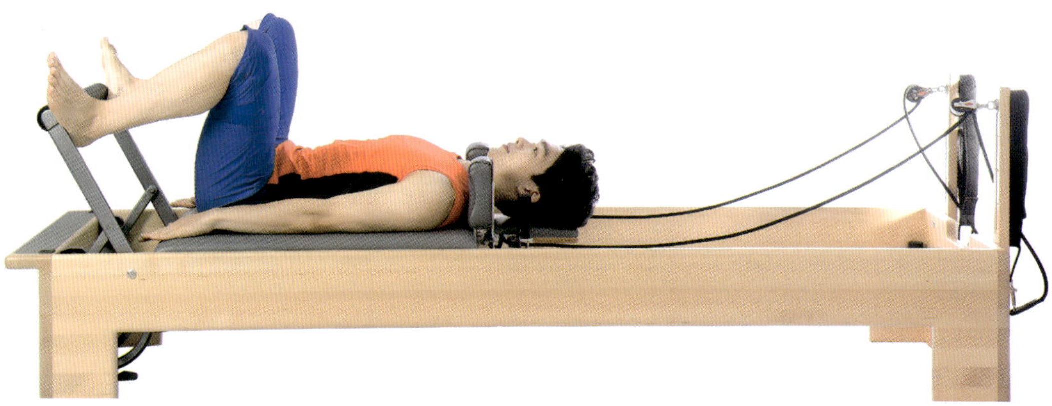

Starting position

Movement

코어를 수축시키며 볼기근을 꼬리뼈 방향으로 모아주는 느낌으로 척추를 아래쪽에서부터 서서히 바닥에서 들어올린다. 양쪽 어깨뼈가 바닥에 닿는 위치까지만 척추를 들어올렸다가 다시 제자리로 내려온다. 이때 캐리지는 고정한다.

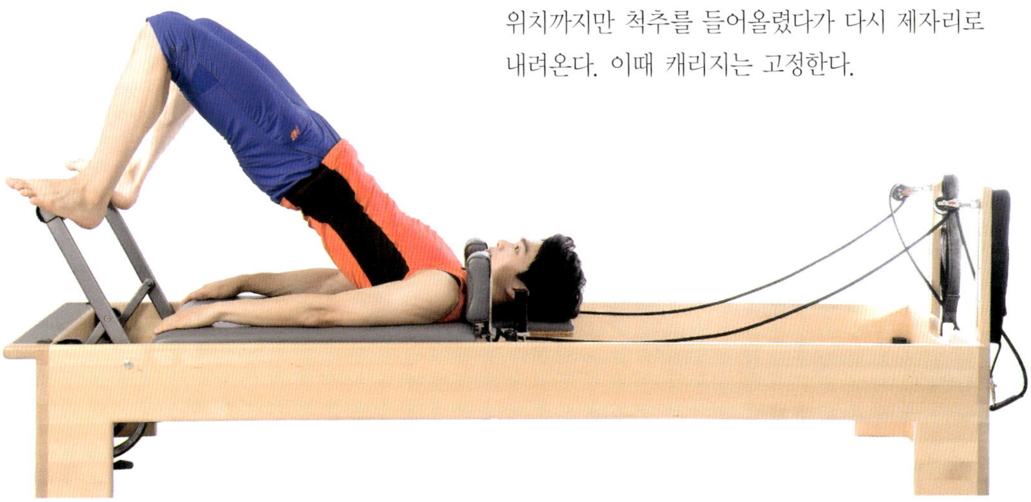

Movement

Variation

체어 페달에 발을 두고 매트에 Supine 자세를 하여 페달을 바닥으로 누르고 Bridge를 한다. 페달이 움직이지 않도록 조절한다.

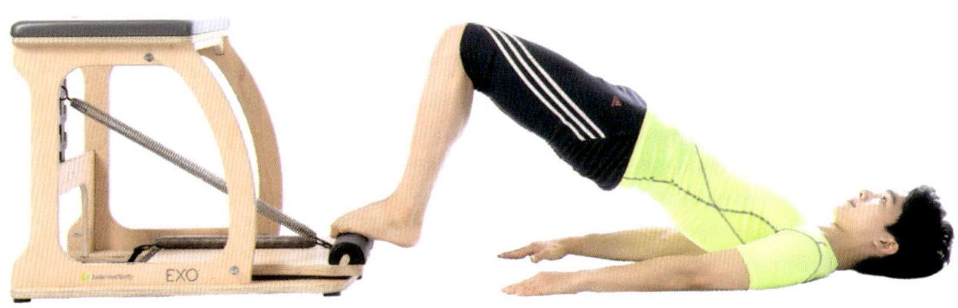

Variation

7-2 Pelvic lift

▾ Starting position

리포머에 Supine 자세로 천장을 보고 바르게 눕는다.
풋바에 두 다리를 올린다.

heel 뒤꿈치

toe 발가락

arch 발중앙

1st 포지션 피자 한 조각 크기의 턴아웃

2nd 포지션 뒤꿈치가 풋바 양쪽 끝

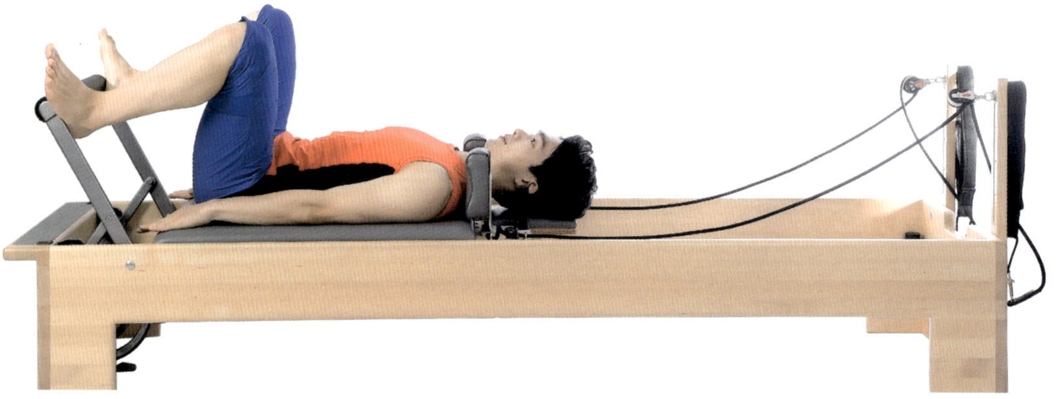

Starting position

▸ **Movement**

캐리지가 움직이지 않도록 조절하며 Bridge를 한다. 골반 위 위치를 고정한 상태에서 캐리지를 밀고 나갔다가 돌아온다.

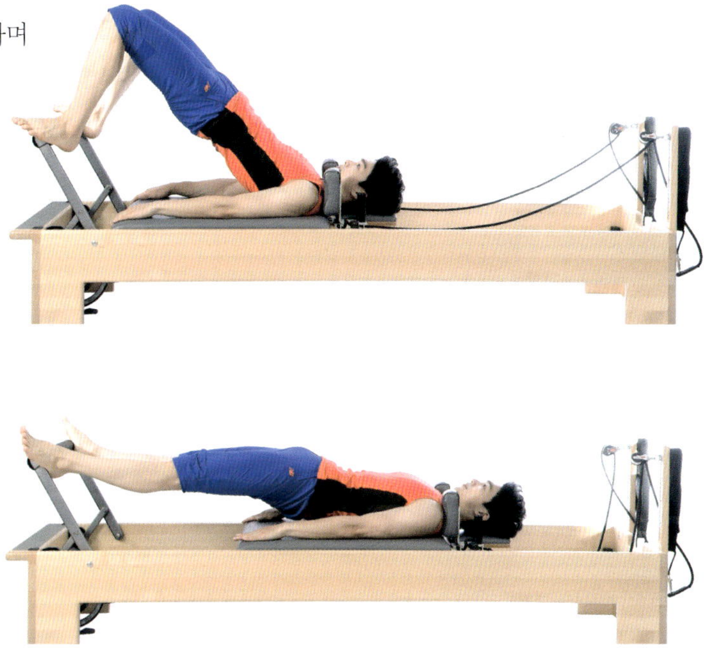

Movement

Variation

체어 페달에 발을 두고 페달을 반만 내려서 Low bridge를 한다.
그 상태에서 페달을 아래 위로 내렸다 올리기를 반복한다.

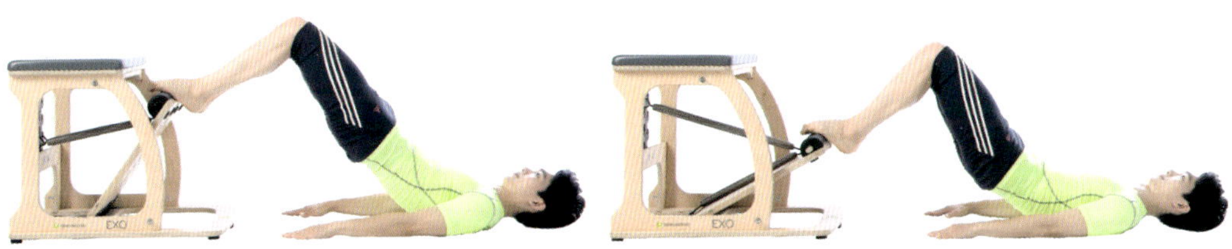

Variation

7-3 Semi circle

▾ Starting position

리포머에 Supine 자세로 천장을 보고 바르게 누워 풋바에 두 무릎을 걸쳐 올린다. 두 손으로 숄더리스트를 밀어낸 후 두 발을 풋바의 양쪽 끝에 턴아웃하여 2nd 포지션을 만든다. 골반은 스프링 방향으로 가라앉혀 엉덩관절은 최대한 접어준다.

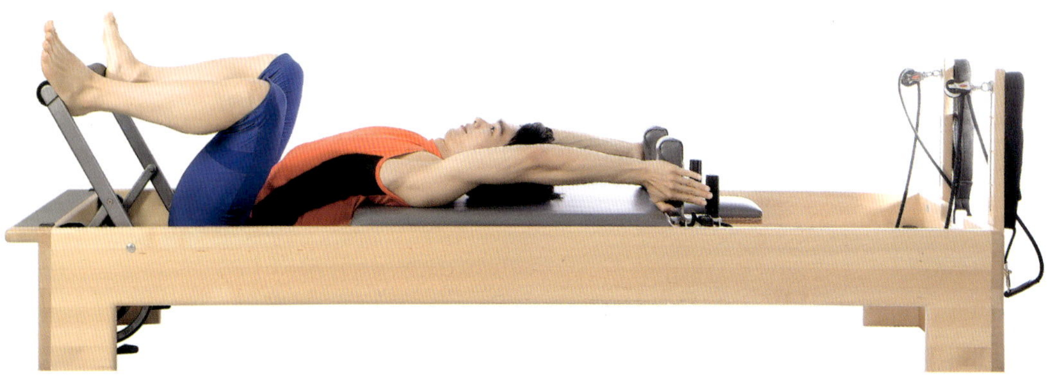

Starting position

▾ **Movement**

캐리지가 움직이지 않도록 조절하며 Bridge를 한다. 골반 위치를 고정한 상태에서 캐리지를 밀고 나간 후 축이 계속 길어지는 상태를 유지하며 롤다운 내려온다. 골반이 스프링 방향으로 내려가면 골반의 중립을 유지하여 힙을 깊게 접으며 제자리에 돌아온다.

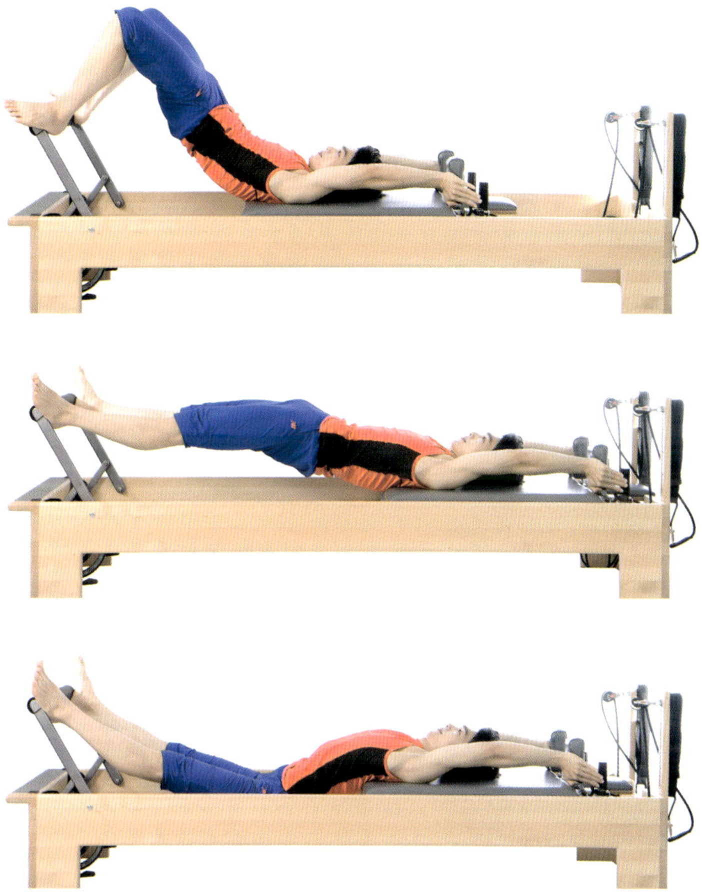

Movement

Teaching Tip

∨ 양쪽 볼기근이 사용되도록 본인의 손으로 볼기근을 꼬리뼈 방향으로 밀어주며 동작을 한다. 무릎 위쪽 허벅지를 잡고 바깥쪽으로 당기듯 잡아주면 볼기근의 사용에 도움이 된다.

08 Single Leg Circle

▸ **Starting position**

매트에 Supine 자세로 누워 한쪽 다리는 천장,
한 쪽 다리는 무릎을 펴 바닥에 고정시킨다.

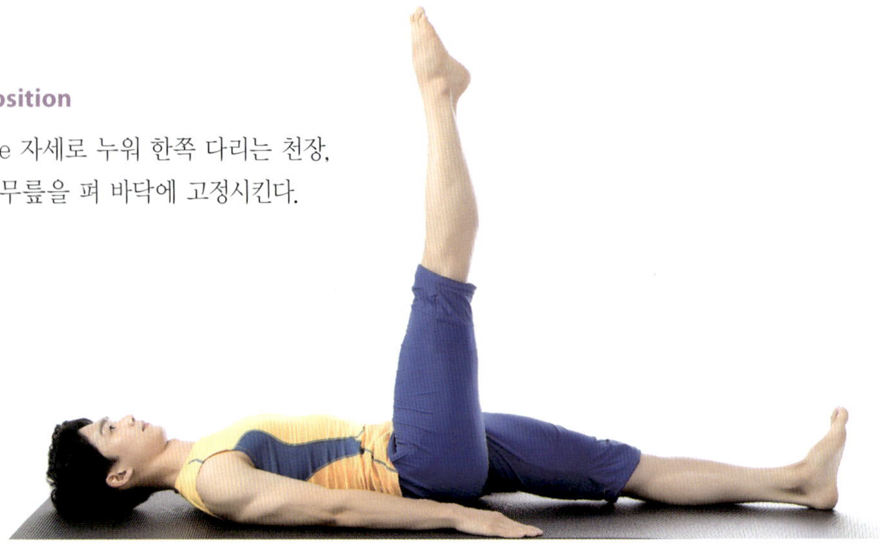

Starting position

▸ **Movement**

몸의 정렬을 그대로 유지한 채
지지하는 다리를 완전히 고정시키고
들어올린 다리로 원을 그린다.

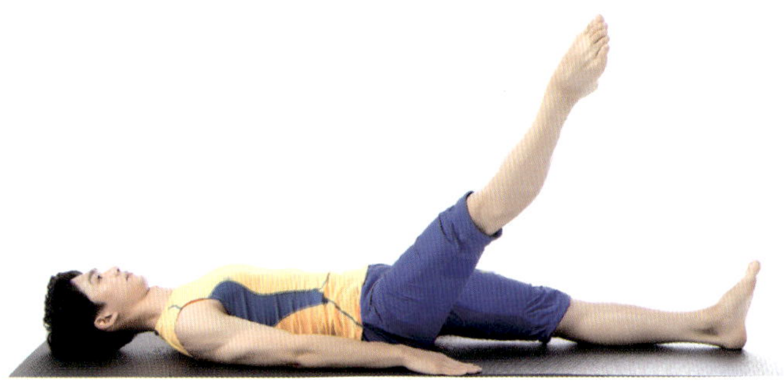

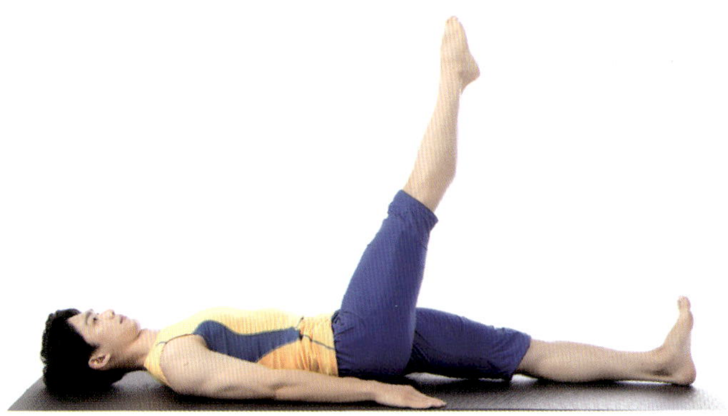

Movement

Variation

캐딜락

수평 슬라이드에 스프링을 걸고 스트랩을 세팅한다. Supine 자세에서 한쪽 다리를 걸어 바닥으로 완전히 고정한다. 저항을 느끼며 다리는 완전히 고정시킨 상태에서 반대쪽 다리로 원을 그린다.

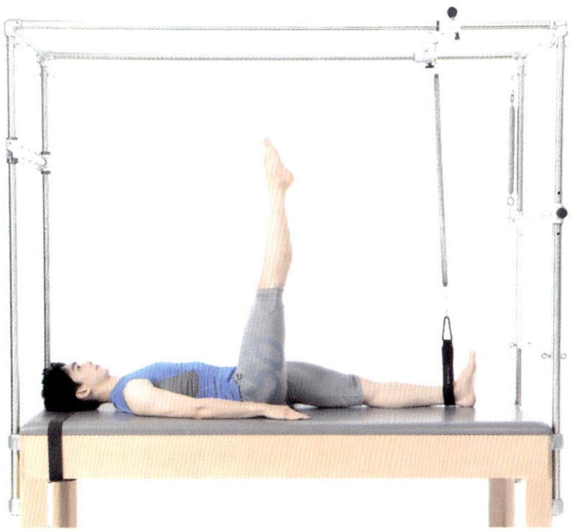

리포머

리포머에 Supine 자세로 누워 한쪽 다리는 풋바를 밀어낸 상태를 유지하고 반대쪽 다리로 원을 그린다.

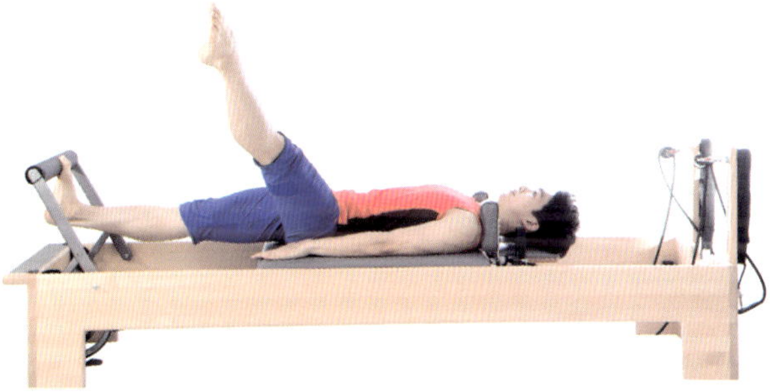

체어

Supine 자세로 누워 무릎을 편 상태에서 한쪽 다리는 페달을 누른다. 페달이 움직이지 않도록 고정한 상태에서 반대쪽 다리로 원을 그린다.

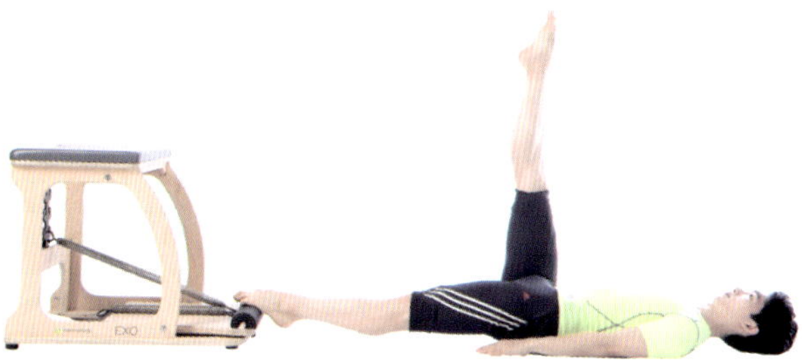

Variation

Teaching Tip

V 지지하는 다리의 뒤꿈치를 고정해준다.

09 Side Leg Series

▾ Starting position

매트에 머리부터 꼬리뼈까지 일직선이 되게 옆으로 누워 다리는 사선 앞쪽으로 향한다. 윗손이 바닥을 짚어 몸의 위치를 고정한다.

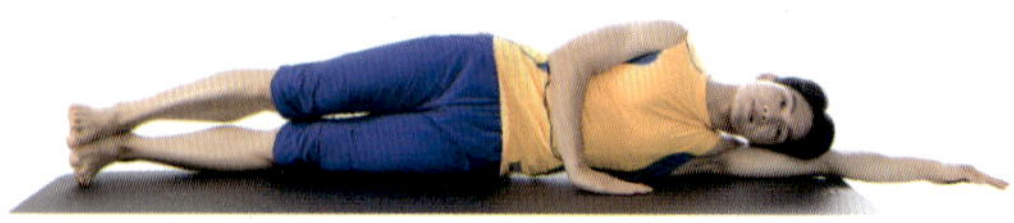

Starting position

▾ Movement

Lift 다리를 골반에서 30도 정도 들어올려 중간볼기근에 힘이 들어가는 것을 느낀다.

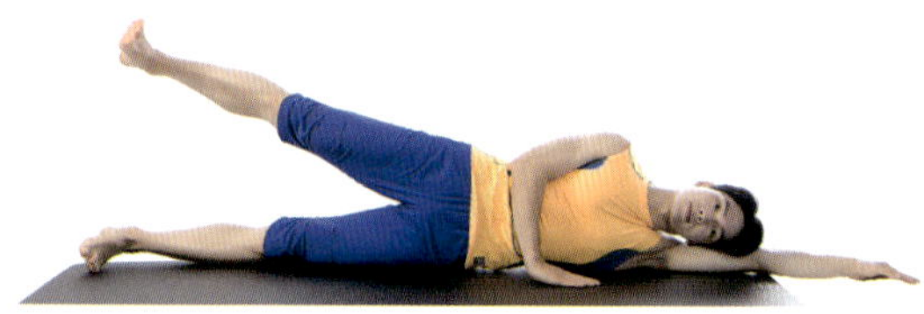

Movement_**Lift**

Circle 다리를 골반높이로 들어올린 상태에서 앞, 옆, 뒤로 원을 그린다. 가동범위를 점진적으로 넓히되 다리를 뒤로 보낼 때는 골반의 안정성을 주의한다.

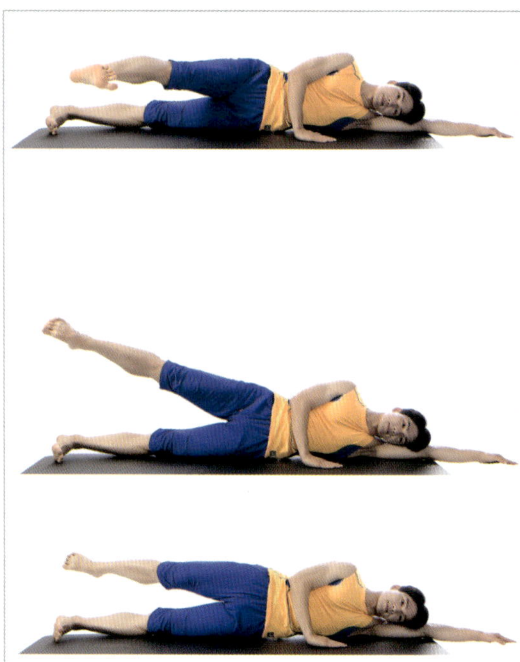

Movement_**Small Circle**

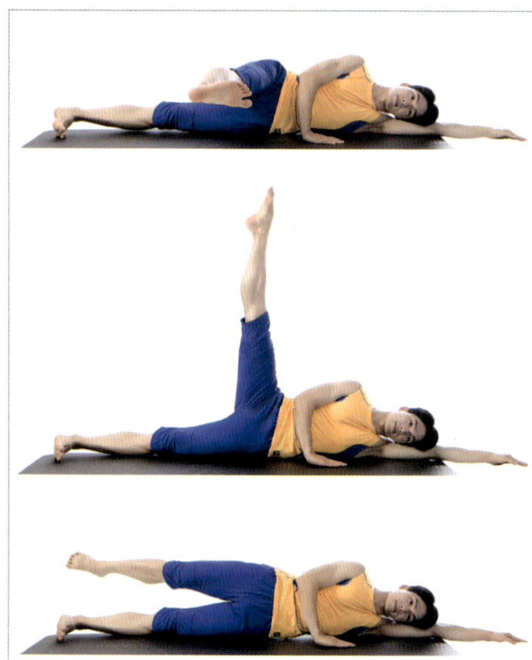

Movement_**Large Circle**

Kick 다리를 앞으로 두 번 킥하고 골반의 위치를 고정시킬 수 있는 범위 내에서 다리를 뒤로 보내준다. 다리를 앞으로 킥할 때는 최대한 90도까지 다리를 당길 수 있도록 한다.

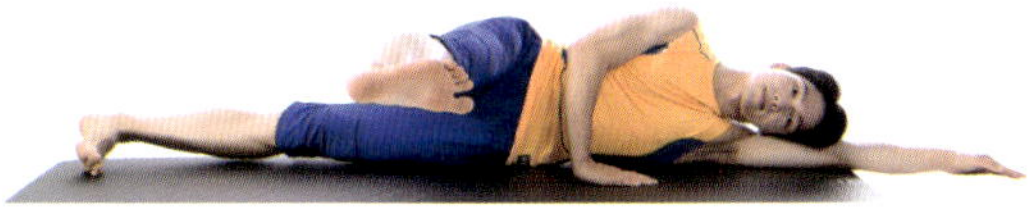

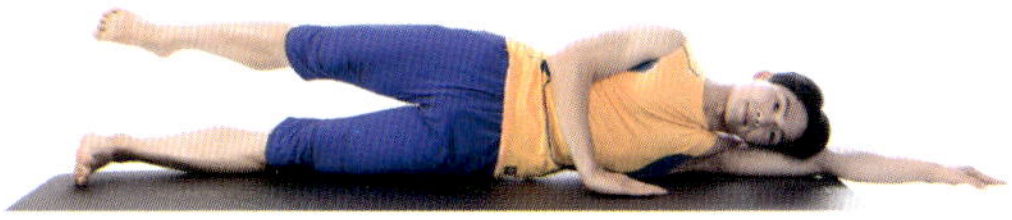

Movement_**Kick**

Variation

리포머 아크 세팅
아크에서 옆으로 동작을 진행한다.

밴드 저항밴드를 한쪽 발에 감아 옆으로 누워 아래쪽 다리와 위쪽 팔로 밴드를 고정하고 동작을 할 수 있다.

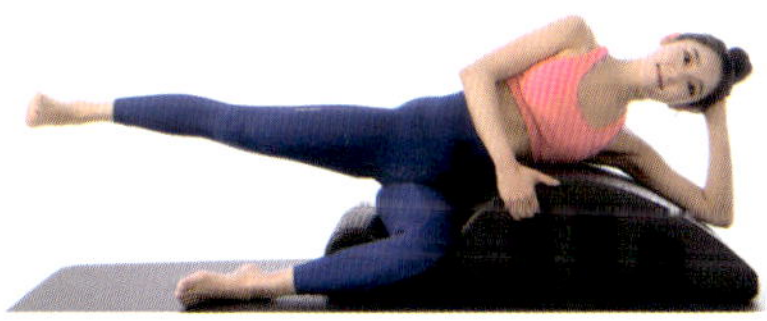

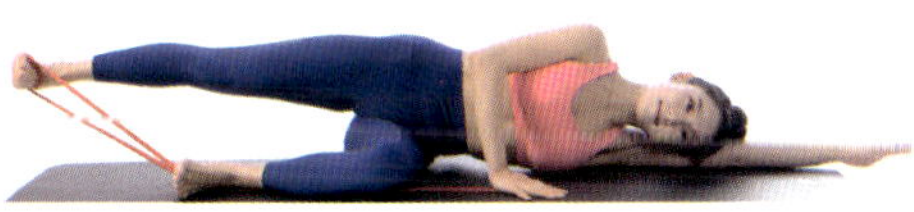

Variation

Teaching Tip

- ∨ 골반의 움직임이 없도록 골반을 잡아준다.
- ∨ 처음에는 가동범위를 인지할 수 있도로 손으로 발뒤꿈치를 서로 저항하며 위치를 알려준다.

⑩ Parakeet

▾ **Starting position**

캐딜락에 Supine 포지션으로 누워 두 다리는 푸쉬 스루우바에 올려 골반과 무릎이 90도 각도가 되도록 만든다.

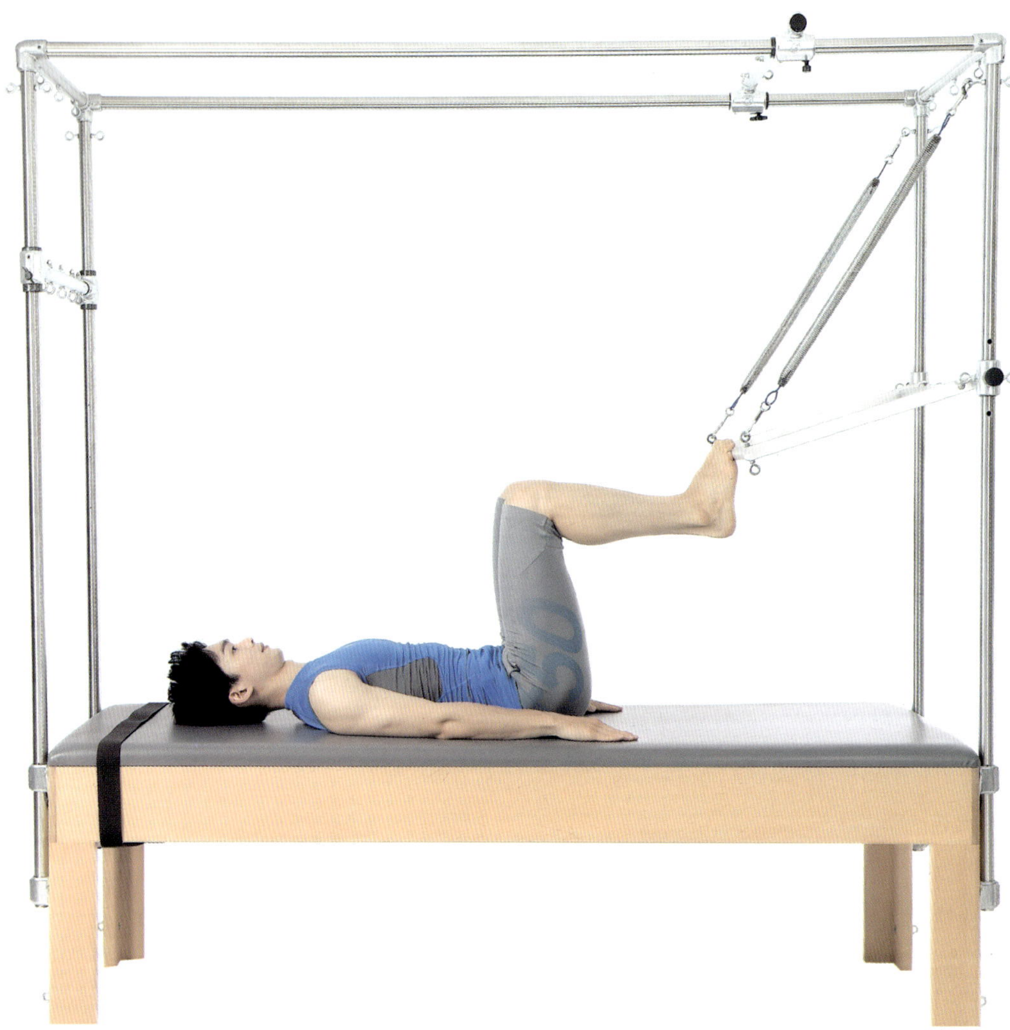

Starting position

▾ Movement

하지 정렬을 지키며 푸쉬 스로우바를 밀어내렸다가 제자리에 올라가며 다리를 천장 방향으로 편다. 척추를 아래쪽에서부터 서서히 들어올려 Bridge 자세를 만들고 한 다리씩 얼굴 방향으로 들어올렸다 내린다. 골반을 고정시키고 무릎을 굽히며 푸쉬 스로우바를 내렸다 올리기는 3~4회 반복하고 제자리에 돌아온다.

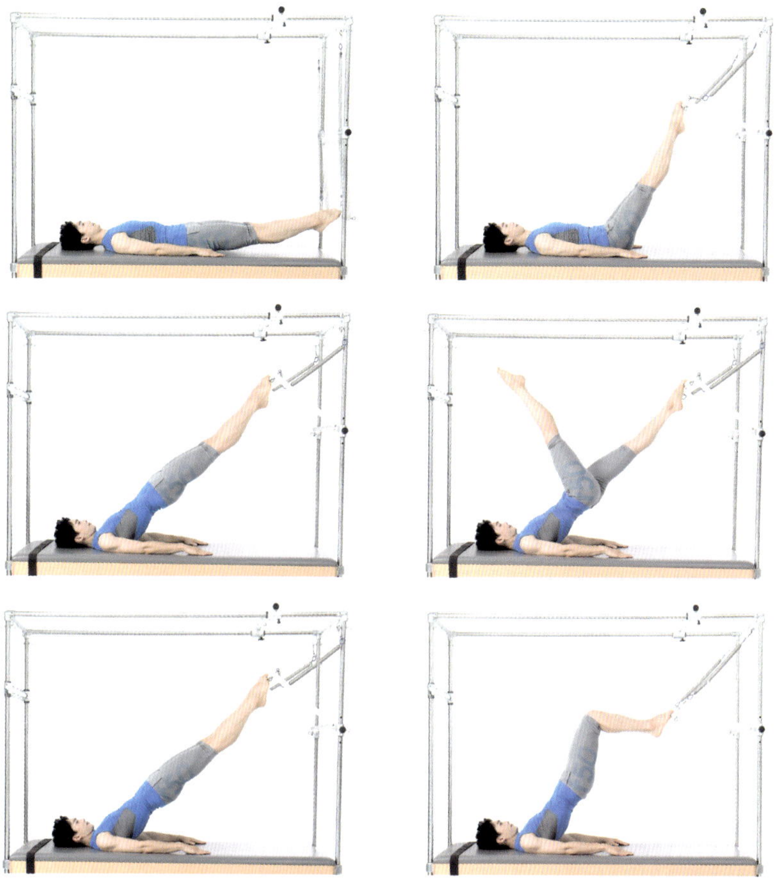

Movement

Variation

캐딜락

시작부터 한쪽 다리는 천장으로 들어올리고 다른 한쪽 다리로 푸쉬 스로우바를 조절한다.

Teaching Tip

- 푸쉬 스로우바에서 발을 놓치기 쉬운 동작이므로 손은 반드시 푸쉬 스로우바를 잡아 준 상태에서 동작을 진행시킨다. 혼자 해야 하는 상황이라면 두 발의 아치가 푸쉬 스로우바에 닿도록 한 상태에서 진행한다.

⑪ Hip Deep Massage

▸ Starting position

몸을 사선으로 기울여 한쪽 다리를 4자 모양을 만든 상태에서 들고 있는 다리의 볼기근 아래에 마사지볼을 넣는다.

▾ Movement

깊은 회전근이 자극되도록 천천히 움직여가며 마사지한다. 한쪽을 충분히 마사지한 후 양쪽의 엉덩관절의 움직임을 비교해 보고 반대쪽도 마사지한다.

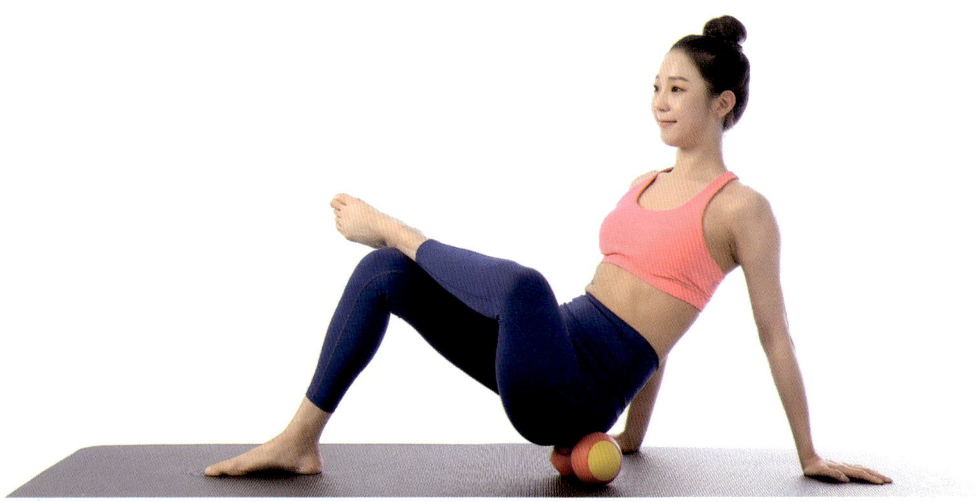

Movement

Variation

롤러 롤러에 앉아 몸을 사선으로 기울여
볼기근을 마사지해 준다.

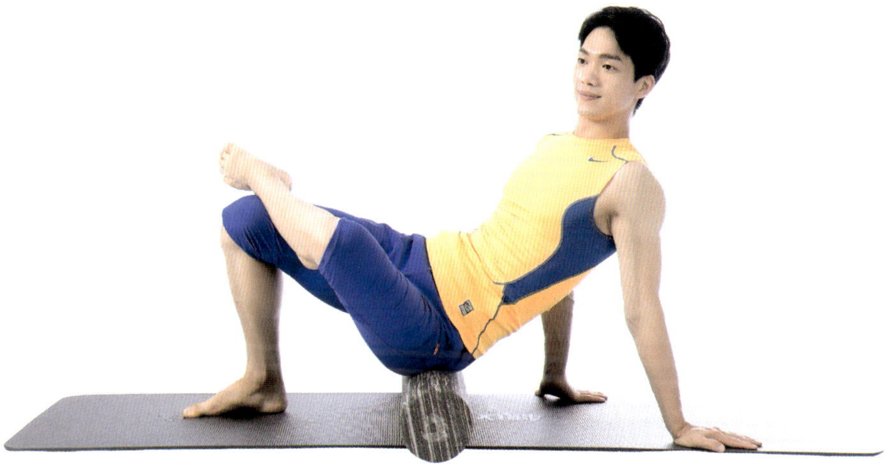

Variation

Teaching Tip

V 자극이 너무 심하게 느껴진다면 벽에 마사지볼을 두고 서서 동작을 할 수 있다.